Colitis ulcerosa – Morbus Crohn

UNI-MED

UNI-MED Verlag AG
Bremen - London - Boston

Stange, Eduard F.:
Colitis ulcerosa – Morbus Crohn/Eduard F. Stange.-
7. Auflage – Bremen: UNI-MED, 2022
(UNI-MED SCIENCE)
ISBN 978-3-8374-1642-8

Printed in Europe

UNI-MED. Die beste Medizin.

In der Reihe UNI-MED SCIENCE werden aktuelle Forschungsergebnisse zur Diagnostik und Therapie wichtiger Erkrankungen "state of the art" dargestellt. Die Publikationen zeichnen sich durch höchste wissenschaftliche Kompetenz und anspruchsvolle Präsentation aus. Die Autoren sind Meinungsbildner auf ihren Fachgebieten.

Der Verlag dankt der Firma Galapagos Biopharma Germany GmbH für die Unterstützung der Produktion dieser Auflage. Der Verlag versichert, dass der Industriepartner keinerlei Einflussnahme auf den Inhalt des Buches, insbesondere auch nicht auf Therapieempfehlungen, nehmen konnte.

Vorwort und Danksagung zur 7. Auflage

Colitis ulcerosa und Morbus Crohn sind chronisch entzündliche Darmerkrankungen, die vorwiegend in der zweiten und dritten Lebensdekade auftreten. Mit einer Prävalenz von 1:200 bis 1:300 sind beide Erkrankungen keineswegs selten, trotzdem betreuen die meisten Ärzte nur wenige Patienten mit dieser Diagnose. Daraus resultiert eine nur begrenzte Erfahrung in der Betreuung dieser Patienten. Dies erklärt vielleicht auch, warum sich die Diagnosestellung nicht selten verzögert. Zudem werden die Behandlungsstrategien durch die neuen, inzwischen aber gut etablierten Therapien mit Antikörpern und Januskinaseinhibitoren zunehmend komplex.

Diese 7. Auflage soll wieder in kompakter Weise das notwendige Wissen zu den entzündlichen Darmkrankheiten vermitteln. Neue Entwicklungen auf dem Gebiet der Pathophysiologie, der Diagnostik und der aktuellen internistischen und chirurgischen Therapie wurden von den Experten auf den letzten Stand gebracht. Besonderer Wert wurde auf die evidenzbasierte konservative Therapie gelegt, die sich auf zahlreiche kontrollierte Studien und Metaanalysen stützen kann. Ein eigenes Kapitel wird den extraintestinalen Manifestationen gewidmet, die den Arzt oft vor Probleme stellen. Schließlich wird die neue Chirurgie der chronisch entzündlichen Darmerkrankungen übersichtlich dokumentiert.

Der Band ist nicht als komplettes Nachschlagewerk gedacht, sondern als kompakte Informationsbasis für relevante Fragen. Wir bedanken uns herzlichst bei allen früheren und aktuellen Mitautoren sowie dem Verlag für die hervorragende Zusammenarbeit. Wir würden uns sehr freuen, wenn dieser Band vielen Ärzten und ihren Patienten von Nutzen wäre.

Hamburg und Stuttgart, im September 2022 *Klaus R. Herrlinger und Eduard F. Stange*

Autoren

Dr. Michael Gersemann
Gastroenterologische Praxis
Münchinger Str. 10
71254 Ditzingen

Kap. 1., 2.

Prof. Dr. Klaus R. Herrlinger
Innere Medizin I
Asklepios Klinik Nord
Tangstedter Landstraße 400
22417 Hamburg

Kap. 5.

Dr. Katja Rothfuß
Medizinische Klinik I
Robert-Bosch-Krankenhaus
Auerbachstr. 110
70376 Stuttgart

Kap. 4.

Dr. Christian Schäfer
Fachabteilung für Erkrankungen des Magen-Darm-Trakts, der Leber und der Hormondrüsen
Robert-Bosch-Krankenhaus
Auerbachstr. 110
70376 Stuttgart

Kap. 3.

Prof. Dr. Eduard F. Stange
Happoldstr. 71a
70469 Stuttgart

Kap. 1., 2., 3., 5.

Prof. Dr. Wolfgang Steurer
Klinik für Allgemein- und Viszeralchirurgie
Krankenhaus Leonberg
Rutesheimerstr. 50
71229 Leonberg

Kap. 6.

Priv.-Doz. Dr. Dr. Sebastian Zundler
Medizinische Klinik I
Universitätsklinikum Erlangen
Ulmenweg 18
91054 Erlangen

Kap. 1.

Autoren früherer Ausgaben

Dr. Andreas Brüning
Gemeinschaftspraxis
Frahmsallee 1-7
23714 Malente

Kap. 2.

Prof. Dr. Hans-Peter Bruch
Klinik für Chirurgie
Medizinische Universität zu Lübeck
Ratzeburger Allee 160
23538 Lübeck

Kap. 6.

Prof. Dr. Klaus Fellermann
Klinikum Freudenstadt
Medizinische Klinik I
Karl-von-Hahn-Str. 120
72250 Freudenstadt

Kap. 3.

Prof. Dr. Wolfgang E. Fleig
Universitätsklinik Leipzig
Liebigstr. 18
04103 Leipzig

Kap. 3.

Prof. Dr. Dr. Hendrik Schimmelpenning
Klinik für Chirurgie und Unfallchirurgie
Klinikum Neustadt GmbH & Co. Betriebs-KG
Schön Kliniken
Am Kiebitzweg 10
23730 Neustadt in Holstein

Kap. 6.

Prof. Dr. Jürgen Schölmerich
Klinik und Poliklinik für Innere Medizin I
Universität Regensburg
Franz-Josef-Strauß-Allee 11
93042 Regensburg
Kap. 4.

Dr. Christoph Ulmer
Abt. für Allgemein- und Viszeralchirurgie
Schwerpunkt Tumor- und Minimal-invasive Chirurgie
Robert-Bosch-Krankenhaus
Auerbachstr. 110
70376 Stuttgart
Kap. 6.

Prof. Dr. Jan Wehkamp
Medizinische Klinik I
Robert-Bosch-Krankenhaus GmbH
Auerbachstr. 110
70376 Stuttgart
Kap. 1.

Priv.-Doz. Dr. Bianca Wittig
Medical Development Immunology
Medical Department
Abbott GmbH & Co
Max-Planck-Ring 2
65205 Wiesbaden
Kap. 1.

Inhaltsverzeichnis

Epidemiologie, Ätiologie und Pathophysiologie

1. Epidemiologie, Ätiologie und Pathophysiologie

Der Morbus Crohn (MC) und die Colitis ulcerosa (CU) sind schubweise verlaufende chronisch entzündliche Darmerkrankungen (CED). Beide Erkrankungen beruhen auf einer Immunreaktion gegen bakterielle Antigene in der Darmschleimhaut, wobei angeborene und adaptive Immunität eine zentrale Rolle spielen.

> Das derzeitige Konzept beruht auf der Erkenntnis, dass MC und CU aus einem Wechselspiel von genetischen Faktoren und Umwelteinflüssen entstehen. Wesentlich ist auch die Zusammensetzung der Darmflora und insbesondere eine primäre Störung im Sinne eines Barrieredefektes gegenüber normalen Darmbakterien (☞ Abb. 1.1).

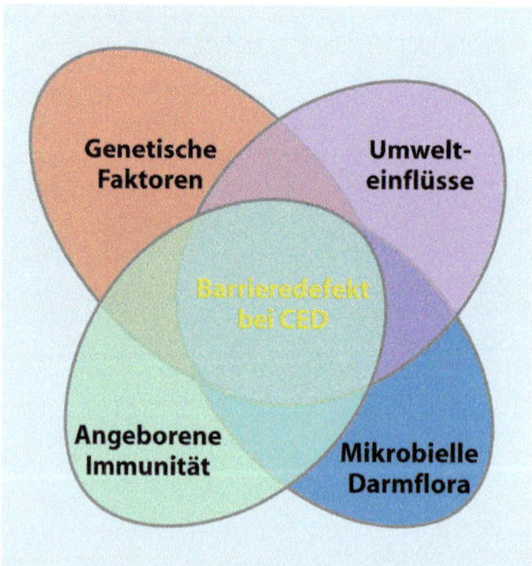

Abb. 1.1: Entstehungskomplex chronisch entzündlicher Darmerkrankungen (CED).

1.1. Epidemiologie

Die Colitis ulcerosa wurde 1859 von Sir Samuel Wilks in England als nicht-infektiöse chronische Colitis erkannt und 1875 benannt; in China wurde der erste CU-Fall erst 1956 diagnostiziert. Der MC wurde erst 1932 von Crohn, Ginzburg und Oppenheimer in den USA zunächst als Ileitis beschrieben. Eine Vielzahl von epidemiologischen Studien erhob die Inzidenz und Prävalenz beider Erkrankungen in verschiedenen Ländern und deren Entwicklung über die letzten Dekaden. Die Inzidenz beschreibt dabei die Anzahl der Neuerkrankungen pro 100.000 Einwohner während eines Jahres, wohingegen die Prävalenz definiert, wie viele von 100.000 Einwohnern zu einem gegebenen Zeitpunkt an einer bestimmten Krankheit (in diesem Fall an einer chronisch entzündlichen Darmerkrankung) erkrankt sind. Die weltweite Verteilung des MC und der CU und die Entwicklung der Fallzahlen ermöglicht es, Rückschlüsse auf pathogenetisch bedeutsame Aspekte zu ziehen.

Tab. 1.1 zeigt die tabellarische Zusammenfassung einer systematischen Übersicht über die weltweite Inzidenz und Prävalenz chronisch entzündlicher Darmerkrankungen. Insgesamt betrachtet liegt die Inzidenz des MC maximal bei 23,8 in Nova Scotia (Kanada) und die der CU maximal bei 57,9 (Faröer). Die Inzidenz der CU war früher in Europa etwa doppelt so hoch wie die des MC, gleicht sich aber langsam an. Die Prävalenz des MC liegt in Hessen am höchsten in Westeuropa mit 322 (=1/311), die der CU ebenfalls in Hessen bei 412 (=1/243). In Deutschland kann man dementsprechend mit etwa 267.500 MC und 342.000 CU-Patienten rechnen. Die Prävalenz für CED liegt also in Nordamerika und vielen europäischen Ländern über 0,3 %.

Interessanterweise zeigte früher die Häufigkeit beider chronisch entzündlicher Darmerkrankungen sowohl in Europa als auch in Amerika ein deutliches Nord-Süd-Gefälle mit höheren Inzidenzen in nördlichen und niedrigeren in südlichen Ländern. Dies gleicht sich aber ebenfalls langsam an, sodass jetzt die Inzidenzen in Schweden, England und Italien vergleichbar sind. In Asien, Afrika und Lateinamerika liegen die Inzidenzen der CU und des MC zudem wesentlich niedriger als in Nordamerika und Europa. Dies ließ zunächst vermuten, dass ethnische Hintergründe, vermittelt über genetische Faktoren, eine gewisse Rolle in der Pathogenese beider Erkrankungen spielen. Allerdings konnte in Migrationsstudien gezeigt werden, dass Immigranten aus Ländern mit niedriger Inzidenz für eine CED in ein Land mit hoher Inzidenz ihr niedriges Risiko an einer CU oder an einem MC zu erkranken zwar zunächst beibehielten, über die Zeit hinweg passte sich jedoch das Erkrankungsrisiko der Migranten und insbesondere der nächsten Generation der Zielregion an. Da gleichzeitig auch beobachtet wurde, dass die Inzidenz in Städten höher ist als in den umgebenden ländlichen Gegen-

Region	MC		CU	
	Inzidenz	Prävalenz	Inzidenz	Prävalenz
Nordeuropa	0,0 (Grönland) bis 11,4 (Dänemark)	24 bis 262	1,7 bis 57,9	90,8 bis 505
Westeuropa	1,8 bis 10,5	28,2 bis 322 (Hessen)	1,9 bis 17,2	43,1 bis 412 (Hessen)
Südeuropa	0,95 bis 15,4	4,5 bis 137	3,3 bis 11,5	14,5 bis 134
Osteuropa	0,4 bis 14,6	1,5 bis 200	0,97 bis 11,9	2,42 bis 340
Nordamerika	6,3 bis 23,8	96,3 bis 318,5	8,8 bis 23,1	140 bis 286
Südamerika	0 bis 3,5	0,9 bis 41,4	0,2 bis 6,8	4,7 bis 44,3
Ostasien	0,06 bis 3,2	1,1 bis 18,6	0,42 bis 4,6	4,6 bis 57,3

Tab. 1.1: Inzidenz und Prävalenz von M. Crohn und C. ulcerosa (modifiziert nach Ng et al.).

den, kann nicht nur die ethnische Herkunft bzw. die Genetik pathogenetisch relevant sein. Ein mindestens ebenso großer Anteil an der Entstehung eines MC und insbesondere einer CU wird wohl über die unten aufgeführten Umwelteinflüsse vermittelt.

Übereinstimmend belegen epidemiologische Studien, dass vor allem in den neueren Industrieländern die Inzidenz beider CED in den letzten Jahrzehnten deutlich angestiegen ist. Dies kann durch eine zeitgleiche Änderung des Lebensstils, der Diät und anderer Umweltfaktoren, nicht aber genetisch bedingt sein. Ergänzend könnten aber auch eine verstärkte ärztliche Wahrnehmung beider Erkrankungen und zunehmend verbesserte diagnostische Möglichkeiten hierfür ursächlich sein. Schließlich ist es auch denkbar, dass bei verbessertem Überleben einer prädisponierten Kohorte in der Kindheit, z.B. durch Antibiotika bei einem nicht-letalen Defekt im angeborenen Immunsystem, das spätere Auftreten der Erkrankung begünstigt wird und somit relativ zunimmt. Gegenwärtig hat sich in den westlichen Ländern die Erkrankungshäufigkeit der adulten CED stabilisiert, während sie in Ländern wie China mit rasch zunehmender Urbanisation und Industrialisation noch massiv um 11-15 % pro Jahr ansteigt. In einzelnen europäischen Ländern ist die Inzidenz bereits wieder leicht rückläufig (in der Schweiz nimmt sie aber immer noch zu), während die Prävalenz, vermutlich auf Grund der insgesamt ansteigenden Lebenserwartung, weiter kontinuierlich ansteigt.

1.2. Umwelteinflüsse und Risikofaktoren

Umwelteinflüsse und Risikofaktoren können die Entstehung und den Verlauf einer chronisch entzündlichen Darmerkrankung beeinflussen. Insbesondere Rauchen und hohe häusliche Hygienestandards sind hierbei von Bedeutung, aber auch andere, wie beispielsweise die Einnahme von Antibiotika, oralen Kontrazeptiva, die Dauer des Stillens und die Appendektomie können wohl das Auftreten eines MC bzw. einer CU beeinflussen (☞ Tab. 1.2).

1.2.1. Rauchen

Das Rauchen ist wohl der am besten untersuchte Risikofaktor. Eine Metaanalyse konnte ein verdoppeltes Risiko für Raucher feststellen, einen MC zu entwickeln. Zudem konnte gezeigt werden, dass rauchende Patienten mit einem MC nicht nur häufiger Schübe erleiden, sondern auch die Anzahl chirurgischer Interventionen, und der Bedarf an Steroiden und Immunsuppressiva ist bei diesen Patienten erhöht. Nicht zuletzt fand sich auch eine verminderte Lebensqualität bei Rauchern. Paradoxerweise verhält es sich bei der CU genau umgekehrt – hier hat das Rauchen einen protektiven Effekt: Das Risiko für Nichtraucher liegt bei dieser Erkrankung 2,9-fach höher als im Vergleich zu Rauchern, viele Patienten sind Ex-Raucher mit Erkrankungsbeginn nach der Einstellung des Nikotinabusus. Dabei scheint Passivrauchen keinen relevanten Effekt auf beide Erkrankungen zu haben. Trotzdem ist auch den Patienten mit einer CU nicht zuletzt wegen der bekannten schwerwiegenden Komplikationen vom Rauchen abzuraten. Wie genau Rauchen bzw. Nikotin bei den CED

	MC	CU
Rauchen	• Erhöhtes Erkrankungsrisiko • Erhöhtes Rezidivrisiko • Erhöhter chirurgischer Interventionsbedarf • Erhöhter Bedarf an Steroiden und Immunsuppressiva • Verminderte Lebensqualität	• Protektiver Effekt
Infektionen	• Gastrointestinale Infektionen in der Kindheit protektiv • Risikofaktor vor Erkrankungsausbruch	• dto
Urbane Umgebung und hohe Hygienestandards	• Erhöhtes Erkrankungsrisiko	• dto
Antibiotika (in der Kindheit)	• Erhöhtes Erkrankungsrisiko	• Keine Assoziation
Kontrazeptiva	• Positive Assoziation	• dto
Appendektomie	• Positive Assoziation	• Negative Assoziation
Tonsillektomie	• Positive Assoziation	• Keine Assoziation
Stillen und nicht-westliche Diät	• Protektiver Effekt	• dto
Physische Aktivität	• Protektiver Effekt	• Kein Effekt

Tab. 1.2: Umwelteinflüsse und Risikofaktoren bei chronisch entzündlichen Darmerkrankungen.

wirkt, ist nicht im Detail geklärt, ein Einfluss auf Mikrobiom und Barriere ist aber gesichert.

1.2.2. Infektionen

Viele Patienten berichten über eine gastrointestinale Infektion vor dem Ausbruch der CED. Tatsächlich sind Infektionen mit *Salmonella, Campylobacter* und *Clostridium difficile* sowie Norovirusinfektionen mit der Inzidenz einer CED positiv gekoppelt. Die Mechanismen dieses Zusammenhangs sind allerdings unklar. Die Rolle von Mykobakterien beim MC ist umstritten, bei CU spielen sie wohl sicher keine Rolle. Zwar wurde in mehreren Arbeiten berichtet, dass insbesondere *Mycobacterium paratuberculosis* (ein bei Rindern zu einer Darmerkrankung führender Keim) im Darm von MC-Patienten überproportional häufig nachweisbar ist. Allerdings konnten weitere Studien dies nicht bestätigen, zudem konnte bei der Mehrzahl der Patienten der Keim nicht nachgewiesen werden. Außerdem verlief eine große Studie zum therapeutischen Einsatz von Tuberkulostatika negativ. Somit ist die Bedeutung der Mykobakterien in der Pathogenese des MC eher fraglich. Da auch andere Mikroorganismen, wie beispielsweise Listerien, *E. coli*, Streptokokken, Adenoviren und Cytomegalie-Viren, sowie die vorgenannten Infektionen mit den chronisch entzündlichen Darmerkrankungen assoziiert wurden, scheint sicher nicht eine einzelne Spezies ätiopathogenetisch relevant zu sein. *Helicobacter pylori* und Helminthen sind mit CED negativ assoziiert, aber die Besiedlung mit anderen *Helicobacter*-Spezies im Darm wird als Risikofaktor gewertet. Impfungen sind als Risiko für CED immer wieder in der Diskussion, spielen aber keine gesicherte Rolle.

1.2.3. Urbanisation, Hygiene und Antibiotika

In vielen Ländern hängen hohe Hygienestandards und Urbanisation eng zusammen, insofern sind diese Faktoren schwer zu trennen. Beide Faktoren sind eng mit einer häufigeren CED-Entwicklung korreliert. Frühkindliche Magen-Darm-Infekte sind mit einem MC negativ assoziiert, sie scheinen also in diesem Fall eine Schutzfunktion zu haben. Dies wurde durch die Beobachtung bestätigt, dass hohe häusliche Hygienestandards mit der Ausbildung eines MC positiv assoziiert sind. Umgekehrt scheinen ein Leben auf dem Bauernhof und schlechte Hygienestandards vor MC zu schützen. Es wird vermutet, dass frühe Darminfekte die Entwicklung des angeborenen und adaptiven Immunsystems positiv unterstützen. Eine mangelnde Auseinandersetzung mit pathogenen und apathogenen Mikroorganismen, bedingt durch übertriebene Hygienestandards insbesondere in der Kindheit, führt möglicherweise zu einer übersteigerten Immunreaktion als Reaktion auf harmlose Infekte, bis hin zu einer chronischen Entzündung.

Andererseits ist die Häufigkeit der Einnahme von Antibiotika in der Kindheit bei Patienten mit MC, nicht aber bei CU, im Vergleich zu Kontrollen mit einem relativen Risiko von 3,4 erhöht. Es wurde spekuliert, dass dies einen langfristigen Einfluss auf die bakterielle Flora hat und deswegen das Risiko eines MC steigert. Andererseits könnte auch eine Prädisposition zu Infekten vorliegen: hierzu passt die 3- bis 5-fach gesteigerte Häufigkeit von Pneumonien in der frühen Kindheit (bis 5 Jahre) bei späteren MC-Patienten.

1.2.4. Kontrazeptiva

Schon eine ältere Metaanalyse zeigte, dass Frauen unter oralen Kontrazeptiva ein 1,4-fach erhöhtes Risiko für einen MC und ein 1,3-fach erhöhtes Risiko für eine CU haben. Andere Fallstudien konnten sogar ein deutlich höheres Risiko für die Ausbildung beider CED unter Einnahme der "Pille" feststellen, insbesondere bei langer Dauer der Einnahme. Auch wenn nicht alle Studien eine Assoziation mit CED fanden, gilt dies doch zumindest für den MC als gesichert. Demgegenüber wird die postmenopausale Hormongabe eher mit der CU assoziiert.

1.2.5. Appendektomie und Tonsillektomie

Eine Metaanalyse, welche insgesamt 13 Fall-Kontroll-Studien zusammenfasste, konnte zeigen, dass eine Appendektomie das Risiko einer CU um 69 % reduziert. Hieraus wurde geschlossen, dass eine Blinddarmentfernung hinsichtlich der Entwicklung einer CU protektiv wirkt. Allerdings ist auch diese klare Assoziation nicht beweisend für einen ursächlichen Zusammenhang. Bezüglich MC ist die Datenlage dagegen eher mit einer Risikosteigerung vereinbar, vermutlich ist aber die Indikation auf den MC zurückzuführen.

Die Tonsillektomie erhöht das Risiko für einen MC um 37 %, nicht aber für CU. Möglicherweise ist dies aber auf die assoziierte Antibiotikagabe zurückzuführen.

1.2.6. Stillen, Diät und weitere Faktoren

Ausreichend langes Stillen (6 Monate oder länger) scheint zumindest in einem gewissen Maß vor einer CED zu schützen, vermutlich durch die Verbesserung der Mikroflora. Demgegenüber scheint die Geburtsform (vaginal versus Kaiserschnitt) keine Rolle zu spielen, auch wenn dies offensichtlich die Darmflora beeinflusst.

Viele andere Risikofaktoren scheinen mehr oder weniger mit dem MC oder der CU assoziiert zu sein. Insbesondere Ernährungsgewohnheiten wie beispielsweise der häufige Konsum von *"soft drinks"*, raffiniertem Zucker, Tierfetten und *"fast food"*, d.h. eine westliche Diät, waren mit den CED assoziiert. Auch Emulgatoren sind in der Diskussion, demgegenüber waren eine faserreiche Kost und Polyphenole in Tee (zumindest in Asien) sowie Vitamin D eher protektiv. Physische Aktivität und Sport halbierten das Risiko für MC, während nicht-steroidale Antirheumatika die Häufigkeit des Auftretens von CED leicht erhöhten. Die Rolle von Stress bzw. *"stressful life events"* ist umstritten, und oft auch schlicht eine Folge der Erkrankung. Insgesamt gilt diese Einschränkung für viele Umweltfaktoren, auf jeden Fall darf nicht von einer statistischen Assoziation auf eine Kausalität geschlossen werden: erst ein plausibler Pathomechanismus wie beim Rauchen macht einen ursächlichen Zusammenhang wahrscheinlich.

1.3. Genetik

Die Evidenz für eine starke genetische Komponente in der Krankheitsentstehung bei den CED ist unumstritten. Die Konkordanz bei eineiigen Zwillingen liegt für den MC bei 20-50 %, für zweieiige nur bei 0-7 %. Die entsprechenden Zahlen bei CU liegen mit 14-19 % und 0-5 % deutlich niedriger, als Indiz für eine schwächere Rolle der Genetik bei letzterer Erkrankung. Im Vergleich zu Kontrollen (1,5 %) haben schwedische CED-Patienten vermehrt in 5,3 % ebenfalls an CED erkrankte Geschwister, bei Halbgeschwistern deutlich weniger. Nur bei 2,4 % der Eltern mit CED ist das Kind ebenfalls erkrankt, im Vergleich zu 0,9 % der Kontrollen: betroffene Eltern können daher bezüglich des Erkrankungsrisikos ihrer Nachkommen prinzipiell beruhigt werden, auch wenn es doch erhöht ist. Interessanterweise ist bei Geschwistern von Patienten mit MC auch das Risiko für eine CU erhöht und umgekehrt, das heißt beide Erkrankungen haben auch eine gemeinsame genetische Grundlage. Das relative Risiko ist für MC und CU bei betroffenen Verwandten ersten Grades ähnlich, und zwar deutlich zunehmend mit jüngerem Erkrankungsalter des Indexpatienten. Das nicht genetisch erklärbare Risiko wird üblicherweise Umweltfaktoren zugeschrieben, dabei ist die strenge Trennung zwischen Genetik und Umwelt artefiziell, da Faktoren wie Rauchen das genetische Risiko erheblich beeinflussen.

Es handelt sich bei der genetischen Prädisposition zu CED in der Regel um eine extrem komplexe multigene Veranlagung aus *Single Nucleotide Polymorphisms* (SNPs), wobei bisher in Genomweiten Assoziationsstudien (GWAS) über 250 verschiedene relevante Genloci identifiziert wurden. Der Risikobeitrag jedes einzelnen Locus ist gering, selbst in der Summe ist bisher nur ein kleiner Teil des genetischen Erkrankungsrisikos (etwa 30 %) erfasst. Etwa 80-90 % der SNPs liegen in nicht-kodierenden Regionen. Die Technologie der genomweiten Assoziationsstudien erlaubt es neuerdings, durch Finemapping vermutlich kausale Varianten zu charakterisieren, so wurden kürzlich 18 relevante Veränderungen beschrieben. Zudem wurden durch Transkriptomanalysen komplexe regulatorische Module identifiziert, die ebenfalls bei der Suche nach kausalen genetischen Varianten hilfreich sind. Das CED-Genom ist um den Faktor 5 angereichert mit Assoziationen, die für Immundefekte vorbeschrieben waren, Verbindungen bestehen insbesondere zur Zytokinproduktion, Lymphozytenaktivierung und antibakteriellen Aktivität der Mukosa. Ein gemeinsamer Nenner der meisten Assoziationen sind Interaktionen mit dem Mikrobiom. Erst neuerdings wird bei genomweiten Untersuchungen nicht nur die Art, sondern auch die Lokalisation und der Verlauf der Erkrankungen berücksichtigt, somit werden jetzt getrennt Dünndarm- und Dickdarm-Crohn sowie CU als genetisches Kontinuum beschrieben: Der MC des Colons liegt genetisch zwischen dem des Ileums und der CU, aber alle Erkrankungen überlappen erheblich. Interessanterweise bestand aber kaum eine genetische Assoziation zum Verlauf. Allerdings sind auch eine Reihe von monogenen Defekten mit intestinaler Inflammation erkannt worden, beispielsweise im Interleukin 10- bzw. IL-10-Rezeptor oder in *XIAP (X-linked inhibitor of apoptosis protein)*, bei denen die Betroffenen dann oft sehr früh in der Kindheit erkranken, meist mit schwerem Verlauf.

Die wichtigste und am besten belegte Assoziation besteht zwischen dem MC und dem intrazellulären Rezeptor NOD2 *(Nucleotide-binding Oligomerization Domain 2)*, der Muramyldipeptid aus der Bakterienmembran binden kann und dann in Immunzellen eine komplexe Signalkaskade auslöst. Das Risiko eines MC steigt bei *Single Nucleotide Polymorphisms* (SNP) in *NOD2* im heterozygoten Fall um den Faktor 2,4, im homozygoten Fall sogar um 17,1. Trotzdem entwickeln die meisten Individuen mit homozygoten Mutationen keine Erkrankung, d.h. es besteht keine monogenetische Assoziation. Interessanterweise führen die Crohn-assoziierten *NOD2*-Mutationen vermutlich zu einem Funktionsverlust und somit nicht zu einer überschießenden Reaktion, wie eigentlich erwartet worden war. Stattdessen sind sie mit einem Defekt in der Defensinexpression des terminalen Ileums (Panethzellen) assoziiert. Dies passt sehr gut zu der Beobachtung einer starken Assoziation mit Ileum-Crohn, während der MC des Colons von *NOD2* unabhängig ist.

Ebenfalls vor allem mit Ileum-Crohn assoziiert ist der Autophagie-Faktor *ATG16L1*. Die Autophagie ist ein Mechanismus zur Degradation von zelleigenen Strukturen, aber auch von Bakterien. Bei Patienten sowie tierexperimentell bei Mäusen zeigt sich bei einem genetisch bedingten Defekt dieses Proteins eine massive Störung der Panethzellgranula, wobei der genaue Mechanismus noch unklar ist. Ein weiterer Faktor in diesem Zusammenhang mit der Panethzelle ist *XBP1*, das bei endosomalem Stress eine Rolle spielt und auch Crohn-assoziierte Mutationen aufweist. Auch der oben erwähnte *XIAP*-Defekt führt zu einer Störung der Panethzellfunktion.

Wie oben erwähnt ist der genetische Einfluss bei CU aber deutlich geringer als bei MC. Für die CU wurde insbesondere eine Assoziation mit dem HLA-System, vor allem HLA-DRB1*1502 gefunden, eine weitere gemeinsam mit dem MC des

Colons für HLA-DRB1*0103. Ebenfalls gemeinsam für beide Erkrankungen ist die Verbindung mit dem IL-23-Rezeptor, in diesem Fall war aber die Mutante protektiv. Interessant bezüglich der gestörten Barrierefunktion ist auch eine genetische Verbindung zu Mucin2 sowie anderen Muzinen. Neuere Erkenntnisse betreffen die Genetik von mitochondrialen Proteinen, die eine zentrale Rolle im zellulären Energiehaushalt spielen, vor allem bei CU. Insgesamt hat die genetische Forschung erheblich dazu beigetragen, relevante primäre Pathomechanismen zu identifizieren, meist ergänzt durch funktionelle Studien. Allerdings sind die genetischen Assoziationen zwischen verschiedenen Ethnien völlig unterschiedlich und dementsprechend komplex.

Andere Risikogene betreffen die zahlreichen in Tab. 1.3 aufgeführte Mechanismen, die insgesamt die Komplexität der genetischen Grundlage darstellen. Betroffen sind somit die Barriere, die gesamte mukosale Immunität, zelluläre Stressmechanismen und der Energiehaushalt der Zellen, insbesondere der Paneth- und Becherzellen. In der Zwischenzeit kann man die Genetik und die Genexpression bis auf die Einzelzellebene verfolgen. Es ist ersichtlich, dass diese Gene überwiegend in die Auseinandersetzung mit dem Darmmikrobiom involviert sind, das eine gewisse Kontrolle erfordert.

Eine neuere Entwicklung ist die genomweite Analyse von epigenetischen Veränderungen, wie der Genmethylierung. Diese beeinflusst über Methylierung der Genpromotoren ebenso wie durch Azetylierung bedingte Veränderungen der Histonstruktur die Gentranskription. Bisher wurden zahlreiche differenzielle epigenetische Veränderungen bei CED-Patienten gefunden, aber die Befunde sind noch nicht durchgehend reproduziert. Immerhin steht dieses vielversprechende Forschungsgebiet zwischen Umwelt und Genetik, da die Epigenetik durch Umweltfaktoren beeinflusst wird und die gegebene DNA-Struktur und Ablesemechanismen entscheidend modifiziert. Auffällig ist aber, dass auch in der Epigenetik wieder die gleichen Mechanismen der Immunregulation, epithelialen Barrierefunktion und Autophagie betroffen sind wie bei der Genetik.

1.4. Mikrobielle Flora des Darmes

Das intestinale Mikrobiom ist bei CED von zentralem Interesse, weil die Immunreaktion nicht gegen das körpereigene Gewebe (keine klassische Autoimmunität), sondern eben gegen das Mikrobiom gerichtet ist. Die mikrobielle Flora des Darmes zeigt eine unglaubliche Vielfalt: die Zahl der Bakterien (etwa 10^{14}) entspricht der Gesamtzahl der menschlichen Zellen eines Individuums. Betrachtet man die Komplexität des mikrobiellen Genoms insgesamt im Vergleich zum menschlichen, so ist dieses Metagenom natürlich viel umfangreicher. Die genetische Analyse dieses Metagenoms, im Vergleich zur nur ausnahmsweise möglichen Kultur, erlaubt die Differenzierung in viele Tausend Spezies und etliche Phylae. In verschiedenen Populationen wurde beschrieben, dass beim Menschen drei verschiedene mikrobielle Enterotypen vorkommen, je nach Überwiegen der wichtigsten Vertreter: *Bacteroides* (Typ 1), *Prevotella* (Typ 2) oder *Ruminococcus* (Typ 3); dies ist aber in seiner Krankheitsrelevanz unklar. Hinzu kommen das intestinale Mykobiom und das Virom, die ähnlich wie das Bakteriom CED-typische Veränderungen aufweisen, aber die Komplexität noch einmal dramatisch erhöhen.

Es ist klar, dass die Zusammensetzung des Mikrobioms von der genetischen Ausstattung des Wirts sowie vor allem von seiner Diät (Ballaststoffe) beeinflusst wird. So sind die o.g. genetischen Risikofaktoren NOD2 und *ATG16L1* sowie zahlreiche weitere Gene dafür bekannt, dass sie das Mikrobiom steuern. Um den Einfluss der Erkrankung

Angeborene mukosale Abwehr, Panethzellen	IL-23/Th17	Autophagie	Epitheliale Barriere
Immunzell-Rekrutierung	T-Zell-Regulation	Antigen-Präsentation, HLA	Immuntoleranz
Mitochondrien	Apoptose	Endoplasmatisches Retikulum-Stress	Oxidativer Stress

Tab. 1.3: Die wichtigsten in der Genetik relevanten Funktionen und Defekte bei CED.

und der Entzündung auszuschließen, wurden in Holland nicht-erkrankte Träger von CED-Risikogenen untersucht, die ebenfalls Veränderungen am Mikrobiom aufwiesen. Zudem unterliegt das Mikrobiom Umweltfaktoren, wie Rauchen, Alkoholgebrauch, Sport und andere Lifestyle-Aspekte, die ihrerseits mit CED assoziiert sein können. Selbst Alter und BMI spielen eine Rolle. Ein wesentlicher Anteil der Varianz ist aber stochastisch und konnte bisher nicht erklärt werden.

Bei den chronisch entzündlichen Darmerkrankungen befindet sich die Entzündung bevorzugt im Colon und/oder terminalen Ileum. Beide Lokalisationen sind durch eine ausgesprochen hohe Bakteriendichte gekennzeichnet: Im Colon finden sich 10^{11} bis 10^{12} Mikroorganismen pro Gramm Stuhl, im terminalen Ileum immerhin noch 10^7 bis 10^8. Im Magen dagegen finden sich beispielsweise nur bis 10^2, im Duodenum und Jejunum jeweils 10^2 und im proximalen Ileum ca. 10^3 Mikroorganismen pro Gramm. Wegen dieser hohen Bakteriendichte in den typischen Befallsarealen des MC und der CU in enger Nachbarschaft zur Mukosa des Darmes ist die ätiopathogenetische Relevanz plausibel. Diese Vermutung konnte durch viele ganz unterschiedliche Beobachtungen bestätigt werden: Beispielsweise ist schon lange bekannt, dass eine Ileostomaanlage in der Regel zu einer Abheilung im Colon führt. Die Instillation von Dünndarminhalt in den abführenden Schenkel eines doppelläufigen Ileostomas löst eine Entzündung aus, d.h. die luminalen Faktoren sind entscheidende Auslöser. Schließlich kommt es nach Ileocoecalresektion zu einer bakteriellen Überbesiedelung des neoterminalen Ileums als typischem Rezidivareal bei MC, wobei die Bakteriendichte mit der Rückfallquote korreliert. Ähnliches gilt nach Proktokolektomie bei CU auch für die Situation des ileoanalen Pouches nach Restitution der Kontinuität. Nicht zuletzt wurde in tierexperimentellen Untersuchungen beobachtet, dass genetisch defiziente *Knock-out*-Mäuse als Colitis-Modelle nur bei intakter Darmflora eine Entzündung ausbilden, unter keimfreien gnotobiotischen Bedingungen dagegen blieb der Darm entzündungsfrei. Schließlich konnte gezeigt werden, dass sowohl die T-Zell-Reaktion als auch die mit chronisch entzündlichen Darmerkrankungen assoziierten Antikörper (z.B. ANCA, anti-Omp, anti-I2 und andere) gegen bakterielle Epitope gerichtet sind und nur ggf. mit Gewebsantigenen kreuzreagieren können. Insofern sind diese Darmerkrankungen, wie oben erwähnt, keine klassischen Autoimmunerkrankungen.

Eine bahnbrechende Beobachtung gelang vor einigen Jahren, als mikroskopisch eine hochgradige Kontamination der gesamten Mukusschicht und der Darmschleimhaut bei Patienten mit einem MC und CU durch mukosaadhärente und teilweise auch invasive Bakterien (beispielsweise adhärent-invasive *E. coli*, AIEC) nachgewiesen werden konnte. Im Gegensatz dazu war die gesunde Mukosa und die ihr direkt aufliegende feste Mukusschicht praktisch steril, nur die liquide lumenwärts gerichtete Schicht war bakteriell kontaminiert. Interessanterweise kann man diese mukosalen Bakterien bei entzündlicher Darmerkrankung auch direkt mit dem Endomikroskop beobachten. Kürzlich wurde erstmalig auch die submukosale Flora im Ileum bei MC beschrieben, die sich durchaus von der mukosalen und die wiederum von der luminalen unterscheidet.

Generell ist die Diversität der Darmflora bei den CED vermindert und die Variabilität erhöht, ohne dass dies bisher in seinen Gründen und Auswirkungen verstanden wäre: Das Henne-Ei-Problem ist ungelöst. Es ist bisher nur im Tiermodell gezeigt worden, dass eine bestimmte alterierte Darmflora eine Colitis auslösen kann, für die menschlichen entzündlichen Darmerkrankungen ist dies nie belegt worden. Der umgekehrte Ansatz, nämlich der Fremdstuhl-Transfer als Therapie hat allerdings zumindest bei CU bei einigen Patienten günstige Ergebnisse gebracht. Sicher ist auch, dass bestimmte Spezies wie *Faecalibacterium prausnitzii* oder auch klassische Probiotika (*E. coli* Nissle, Laktobakterien) eine Schutzfunktion haben. Die prinzipiellen Komponenten der bakteriellen Flora bei CED, sowohl im Stuhl als auch in der Mukosa zeigen eine gewisse Verschiebung, aber weitgehende Überlappung im Vergleich zu gesunden Kontrollen. Bei MC sind beispielsweise Hämophilus und Escherichia vermehrt nachweisbar, während *Faecalibakterium, Ruminococcus* und *Bacteroides* eher vermindert sind. Interessanterweise sind Alterationen des Mikrobioms bei ilealem MC ausgeprägter als bei Colon-Crohn. Im Vergleich zur Metagenomanalyse sind die Veränderungen der Flora bezüglich ihrer Stoffwechselaktivität noch viel dramatischer. Manche muzinophile Bakterien können beispielsweise Mukus degradieren, sobald ihnen komplexe Kohlenhydrate in der Diät des Wirtes als Energiequelle entzogen werden. Dies könnte zu einer CU prädisponieren.

Verschiedene Argumente sprechen gegen eine primäre Rolle der Mikrobiomzusammensetzung bei der Krankheitsentstehung. Schon allein eine Diarrhoe hat drastische Auswirkungen auf das Mikrobiom. Eine Verminderung der Diversität findet sich auch bei Adipositas oder Diabetes, ist also nicht spezifisch für CED. Interessanterweise korrelieren die Veränderungen mit der klinischen Aktivität der Erkrankung, und könnten somit als Folge der Entzündung verändert sein. Ähnlich kann man nach erfolgreicher Therapie häufig eine Normalisierung des Mikrobioms beobachten, während sie bei Therapieversagen verändert bleibt. Auch ist zwar bei CU auch in der Ruhephase das Mikrobiom typisch verändert, eine langjährige Remission aber ist mit einer Verschiebung in Richtung Normalität assoziiert und das Mikrobiom bei präklinischem (späterem) MC ist weitgehend normal. Ebenso spiegelt sich auch der Verlauf mit Schüben und Remission in Veränderungen des Mikrobioms, d.h. es ist weniger stabil. Ferner haben diskordante Zwillinge ein ähnliches Darmmikrobiom, obwohl nur einer erkrankt ist. Zufällig wurden einmal bei 31 Empfängern eines Transfers Stuhl von einem späteren MC-Patienten verwendet, ohne dass einer im Verlauf erkrankte.

Schließlich besteht eine enge Beziehung des Bakterioms mit dem Mykobiom, so ist beispielsweise *C. tropicalis* bei MC vermehrt und mit *E. coli* assoziiert. Noch völlig unklar ist die Rolle des intestinalen Viroms bei CED, obwohl auch hier zahlreiche Assoziationen beschrieben wurden. Die Virome bei CED waren erkrankungsspezifisch verändert, und zwar ohne Hinweis auf eine Abhängigkeit vom bakteriellen Mikrobiom (immerhin sind die meisten enteralen Viren Bakteriophagen). Typischerweise haben die enteralen Viren von gesunden Kontrollen anti-inflammatorische Effekte, während Viren von CED-Patienten eine Entzündung auslösen können. Schließlich kann eine Störung der unten besprochenen angeborenen Immunität erhebliche Auswirkungen auf die Zusammensetzung der gesamten Darmflora (Bakteriom, Mykobiom, Virom) haben, sodass deren primärkausale Rolle eher fraglich ist.

Zusammenfassend sind die CED mit Veränderungen des Mikrobioms assoziiert, ein einzelner Erreger als Ursache der Erkrankung ist unwahrscheinlich. Vielmehr scheint die Immunantwort gegen eine Vielzahl der im Darmlumen vorkommenden Mikroben gerichtet zu sein.

Zahlreiche Argumente wie die Abhängigkeit der Mikrobiomalterationen von der entzündlichen Aktivität sprechen gegen eine *primäre* Rolle der verminderten Diversität. Allerdings sind die genannten Erkenntnisse auch kaum mit einer primären immunologischen Dysregulation des adaptiven Immunsystems (T- und B-Lymphozyten) als alleinige Grundlage der Darmerkrankung vereinbar, wie sie jahrzehntelang vermutet wurde. Ein primärer Defekt der Mukosabarriere, die den Darm vor Invasion und Auslösung einer Entzündung durch diese Mikroorganismen schützen soll, liegt somit als pathogenetischer Mechanismus der CED nahe.

1.5. Schleimhautbarriere: Mukus, Epithel und angeborene Immunität

1.5.1. Mukus und Epithel

Die Darmschleimhaut steht auch beim Gesunden unter einem andauernden Invasionsdruck durch eine Masse (etwa 1 kg) an bakteriellen Symbionten und Pathobionten, Pilzen, Viren und bisweilen Parasiten, ohne im Normalfall entzündlich zu reagieren. Dieses erstaunliche Phänomen erklärt sich durch eine effektive Kombination von Schleimhautbarriere und immunologischer Toleranz. Die erste Verteidigungslinie (☞ Abb. 1.2) stellt der Mukus dar, eine im Dünndarm diskontinuierliche und im gesunden Colon kontinuierliche komplexe Schleimschicht. Die zweite Verteidigungslinie entspricht dem Epithel selbst als physische, durch *Tight Junctions* verbundene Zellschicht, die den Mukus produziert, aber gleichzeitig für absorptive Prozesse zuständig ist. Die dritte Verteidigungslinie wird durch Phagozyten wie Granulozyten und Makrophagen/Monozyten dargestellt, die nach Versagen der ersten beiden Funktionsebenen eingreifen, um eingedrungene Mikrobionten zu eliminieren. Erst wenn alle diese Barrieren überwunden sind, muss das adaptive Immunsystem (T- und B-Zellen) von Toleranz auf Reaktion umschalten. Dies geschieht bei bakteriellen gastrointestinalen Infektionen (beispielsweise Salmonellen, Shigellen, Campylobacter, Yersinien) und bei CED.

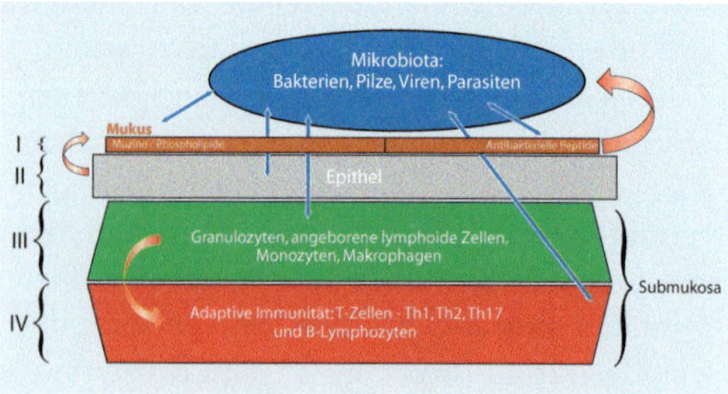

Abb. 1.2: Verteidigungsebenen der Schleimhaut.

Mukus wird von spezialisierten Zellen, den Becherzellen, produziert, die über das intestinale Epithel vorwiegend in den Krypten von Dünndarm und Colon verteilt sind. An der Öffnung der Colonkrypten liegen sog. Wächter-Becherzellen, die über *Toll-like*-Rezeptoren eingedrungene Bakterien erkennen und Alarmsignale an ihre Umgebung zur verstärkten Mukussekretion weitergeben. Das wesentliche Strukturelement des Mukus ist das Mucin2 (Muc2), ein riesiges Glykoprotein von 2,7 MDa und 5100 Aminosäuren, das in Vesikeln intrazellulär in di- und trimerisierter Form gespeichert wird, um schließlich gesteuert durch das Inflammasom NLRP6 sezerniert zu werden. Zudem enthält Mukus mindestens 50 weitere Proteine, u.a. weitere ebenfalls negativ geladene Muzine und die unten besprochenen, sämtlich positiv geladenen und damit ionisch bindenden antibakteriellen Peptide, aber auch das Phospholipid Lecithin. Im Dünndarm sitzt der Mukus in einer homogenen Schicht nur locker dem Epithel auf, im Dickdarm besteht er vertikal aus zwei Schichten (☞ Abb. 1.3): einer basalen von etwa 100 µm Durchmesser, die mit dem Epithel fest verbunden und praktisch steril ist, sowie einer lumenwärts gelegenen von 700 µm, die vom Lumen her bakteriell kontaminiert ist (☞ Abb. 1.3). Diese duale Struktur steht unter dem Einfluss von bakteriellen Enzymen sowie einer intestinal exprimierten Metalloprotease (CLCA1), aber auch die Glykosylierung wird durch bakterielle Glykosyltransferasen modifiziert. Somit besteht auch bezüglich der Mukusstruktur eine enge Interaktion zwischen Wirt und Mikrobiom. Im Tierexperiment mit einer Muc2-*Knockout*-Maus kann man die zentrale Rolle einer defekten Mukusschicht bei der Genese einer schweren Colitis direkt nachweisen.

Das intestinale Epithel entsteht aus wenigen Stammzellen in der Basis der Krypte, die den Marker Lgr5 exprimieren und durch die umgebenden Panethzellen mit ihren Wachstumsfaktoren aus dem Wnt-System geschützt werden. Sie spezialisieren sich unter Kontrolle verschiedenster Differenzierungsfaktoren (Wnt, Notch, Indian Hedge-

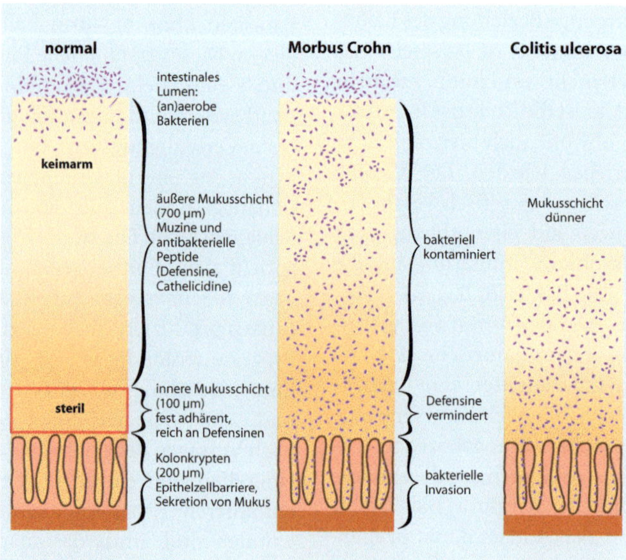

Abb. 1.3: Mukusschicht des Dickdarms.

hog und andere) zu ebendiesen Panethzellen (normalerweise nur im Dünndarm), Becherzellen, enteroendokrinen oder, in der Mehrheit, zu den regulären absorptiven Zellen der Dünndarmzotte oder der Colonoberfläche. Die Überlebenszeit der absorptiven Zelle liegt bei etwa 5 Tagen, dann wird sie im Dünndarm an der Zottenspitze abgestoßen. Das Colonepithel besteht nur aus Krypten und einer flachen Oberfläche ohne Zotten, die Rolle der Panethzellen wird hier durch andere *("Paneth-like")* Zellen in der Umgebung der Stammzellen übernommen. Entscheidend für die Barrierefunktion des Epithels sind die Adhäsionsmoleküle, die als Adherens- oder *Tight Junction*-Proteine wie ZO-1, Claudine oder Occludin diese Zellen miteinander verbinden, und zwar negativ reguliert durch Zonulin. Auch bezüglich der Wachstums- bzw. Differenzierungsfaktoren und der *Tight Junctions* besteht eine enge Abhängigkeit von einem intakten Mikrobiom.

1.5.2. Angeborene Immunität und antibakterielle Peptide

Das angeborene Immunsystem, das ohne vorhergehende Prägung *("Priming")* sofort nach Geburt gegenüber invasiven Keimen schützt, umfasst neben den oben erwähnten phagozytären Zellen (Granulozyten und Makrophagen) die Epithelzellen mit der Expression einer Vielzahl von extrazellulären *TOLL-like*-Rezeptoren (TLR) und intrazellulären NOD *(Nucleotide Oligomerisation Domain)*-like-Rezeptoren zur Erkennung bakterieller und viraler Bestandteile (z.B. Flagellin, Endotoxin oder Muramyldipeptid, sog. *Microbe* oder *Pathogen-Associated Molecular Patterns*, MAMPs/PAMPs). Durch deren Aktivierung werden die eigentlichen Effektormoleküle wie Defensine und andere antibakterielle oder antivirale Peptide induziert.

> Defensine sind endogen produzierte und lokal sezernierte antimikrobiell wirksame Substanzen mit einer breiten Aktivität gegen grampositive und gramnegative Bakterien sowie Pilze, Viren und Protozoen.

Die gemeinsamen Merkmale der Defensine sind die niedrige Molekularmasse, die kationische Ladung und Disulfidbrücken, deren intramolekulare Positionen eine Unterscheidung zwischen den α- und β-Defensinen ermöglicht. Neben den granulozytären α-Defensinen HNP1-4 (neutrophile Defensine) und HD5-6 (Panethzell-Defensinen) sowie den β-Defensinen HBD1-4 existieren beim Menschen auch noch zahlreiche weitere antibakterielle Peptide, wie beispielsweise Elafin, SLPI *(Secretory Leukocyte Protease Inhibitor)* und das Cathelicidin LL37. Tab. 1.4 zeigt eine Auflistung der bisher bekannten und im Darm nachweisbaren antimikrobiellen Peptide. Sie sind multifunktional, da sie nicht nur direkt antibakteriell aktiv sind, sondern auch die TLR-Signale und die Mukusproduktion ebenso wie die *Tight Junction*-Funktion verstärken, viele sind auch chemoattraktiv und aktivieren Makrophagen sowie dendritische Zellen. Auch bei der Wundheilung scheinen sie eine Rolle zu spielen oder sind anti-apoptotisch. Das HBD1 (Humanes β-Defensin 1) ist im Colon bei gesunden Individuen das dominante, konstitutiv exprimierte und epitheliale Defensin, es bildet somit den basalen Schutz vor den Kommensalen des Darmes. HBD2-4, Elafin, SLPI, BPI *(Bactericidal Permeability Increasing protein)* und LL37 weisen dagegen nur eine geringe basale Expression auf. Weitere endogene Peptidantibiotika im menschlichen Darm sind zwei aus der REGIII-Familie, HIP/PAP *(Hepatocarcinomal Intestine Pancreas/ Pancreatitis-Associated Protein)* und REGIIIγ, sowie RELMβ aus der RELM *(Resistin-Like Molecules)*-Gruppe. Ihre synergistische Hauptaufgabe liegt im Wesentlichen in der Verhinderung einer bakteriellen Invasion bei einer Infektion, denn in diesem Fall wird die Sekretion dieser antimikrobiellen Substanzen induziert. Die Induktion erfolgt über bakterielle Komponenten oder Stoffwechselprodukte (z.B. Flagellin, DNA, Muramyldipeptid, Propionat und Butyrat) und Zytokine wie IL-22 über MAP-Kinasen und/oder NFκB. Da es im normalen Colon kaum Panethzellen gibt, spielen die α-Defensine HD5-6 im gesunden Dickdarm keine Rolle.

Im gesunden Dünndarm dagegen sind es eben diese Panethzell-Defensine HD5 und HD6, die in großen Mengen konstitutiv sezerniert werden und so die luminalen Mikroben unter Kontrolle halten. Lysozym und HIP/PAP sind weitere antimikrobielle Peptide der Panethzelle, welche jedoch zumindest mengenmäßig eine kleinere Rolle zu spielen scheinen. Fehlen auch nur einzelne dieser Komponenten ändert sich die Mikroflora im Darm und diese genetischen *Knockout*-Tiere wer-

Peptid	Chromosom	Molekularmasse	Syntheseort	Funktion
HNP1-4	8p23.1	3,5-4,5 kDa	• Entzündungszellen	• antimikrobiell • chemotaktisch
HD5-6	8p23.1	3,5-4,5 kDa	• Panethzellen	• antimikrobiell
HBD1	8p23.1	3,5-4,5 kDa	• Epithelzellen	• antimikrobiell • chemotaktisch
HBD2-4	8p23.1	3,5-4,5 kDa	• Epithelzellen	• antimikrobiell • chemotaktisch
Elafin	20q13.12	9,8 kDa	• Epithelzellen • Entzündungszellen	• antimikrobiell • chemotaktisch
SLPI	20q13.12	11,7 kDa	• Epithelzellen • Entzündungszellen	• antimikrobiell • chemotaktisch
RELMβ	3q13.1	12,5 kDa	• Becherzellen • Entzündungszellen	• antimikrobiell • immunaktivierend
Resistin	19p13.2	45 kDa (variabel)	• Becherzellen • Entzündungszellen	• antimikrobiell • immunaktivierend
Cathelicidin LL37	3p21.3	18 kDa	• Epithelzellen • Neutrophile	• antimikrobiell • immunmodulatorisch
BPI	20q11.23	57 kDa	• Epithelzellen	• antimikrobiell • Endotoxin-neutralisierend
Lysozym	12q15	14,4 kDa	• Ubiquitär	• antimikrobiell • chemotaktisch
HIP/PAP (REGIIIα)	2p12	16 kDa	• Panethzellen • Epithelzellen	• antimikrobiell
REGIIIγ	2p12	16 kDa	• Panethzellen • Epithelzellen	• antimikrobiell

Tab. 1.4: Überblick über die relevanten antimikrobiellen Peptide im menschlichen Darm.

den anfälliger gegenüber bakteriellen Infektionen. Die meisten Panethzellen liegen im terminalen Ileum, teleologisch gesehen, um die Keimaszension aus dem Colon und damit eine bakterielle Fehlbesiedlung im Dünndarm zu verhindern (☞ Abb. 1.4).

1.5.3. Schleimhautbarriere bei M. Crohn des Ileum

Im Gegensatz zur Krankheitsaktivität und der Krankheitsprogression (strikturierend, fistelnd) ist die Krankheitslokalisation bei MC relativ stabil. Dies muss mit einem lokalen Problem zusammenhängen und spricht gegen eine primär systemische Dysregulation des Immunsystems. Die ersten Befunde in diese Richtung belegten, dass die dominierenden Defensine des Dünndarms, die α-Defensine HD5 und HD6, in den Panethzellen bei MC des Dünndarmes vermindert exprimiert werden (☞ Tab. 1.5). Darüberhinaus fand sich in Mukosaextrakten dieser Patienten eine verminderte antimikrobielle Aktivität als Hinweis darauf, dass die mangelnde Expression dieser Panethzell-Defensine auch zu einer abgeschwächten antimikrobiellen Abwehr der Dünndarmmukosa führt. HD5 ist nämlich direkt bakterizid, HD6 bildet Netze, um Bakterien "einzuwickeln". Wie oben erwähnt prädisponieren bestimmte Mutationen von NOD2 zu einem MC des Ileum (nicht des Colon). Interessanterweise exprimieren Panethzellen reichlich NOD2 und Patienten mit *NOD2*-Mutation produzieren noch weniger HD5 und HD6 als

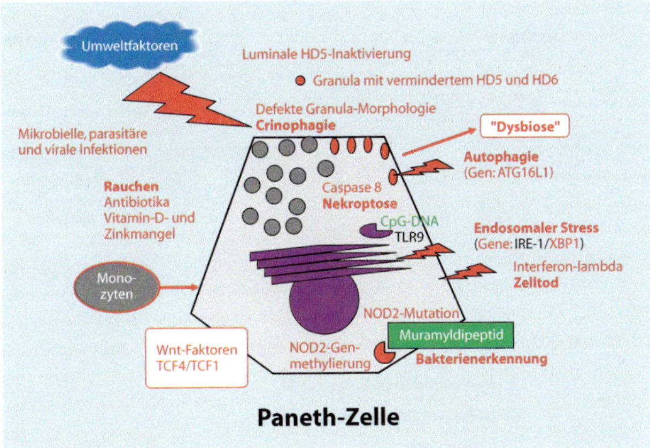

Abb. 1.4: Panethzellregulation und -defekte (rot) bei M. Crohn des Ileum.

Patienten ohne diese Mutation. Die Ursache des α-Defensinmangels beim MC des Dünndarmes ist außerdem wohl auch Folge einer gestörten Differenzierung der Panethzelle. Diese Ausdifferenzierung von der intestinalen Stammzelle zur Panethzelle erfolgt über verschiedene und komplexe Signalwege. Dabei ist die WNT-Signalkaskade essentiell beteiligt, und hierbei insbesondere der Transkriptionsfaktor TCF4. Es ist gezeigt worden, dass TCF4 sowohl die Panethzelldifferenzierung als auch die Defensinexpression dieser Zellen reguliert und beim MC des Dünndarms offenbar primär gestört ist, da sich eine genetische Grundlage fand. Die Zahl der Panethzellen scheint aber nicht vermindert zu sein.

Zudem wurden in der Zwischenzeit zahlreiche andere Faktoren gefunden, die bei MC des Ileum eine Rolle spielen und sämtlich die Panethzelle betreffen (☞ Abb. 1.4). Dies umfasst neben *NOD2* genetische Faktoren wie Autophagie (hier das Gen *ATG16L1*) und endosomalen Stress (Gen *XBP1*), die Funktion und Struktur der Panethzelle synergistsch mit *NOD2* beeinträchtigen. Ein Teil dieser genetischen Veränderung ist mit einer Störung der Bildung von Defensin-Granula assoziiert, die sich bei MC durch sogenannte Crinophagie selbst zerstören können. Neuere Daten belegen zudem eine bei MC defekte Induktion der Panethzelldefensine durch Monozyten. Auch Umweltfaktoren wie Antibiotika und vor allem Rauchen kompromittieren die Panethzellfunktion, dies erklärt das erhöhte Risiko nach Antibiotikakonsum und den ungünstigen Verlauf von Rauchern. Zahlreiche andere Faktoren, auf die hier nicht näher eingegangen werden soll, spielen ebenfalls eine Rolle (☞ Abb. 1.4).

MC mit Dünndarmbefall	MC mit Dickdarmbefall	CU
• Spezifische Reduktion der α-Defensine HD5 und HD6, insbesondere bei Vorliegen einer krankheitsrelevanten *NOD2*-Mutation • Reguläre Induktion von BPI und HIP/PAP • Defekte Induktion der α-Defensine durch Monozyten	• Vermindertes HBDI, abgeschwächte Induktion der β-Defensine HBD2, 3 und 4 • Abgeschwächte Induktion der antibakteriellen Peptide Elafin, SLPI und LL37 • Reguläre Induktion von BPI • Expression der α-Defensine HD5 und HD6 in metaplastischen Panethzellen	• Normale Expression des β-Defensins HBD1 und reguläre Induktion von HBD2-4 • Reguläre Induktion der antibakteriellen Peptide Elafin, SLPI, LL37 • Reguläre Induktion von BPI • Expression der α-Defensine HD5 und HD6 in metaplastischen Panethzellen

Tab. 1.5: Expressionsverhalten antimikrobieller Peptide bei chronisch entzündlichen Darmerkrankungen.

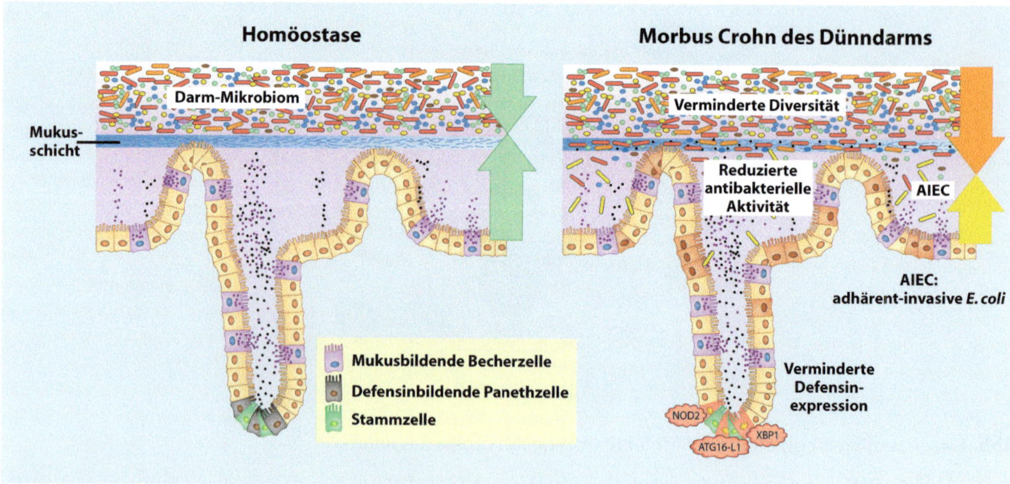

Abb. 1.5: Mukosabarriere im Ileum bei gesunden Individuen im Vergleich zu M. Crohn.

Zusammenfassend stellt Abb. 1.5 das derzeit plausibelste Pathogenesemodell des MC mit Ileumbefall dar. Eine gestörte Differenzierung von der intestinalen Stammzelle zur Panethzelle, bedingt durch ein Defizit des WNT-Transkriptionsfaktors TCF4, neben anderen genetischen Defekten in *NOD2* und *ATG16L1*, sowie eine fehlende Induktion durch MC-Monozyten resultieren in einem Mangel der wichtigen α-Defensine HD5 und HD6. Dieser so entstandene Barrieredefekt führt einerseits zu einer gestörten antibakteriellen Abwehr, sodass die luminalen Mikroorganismen in die Darmschleimhaut eindringen und eine Entzündung auslösen können. Andererseits ist die gestörte Panethzellfunktion wohl auch Ursache einer gestörten bakteriellen Besiedlung im Dünndarm (Dysbiose).

1.5.4. Schleimhautbarriere bei M. Crohn des Colon

Die α-Defensine spielen beim MC des Colon nur eine geringe Rolle, da nur im proximalen Colon wenige Panethzellen vorkommen und die Zahl der metaplastischen Panethzellen bei CED im Colon begrenzt ist. Diese bekannte Panethzellmetaplasie ist sogar im Zusammenhang mit der Entzündung als zusätzliche Schutzfunktion zu interpretieren. Ein wichtiger Faktor, der vermutlich für die bakterielle Kontamination der basalen Mukusschicht verantwortlich ist, ist die verminderte Expression des konstitutiven HBD-1, bei defekter Regulation durch intrazelluläres PPAR-γ. Bei diesen Patienten ist jedoch vor allem die Induktion der β-Defensine HBD2-4 in der Entzündung signifikant niedriger als bei Patienten mit einer CU (☞ Tab. 1.5). Dasselbe gilt auch für die defensinähnlichen Moleküle Elafin, SLPI und LL37. Dieser Mangel an β-Defensinen und anderen antimikrobiellen Substanzen resultiert in einer verminderten antimikrobiellen Aktivität, wie in Biopsieextrakten von Patienten mit einem MC des Dickdarmes gezeigt werden konnte. Somit ist die antimikrobielle Abwehr gestört, die Mikroorganismen bilden zunächst einen Biofilm und können dann leichter in die Mukosa eindringen und eine sekundäre Entzündung auslösen (☞ Abb. 1.3 und 1.6). Im Gegensatz zur CU scheint kein weiterer Mukusdefekt vorzuliegen, es gibt keine Hinweise auf eine Veränderung der Muzine oder der Mukusdicke bzw. -verteilung. Viele der Kinder mit sehr früher Krankheitsmanifestation und monogenetischer Ursache haben übrigens eine vorwiegende Colonmanifestation.

1.5.5. Schleimhautbarriere bei C. ulcerosa

Es ist seit Jahrzehnten bekannt, dass die Becherzellen als Muzinbildner bei der CU vermindert sind. Dementsprechend ist bei diesen Patienten die Mukusschicht, welche den Darm vor den intraluminalen Bakterien schützt, strukturell verändert, z.B. dünner sowie auch weniger sulfatiert, und fehlt manchmal lokal auch komplett (☞ Abb. 1.3). Insbesondere das wesentliche Strukturpro-

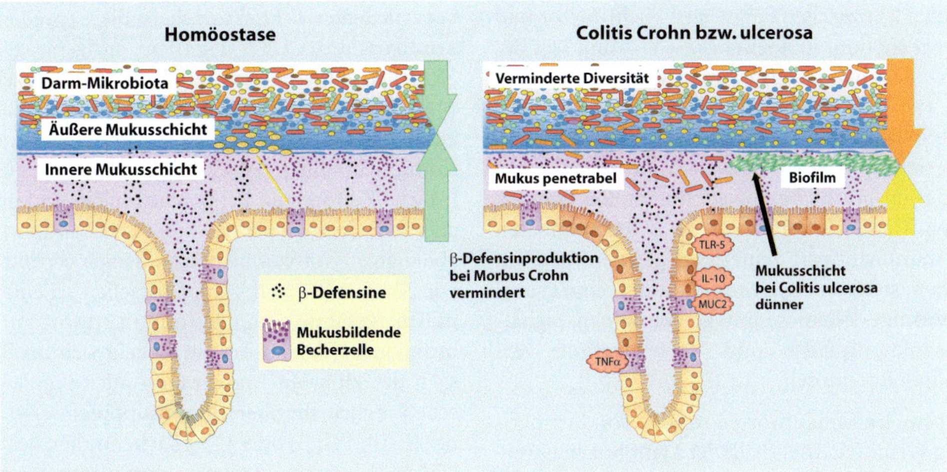

Abb. 1.6: Mukosabarriere im Colon bei gesunden Individuen im Vergleich zu M. Crohn bzw. C. ulcerosa.

tein Muc2 ist reduziert, und zwar unabhängig von Entzündungsvorgängen. Kompensatorisch ist dafür das MUC5A/C sogar induziert. Hypothetisch wird eine gestörte Differenzierung der Becherzelle als wesentliche Komponente der CU vermutet: Die zwei wichtigsten Faktoren der Becherzelldifferenzierung, Hath1 und KLF4, sind bei CU im Gegensatz zu MC bei Entzündung nicht ausreichend induzierbar. Dies ist mit einer geringeren Mukusbildung assoziiert und könnte indirekt wegen fehlender Bindungskapazität zu einem gestörten Defensingehalt in der Mukusschicht führen. Ähnlich, aber nicht so ausgeprägt wie bei MC, kommt es nämlich auch bei CU zu einer bakteriellen Kontamination des Mukus und der epithelialen Oberflächen. Somit könnte, in Analogie zum Dünndarm-Crohn bei der CU eine gestörte Differenzierung von der intestinalen Stammzelle, in diesem Fall zur Becherzelle vorliegen. Neuerdings fand man bei CU eine gravierende Störung der mitochondrialen Struktur und Funktion der oxidativen Phosphorylierung, vermutlich teilweise auf genetischer Basis. Dies führt zu einem intrazellulären Energiemangel, der dann wiederum die Differenzierung beeinträchtigt. Den an Zahl verminderten und funktionell gestörten Becherzellen gelingt es offenbar nicht, eine ausreichende Menge an Muzinen herzustellen, um die Mukusschicht intakt zu halten (☞ Abb. 1.3 und 1.6).

Kürzlich wurde gezeigt, dass IL-18 wesentliche Becherzell-Differenzierungsfaktoren supprimiert und damit eine Mukusdepletion verursacht. Es ist in diesem Zusammenhang bemerkenswert, dass Patienten mit genetisch hyperaktivem IL-18 weniger gut auf Anti-TNF-Therapien ansprechen. Möglicherweise ist dieser Mechanismus der Grund für die Krankheitsprogression an der meist scharfen Grenze von entzündeter zu nicht-entzündeter Schleimhaut. Vor allem ist allerdings klar, dass auch hier eine enge Interaktion mit bestimmten Bakterien wie einer bestimmten *Bacteroides*-Familie besteht. Zudem wurden zahlreiche nicht nur muzinophile, sondern auch Mukus-degradierende Bakterienstämme (z.B. *A. muciniphila, B. caccae*) idenitifiziert, die bei Umstellung auf eine faserfreie Kost massiv zunehmen. Die oben erwähnte alternative bakterielle Degradation von Mukus bei diätetischer Umstellung auf eine westliche Diät wird als möglicher Auslöser für die Epidemie-ähnliche Verbreitung der CU in Asien herangezogen.

1.6. Adaptive Immunität

Die adaptive oder spezifische Immunantwort entwickelte sich im Laufe der phylogenetischen Entwicklung zum komplexen Organismus der Wirbeltiere zusätzlich zum angeborenen Immunsystem. Dadurch wurde eine hohe Anpassungsfähigkeit gegenüber neuen oder veränderten Krankheitserregern erreicht. Das angeborene Immunsystem muss vor allem schnell reagieren und erkennt übergreifende charakteristische Strukturen von Mikroorganismen, wie z.B. Lipopolysaccharid von gram-negativen Bakterien. Im Gegensatz dazu ist das adaptive Immunsystem hochspezifisch, unterscheidet zwischen Selbst und Nicht-Selbst und erzeugt ein immunologisches Gedächtnis. Der Beginn einer adaptiven Immunantwort ist verzögert und erst nach frühestens 3 Tagen effizient. Die spezifische Immunreaktion dient daher vor allem dem Schutz vor pathogenen Mikroorganismen, die das unspezifische Abwehrsystem überwunden haben. Dennoch können die zwei Komponenten der Immunantwort keineswegs getrennt gesehen werden, sondern ergänzen sich durch eine kaskadenförmige Reaktion mit gemeinsamen Signaltransduktionspfaden und phylogenetisch verwandten Rezeptoren.

Adaptive Immunantworten werden von Lymphozyten vermittelt. Innerhalb der Lymphozyten werden zwei große Subpopulationen unterschieden, die sich im Thymus (T-Lymphozyten) bzw. im Knochenmark (B-Lymphozyten) entwickeln. Auf ihrer Oberfläche tragen diese "naiven" (d.h. bislang nicht mit einem Antigen in Kontakt gekommenen) Lymphozyten T- bzw. B-Zellrezeptoren, die der Antigenerkennung dienen. Durch somatische Rekombination verschiedener Segmente der jeweiligen Gene bei der Entstehung naiver Lymphozyten kommt es zu einer enormen Vielfalt an T- und B-Zellrezeptoren (für B-Zellen gehen Schätzungen von $3*10^{11}$ Kombinationsmöglichkeiten aus), sodass Erkennungsstrukturen für eine Vielzahl putativer Antigene zur Verfügung stehen. Zellen, die Rezeptoren tragen, die organismuseigene Strukturen erkennen, werden in der Regel eliminiert.

Im Rahmen der adaptiven Immunantwort zirkulieren naive T-Zellen durch die sekundären lymphatischen Organe (z.B. Lymphknoten, Milz) des Körpers, wo antigenpräsentierende Zellen (z.B. dendritische Zellen) über *Major Histocompatibility Complex* (MHC)-Moleküle Antigene präsentieren, die sie im jeweiligen Gewebe aufgenommen haben. So wandern beispielsweise intestinale dendritische Zellen über afferente Lymphgefäße in die Lymphfollikel des darm-assoziierten lymphatischen Systems (GALT). Wenn nun der T-Zellrezeptor einer naiven T-Zelle zu einem spezifischen Antigen auf antigenpräsentierenden Zellen passt und die T-Zelle gleichzeitig durch Expression kostimulierender Moleküle aktiviert wird, wird sie zur Interleukin-2 (IL-2)-Produktion angeregt und expandiert klonal. Im Rahmen dieser T-Zellproliferation vollzieht sich die Differenzierung zu verschiedenen T-Effektorzellen, die entweder als zytotoxische ($CD8^+$-)T-Zellen antigentragende Zielzellen abtöten oder als ($CD4^+$-)T-Helferzellen Makrophagen und antigenspezifische B-Zellen aktivieren. B-Zellen werden so zur Sekretion von Immunglobulinen (Antikörpern) angeregt, die als lösliche Faktoren an Pathogene binden und unter anderem deren Opsonisierung oder antikörperabhängige zytotoxische Mechanismen vermitteln. Die Aktivierung von T-Effektorzellen scheint somit die gesamte adaptive Immunantwort zu koordinieren. Gleichzeitig entwickeln sich im Rahmen der klonalen Proliferation auch regulatorische T-Zellen, die über immunsuppressive Zytokine (IL-10, TGFβ) oder Oberflächenmoleküle (z.B. CTLA-4) Immunantworten terminieren können, und Gedächtnis (*memory*) T-Zellen, die bei erneuter Exposition mit dem Antigen eine umgehende adaptive Abwehrreaktion ermöglichen.

Die Komplexität dieser Mechanismen führt allerdings auch zur Anfälligkeit für Fehlreaktionen mit übersteigerten oder fehlgeleiteten Immunreaktionen beispielsweise bei chronisch entzündlichen Erkrankungen.

1.6.1. Das intestinale adaptive Immunsystem

Wie in anderen peripheren lymphatischen Organen werden im Darm-assoziierten Immunsystem Antigene aufgenommen, in subepitheliale lymphatische Gewebe transportiert und den Lymphozyten präsentiert, um eine adaptive Immunantwort zu ermöglichen. Die Peyer'schen Plaques und Lymphfollikel als organisierte lymphatische Gewebe und die Lymphozyten im Epithel und der Lamina propria stellen hierbei das Induktions- und Effektorkompartiment dar.

Das intestinale Immunsystem steht jedoch vor einer besonderen Aufgabe, da es an der größten Grenzfläche des Körpers agiert. Es muss einerseits eine Toleranz gegenüber der Vielzahl von harmlosen Antigenen der Nahrung und der Darmflora gewährleisten, gleichzeitig aber auch eine adäquate Abwehr gegen pathogene oder toxische Substanzen, die jederzeit in das Darmlumen eintreten können, gewährleisten. Das intestinale adaptive Immunsystem verfügt daher über Mechanismen der Toleranzinduktion, die physiologischerweise eine Immunisierung durch harmlose intraluminale Antigene vermeiden. Die Entwicklung einer systemischen Toleranz nach oraler Antigenaufnahme wird als orale Toleranz bezeichnet und wurde in verschiedenen Spezies, einschließlich des Menschen, nachgewiesen. Welche Mechanismen der Entstehung einer oralen Toleranz zugrunde liegen, ist letztendlich noch nicht geklärt. Folgende Mechanismen sind in verschiedenen, vor allem tierexperimentellen Studien beschrieben: Regulation der Immunität durch das Zytokin TGFβ, die Induktion oraler Toleranz in Abhängigkeit von der Art der Antigenprozessierung, z.B. durch intestinale Epithelzellen oder fehlende kostimulatorische Moleküle, spezifische immunsuppressive Mechanismen von kommensalen Darmkeimen und eine dosisabhängige zelluläre Suppression, klonale Deletion oder Anergie von T-Zellen.

Eine wichtige und inzwischen im Kontext von CED auch therapeutisch relevante Besonderheit des intestinalen adaptiven Immunsystems ist die darmspezifische Regulation von Zellwanderungsmechanismen. Hierbei ergänzen sich die spezifische Fähigkeit intestinaler dendritischer Zellen, über das Enzym Retinaldehyd-Dehydrogenase das Vitamin A-Derivat Retinaldehyd in Retinsäure zu metabolisieren, und die weitgehend spezifische Expression des Zelladhäsionsmoleküles MAdCAM-1 auf den Endothelzellen von Venolen des Darms. Retinsäure kann als hydrophobes Molekül in Zellen diffundieren und dort über Rezeptoren im Zellkern als Transkriptionsfaktor wirken. Auf diese Weise werden während der klonalen Expansion von T-Zellen im Darm-assoziierten lymphatischen System die Oberflächenmoleküle α4β7 Integrin und CCR9 exprimiert. α4β7 Integrin vermittelt seinerseits die Bindung von T-Zellen an MAdCAM-1 und – nach Aktivierung beispielsweise durch das im Dünndarm exprimierte und an CCR9 bindende Chemokin CCL25 – die feste Adhäsion der Zellen an der Gefäßwand. Nachdem antigenspezifische T-Zellen im Darm-assoziierten lymphatischen Gewebe geprägt worden sind und dieses verlassen haben, ist diese Interaktion die Voraussetzung für die Einwanderung der T-Zellen aus dem Gefäßsystem ins Darmgewebe. Auf diese Weise wird sichergestellt, dass die T-Zell-Aktivierung und -Expansion nach dem Kontakt mit aus dem Darm stammenden Antigenen dazu führt, dass die entstehenden T-Zell-Populationen auch den Darm erreichen und sich dort mit dem Antigen auseinandersetzen können.

T-Lymphozyten der Lamina propria sind überwiegend $CD4^+$-T-Zellen (60-70 %) mit einem αβ-T-Zellrezeptor und tragen typischerweise den Phänotyp von Gedächtnis-T-Zellen, sind also antigenerfahren. Intraepitheliale Lymphozyten sind hingegen in der Mehrzahl $CD8^+$-T-Zellen mit stark eingeschränktem T-Zellrepertoire und ausgeprägter spontaner zytolytischer Aktivität. Als immunologische Wächter in der Epithelbarriere sind sie wahrscheinlich auch für die Kontrolle über entartete oder infizierte Epithelzellen zuständig. Ein Teil der $CD4^+$ T-Zellen in der Lamina propria sowie beinahe alle $CD8^+$intraepithelialen Lymphozyten entsprechen phänotypisch sogenannten gewebsansässigen (tissue resident) Gedächtnis-Zellen, die ortständig im Gewebe verbleiben, nicht durch den Körper zirkulieren und somit eine lokale Überwachungsfunktion übernehmen. Passend dazu konnte für $CD4^+$ gewebsansässige Gedächtnis-T-Zellen eine wichtige Funktion in der Vermittlung von Schüben gezeigt werden.

Das B-Zellsystem des Darms hat sich in besonderem Maße an die Notwendigkeit angepasst, eine protektive Immunantwort auszubilden und produziert vorwiegend neutralisierende Antikörper vom Typ 1. In den Lymphfollikeln findet nach Antigenkontakt unter T-Zell-Hilfe ein Wechsel von IgM- zu IgA-spezifischen B-Lymphozyten statt. Diese migrieren in die Lamina propria und produzieren als Plasmazellen dimere IgA-Antikörper, die durch die Epithelschicht transportiert werden und als sekretorisches IgA extrazelluläre mikrobielle oder virale Antigene binden und inaktivieren. Im Vergleich zu IgG besitzt sekretorisches IgA nur schwache komplement- oder zellaktivierende Eigenschaften und verhindert somit ausgeprägte Entzündungsreaktionen.

Aufgrund der hohen Dichte an Mikroorganismen im Darmlumen besitzen dendritische Zellen des intestinalen Immunsystems im Vergleich zu nichtmukosalen dendritischen Zellen besondere Eigenschaften, die eine überschießende Immunantworten verhindern und das Immunsystem des Darmes im Gleichgewicht halten können. Im Wesentlichen ist das die Sekretion anti-inflammatorischer Zytokine nach Kontakt mit kommensalen Bakterien, wodurch regulatorische T-Zellen und B1-Zellen, die IgA produzieren, induziert werden. Zusätzliche Signale der intestinalen Epithelzellen spielen eine wesentliche Rolle bei der tolerogenen bzw.

pro-inflammatorischen Konditionierung der mukosalen dendritischen Zellen.

1.6.2. Die adaptive Immunität bei chronisch entzündlichen Darmerkrankungen

Der Zusammenbruch der intestinalen Barriere bei MC und CU führt zu einer anhaltenden Aktivierung des adaptiven Immunsystems mit proinflammatorischer Zytokinausschüttung und dem klinisch-pathologischen Bild der Gewebeschädigung. Hierbei zeigen sich Unterschiede im mukosal nachweisbaren Zytokinmuster zwischen MC und CU, was der Präsenz unterschiedlicher Subtypen von $CD4^+$ T-Helferzellen zugeschrieben wurde.

Je nach der im Rahmen der T-Zellexpansion vorherrschenden Einwirkung von beispielsweise von dendritischen Zellen produzierten Zytokinen differenzieren sich $CD4^+$ T-Helferzellen in funktionell unterschiedliche Richtungen. So entstehen beispielsweise unter der Einwirkung von IL-12 und IL-27 Th1-polarisierte Zellen, die sich insbesondere durch die Sekretion von IFNγ auszeichnen. IL-4 hingegeben bewirkt eine Differenzierung zu Th2-polarisierten Zellen, die ihrerseits Zytokine wie IL-4, IL-5 und IL-13 sezernieren.

Während im Darm von Patienten mit MC eine vermehrte Sekretion von IFNγ sowie die Präsenz von Th1-polarisierten Zellen mit Expression des Transkriptionsfaktors T-bet nachweisbar ist, findet sich im Darm von Patienten mit CU eine NK-T-Zell-vermittelten Ausschüttung von IL-13 und IL-5 sowie die Vermehrung von Th2-polarisierten Zellen mit Expression des Transkriptionsfaktors GATA3. Daher wurde lange ein Th1/Th2-Paradigma postuliert, nach dem MC primär durch eine Th1-gerichtete und CU primär durch eine Th2-gerichtete Immunantwort geprägt sei.

In den letzten Jahren hat sich dieses Bild durch die Beschreibung weiterer T-Helferzell-Populationen mit wichtiger Funktion bei CED weiterentwickelt und diversifiziert. So scheinen Th17-Zellen, die unter Einwirkung von IL-23, IL-6 und TGFβ differenzieren und IL-17 und IL-22 sezernieren, sowohl bei CU als auch MC eine wichtige Rolle einzunehmen. Für Th9-Zellen, die von IL-4 in Verbindung mit TGFβ geprägt werden und IL-9 produzieren, wurde hingegen vor allem bei CU eine zentrale Bedeutung beschrieben. Hinzu kommt zudem, dass die Plastizität dieser Subtypen zunehmend deutlich wird und es unter verändertem Zytokineinfluss zu Transdifferenzierung kommen kann. Regulatorische T-Zellen sind im Darm von Patienten mit CED zwar vermehrt, können die weitaus stär-

Zytokin	MC	CU	Produzierende Zellen
TNFα	+++	+++	Makrophagen, Th1
IL-1	+++	+++	Makrophagen
IL-6	+++	+++	Antigenpräsentierende Zellen, Th17 u.a.
IL-18	+	+	Makrophagen
TGFβ	–	+	Treg, Th0, Th3
IL-10	–	+++	Tr1, Treg
IL-4	(?)	(?)	Th2, natürliche Killerzellen
IL-12	+++	+++	Makrophagen, dendritische Zellen
IL-23	+	+	Makrophagen, dendritische Zellen
IL-27	+	+++	Antigenpräsentierende Zellen
IL-17	+++	+++	Th17
IL-13	+++	+++	Th2, natürliche Killerzellen
IL-5	+++	–	Th2, natürliche Killerzellen
IL-9	–	+++	Th9
IL-22	+	+++	Th17

Tab. 1.6: Pro- und antiinflammatorische Zytokine bei M. Crohn und C. ulcerosa. Eindeutiger (+++), geringer (+), kein (–) Nachweis des Zytokin; (?) = nicht untersucht oder unklarer Befund.

kere Expansion der erwähnten pro-inflammatorischen Populationen aber nicht kompensieren. Somit führt das multifaktorielle Krankheitsgeschehen bei CED zu einem komplexen Zusammenspiel angeborener und adaptiver Immunantwort mit Beteiligung zahlreicher Zytokine, hinsichtlich deren Expressionsmuster Gemeinsamkeiten, aber auch Unterschieden zwischen MC und CU bestehen (☞ Tab. 1.5 + Abb. 1.7).

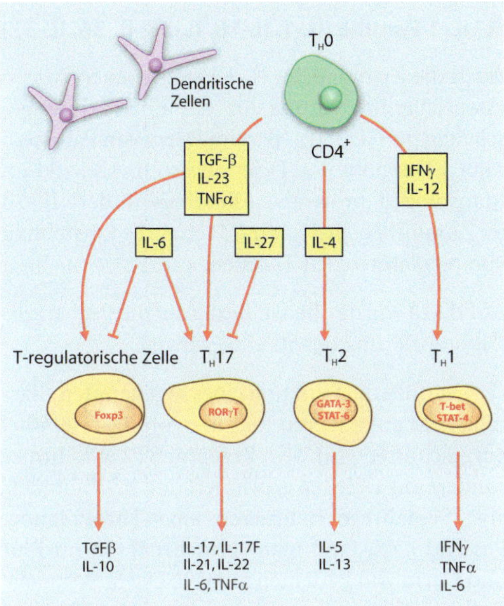

Abb. 1.7: Zytokinproduktion in T-Helferzell-Subpopulationen.

Zentrale Bedeutung für den Verlauf und das Ausmaß der chronisch entzündlichen Darmerkrankungen haben folgenden Zytokine (☞ Abb. 1.8):

TNFα

TNFα liegt in löslicher und membrangebundener Form vor. TNFα fördert zentrale Mechanismen der Entzündung durch Stimulation der Akut-Phase-Reaktion mit Produktion von IL-1α und IL-6, von pro-koagulatorischen Faktoren, der Expression von Zelladhäsionsmolekülen wie MAdCAM-1 und der Aktivierung von Fibroblasten. Zelluläres Signaling wird über die beiden Rezeptoren TNFR1 und TNFR2 vermittelt. TNFR1 ist mit der Aktivierung von Kinasen, des Transkriptionsfaktors NFκB und Apoptose assoziiert. Im akuten Schub bei MC ist allerdings der TNFR2 deutlich stärker als bei CU in der Lamina propria hochreguliert und vermittelt über NFκB eine Th1-dominierte Immunantwort und die Hemmung von Apoptose der infiltrierenden T-Zellen.

IL-12 und IL-23

Die Zytokine IL-12 und IL-23 gehören zur IL-12-Familie der heterodimeren Zytokine. Beide Zytokine teilen sich die Untereinheit p40 und binden an ebenfalls heterodimere Rezeptoren, die auf T-Zellen, NK-Zellen und NKT-Zellen exprimiert werden. IL-12 und IL-23 werden von aktivierten antigenpräsentierenden Zellen und Phagozyten produziert und aktivieren bevorzugt den STAT4- bzw. STAT3-Signalweg. IL-12 wurde sowohl in Biopsien aktiver CU als auch bei MC im frühen Stadium der Erkrankungen nachgewiesen und ist das entscheidende Zytokin für die Th1-Polarisation und IFNγ-Produktion. IL-23 spielt eine wichtige Rolle für die Differenzierung von Th17-Zellen und erwies sich im Tiermodell als essentiell für die Manifestation einer intestinalen Entzündung. Nach der Beschreibung von IL-23 zeigte sich, dass einige der ursprünglich IL-12 zugeschriebenen Funktionen, eigentlich durch IL-23 vermittelt werden. Physiologischerweise hat IL-23 aber auch eine entzündungslimitierende Rolle bei Infektionen, die Th17-unabhängig zu sein scheint. IL-23 polarisiert Memory-T-Zellen, nicht jedoch naive T-Zellen weiter in Richtung einer Th1-Zytokinproduktion.

IL-6

IL-6 wird in T-Zellen der Lamina propria sowohl bei Patienten mit MC als auch bei CU gegenüber gesunden Kontrollpersonen deutlich vermehrt exprimiert. IL-6 bindet an einen Rezeptorkomplex, der aus einer ligandenbindenden (IL-6R) und einer signaltransduzierenden (gp130) Untereinheit besteht. Der Komplex aus löslichem IL-6R (sIL-6R) und IL-6 wirkt auch auf Zellen, die keinen spezifischen IL-6R exprimieren und somit nicht auf IL-6 alleine reagieren können (sog. *trans-signaling*). Bei chronischen Entzündungskrankheiten beruht die pro-inflammatorische Wirkung von IL-6 vor allem auf diesem sogenannten *trans-signaling*, bei dem löslicher IL-6-Rezeptor und IL-6 zusammen an T-Zellen binden, die gp130, aber nicht den IL-6R exprimieren. IL-6-Signaling führt über den STAT3-Signalweg zur Aktivierung antiapoptotischer Gene wie *Bcl-2* und *Bcl-xl* und zur Apoptoseresistenz der T-Zellen.

IL-17 und IL-22

IL-17 und Th17-Zellen wurden in der entzündeten Mukosa bei CED signifikant vermehrt nachgewiesen, nicht in der gesunden Schleimhaut oder bei akuten Entzündungen im Darm. Neben organspezifischen Autoimmunerkrankungen spielt dieser T-Helferzelltyp auch eine zentrale Rolle bei inflammatorischen Prozessen gegen extrazelluläre Bakterien und Pilze. Th17-Zellen produzieren neben IL-17(A) auch IL-17F, IL-21, IL-22, IL-6, TNFα und Osteopontin. Es wird vermutet, dass Th17-Zellen auch unter dem Einfluss von IL-6 aus regulatorischen T-Zellen hervorgehen können.

Für das von Th17-Zellen produzierte Zytokin IL-22 wurden ebenfalls wichtige Effekte auf intestinale Entzündung beschrieben, insgesamt scheint es überwiegend entzündungshemmend zu wirken. So fördert IL-22 die intestinale epitheliale Homöostase, indem es die epitheliale Regeneration und die Sekretion antimikobieller Peptide stimuliert. Passend dazu wurde auch eine entzündungsfördernde Rolle des endogenen IL-22 Inhibitors IL-22BP bei Patienten mit CED gezeigt. Auch andere Th17-Zytokine wie Osteopontin und IL-17 sind neben ihrer pro-inflammatorischen Funktion am Erhalt der Homöostase der epithelialen Barriere durch Defensinproduktion beteiligt und verhindern z.B. die überschießende Makrophagenaktivierung bei akuten Wundheilungsprozessen oder induzieren die Expression von Defensinen im Epithel.

Dies spiegelt sich auch in den für sog. *Innate Lymphoid Cells* (ILC) 3 bekannten Funktionen im Kontext von CED wider. Neben Th17-Zellen sind ILC3s wichtige Produzenten der Zytokine IL-17 und IL-22. Einerseits scheinen sie durch basale Sekretion dieser Zytokine und auch GM-CSF die epitheliale Homöostase zu unterstützen, andererseits sind sie durch Überexpression von IL-17, IL-22 und IFNγ entscheidend an der Entstehung von Entzündung im Darm beteiligt. Werden diese Zellen im Mausmodell genetisch eliminiert, so entsteht eine dem MC ähnliche Entzündung durch eine Akkumulation antibakteriell reagierender T-Zellen. In Biopsien von MC-Patienten fand sich die für diese Zellen typische MHC-Klasse II-Expression vermindert; es bleibt aber offen, ob dies ein primäres oder sekundäres Phänomen ist.

IL-32

Das Zytokin IL-32 ist ein weiterer Hinweis, wie eng adaptive Immunität und angeborenes Immunsystem verknüpft sind. IL-32 wird bei MC von Epithelzellen und Makrophagen vermehrt produziert und induziert die Sekretion von TNFα, IL-6 und IL-1α in Synergie mit NOD1 und NOD2.

IL-1 Familie (IL-1, IL-18, IL-33, IL-36, IL-37)

Auch die Zytokine der IL-1 Familie scheinen von essentieller Bedeutung für das Entzündungsgeschehen bei CED. IL-1β ist im Darm von Patienten mit CED erhöht und Deletion von IL-1β wirkt im Mausmodell protektiv. Allerdings fördert IL-1β im Zusammenspiel mit ILC3s auch die Entstehung von regulatorischen T-Zellen.

Auf IL-18 wurde oben in Bezug auf die Becherzell-Differenzierung bereits eingegangen.

IL-33 erfüllt die Funktion eines sogenannten Alarmins, das auf äußeren Reiz hin vom Darmepithel ausgeschüttet wird. Sein Rezeptor ST2 wird insbesondere auf T-Zellen exprimiert und IL-33-abhängige Signalwege induzieren eine Th2-Prägung. Passend dazu fand man vermehrt IL-33 im Blut und Darm von Patienten mit CU. Die funktionelle Rolle im Kontext von Entzündung ist noch nicht abschließend geklärt, jüngere Daten deuten auf eine eher pro-inflammatorische Rolle in der akuten und eine eher anti-inflammatorische Rolle in der chronischen Colitis hin.

Ähnliche Effekte wurden auch für IL-36 beschrieben: IL-36α und IL-36γ werden im Darm von Patienten mit CED vermehrt exprimiert und Daten aus Mausmodellen sprechen für eine entzündungsfördernde Funktion in der Frühphase von Entzündung, andererseits aber auch für eine essentielle Bedeutung bei der Auflösung von Entzündung. Dabei scheint auch die IL-36-vermittelte Induktion der Sekretion von IL-22 über IL-23 eine Rolle zu spielen. Daneben ist IL-36 in experimentellen Modellen auch wesentlich an der Entstehung von Fibrose im Darm beteiligt.

IL-37 wurde im Kontext von CED noch wenig untersucht, scheint aber überwiegend regulatorische Funktionen zu haben.

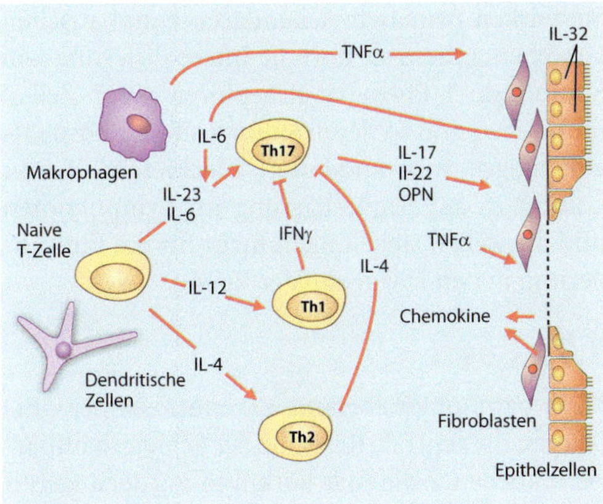

Abb. 1.8: Interaktion zwischen adaptiver Immunität und intestinalem Epithel.

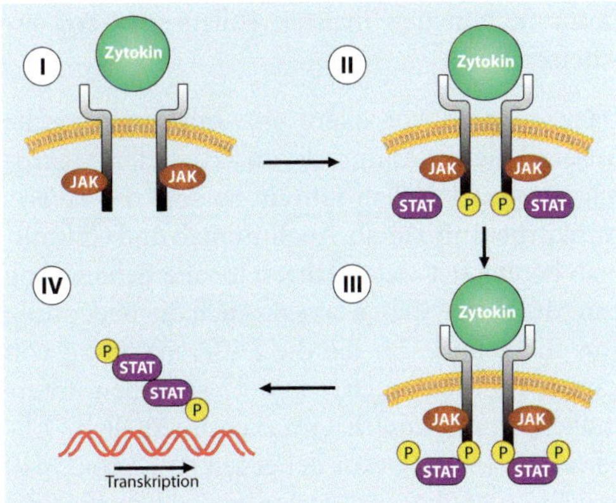

Abb. 1.9: Mechanismen der Signalübertragung von JAK und STAT.

JAK und STAT

Zentral in der Signalübertragung von Zytokinen sind die Januskinasen (JAK1-3 und die Tyrosinkinase 2). Sobald ein Zytokin an seinen membranständigen Rezeptor bindet, dimerisiert dieser und führt zu einer Autophosphorylierung der intrazellulären JAKs. Dies resultiert in der Aktivierung und Phosphorylierung von Mitgliedern der STAT (*Signal Transducer and Activator of Transcription*)-Familie (STAT1-4, STAT 5a/b, STAT6), die wiederum zum Kern translozieren und dort je nach Signalweg als Transkriptionsfaktoren für zahlreiche pro- oder anti-inflammatorische Moleküle wirken (☞ Abb. 1.9).

1.6.3. Therapeutische Beeinflussung der angeborenen und adaptiven Immunität

Eine Beeinflussung der angeborenen Immunabwehr ist bisher kaum versucht worden, obwohl dieser Ansatz sehr vielversprechend erscheint. Butyrat als kurzkettige, aus Bakterien stammende Fettsäure kann Defensine induzieren, die klinische Anwendung ist allerdings nicht wirksam. Probiotika, insbesondere *E. coli Nissle* und Laktobazillen, steigern die Defensinproduktion im Colon und der Effekt von *E. coli Nissle* bei der Remissionserhaltung der CU ist gesichert. Außerdem kann Vitamin D bestimmte β Defensine und ein Cathelicidin (LL37) induzieren. Interessant, insbesondere bei CU, ist die Bedeutung von Lecithin für die Mukusstabilität, aber die therapeutische Anwendung erwies sich als nicht effektiv. Auch orale Defensine sind zumindest im Tierversuch wirksam, Studien beim Menschen stehen noch aus. Eine weitere vielversprechende Strategie, die derzeit in klinischen Studien untersucht wird, ist auch der TLR9-Agonist Cobitolimod, der die Wirkung kommensaler Bakterien auf das angeborene Immunsystem simulieren soll. Trotz dieser Ansätze ist die therapeutische Umsetzung der neuen Erkenntnisse zur zentralen Rolle der angeborenen Immunität noch in den Kinderschuhen. Im Gegensatz dazu existieren mehrere etablierte therapeutische Ansätze, die sich die oben skizzierten Erkenntnisse zu Zytokinen und adaptiver Immunität bei CED zunutze machen (wobei durch die enge Verzahnung angeborener und adaptiver Immunantwort eine klare Zuordnung zu einem Arm der

Immunität in den meisten Fällen schwierig erscheint).

Dazu gehören vor allem anti-inflammatorische Ansätze, die zur Apoptose von aktivierten Makrophagen und T-Zellen führen. So sind die TNFα-Antikörper Infliximab, Adalimumab und Golimumab bereits seit vielen Jahren für die Behandlung von MC bzw. CU zugelassen. Auch die Bedeutung von IL-12 und -23, die die Differenzierung von naiven T-Zellen in Th1- und Th17-Zellen unterstützen, wurde zunächst im experimentellen Colitismodell gezeigt, bevor der gegen IL-12/IL-23p40 gerichtete Antikörper Ustekinumab klinische Effizienz in der Behandlung von MC und CU zeigte und dementsprechend zugelassen ist. Antikörper gegen die p19-Unterheit von IL-23 befinden sich nach vielversprechenden Phase II-Daten derzeit in Phase III-Studien, die bei der Beantwortung der Frage helfen werden, inwieweit IL-12 und/oder IL-23 für die Effekte von Ustekinumab verantwortlich sind. Mit dem anti-IL-36-Antikörper Spesolimab befindet sich derzeit ein weiterer Anti-Zytokin-Antikörper in klinischen Studienprogrammen.

Eine in der Therapie von CED vergleichsweise junge Substanzklasse sind die JAK-Inhibitoren, die über eine Blockade der Signaltransduktion von Zytokinrezeptoren je nach Spezifität für die verschiedenen JAKs gleich mehrere zytokinabhängige Signalwege hemmen können. So sind der Pan-JAK-Inhibitor Tofacitinib und die präferentiellen JAK1-Inhibitoren Filgotinib und Upadacitinib bei CU zugelassen.

Zu erwähnen ist hier allerdings auch, dass sich mehrere Anti-Zytokin-Strategien wie Anti-IFN-γ- und Anti-IL-17-Antikörper als nicht effektiv erwiesen, obwohl sie aufgrund tierexperimenteller Daten als vielversprechend galten. Dies unterstreicht die komplexe Natur immunologischer Signalwege mit kontextabhängigen pro- oder anti-inflammatorischen Funktionen verschiedener Zytokine. Ein neuer Zytokin-unabhängiger Ansatz ist die Blockade von Integrinen, um die Einwanderung von Entzündungszellen zu verhindern. So ist seit 2014 Vedolizumab als Anti-α4β7-Antikörper bei CU und MC im Einsatz. Die Entwicklung von Anti-β7- und Anti-MAdCAM-1-Antikörpern war bislang nicht erfolgreich. Zur Zulassung gelangt (bislang bei CU) ist allerdings Ozanimod als erster Vertreter der Sphingosin-1-Phosphat-Agonisten. Sie wirken primär in sekundären lymphatischen Geweben, indem sie dort die Internalisierung von Sphingosin-1-Phosphat-Rezeptoren auf T-Zellen induzieren und so deren Sphingosin-1-Phosphat-abhängige Auswanderung blockieren. Somit kommt es zur Sequestrierung im Lymphknoten und die Zellen stehen nicht mehr für die Einwanderung in den Darm zur Verfügung.

1.7. Fazit

Neue pathophysiologische Erkenntnisse bei CED belegen die zentrale Relevanz der Schleimhautbarriere, aber auch die enge Verknüpfung der angeborenen unspezifischen Immunantwort mit der spezifischen des adaptiven Immunsystems. Es ist unumstritten, dass die Darmbakterien das wesentliche immunologische Agens bei den CED darstellen. Sie interagieren mit der Mukosa des Darmes und werden normalerweise durch das angeborene Immunsystem abgewehrt: Durch die Ausschüttung von Defensinen in die schützende Schleimschicht wird eine intakte Barriere zwischen Darm und Darminhalt bewahrt. Wenn diese Barriere defekt ist, können die Mikroorganismen in die Darmwand migrieren und eine (sekundäre) Entzündungsreaktion auslösen. Genau dies ist offenbar bei den CED der Fall. Bei defekter intestinaler Barriere werden den mukosalen T-Zellen massiv Antigene der kommensalen Flora präsentiert, die normale Toleranz wird aufgehoben und eine gewebsdestruktive pro-inflammatorische Immunantwort ausgelöst. Die Blockade dieser pro-inflammatorischen Zytokine an der Schnittstelle der angeborenen und adaptiven Immunität, wie TNFα und IL-12/23, stellen einen wirksamen Therapieansatz bei CED dar.

Zukünftig könnten aber auch neue Möglichkeiten zur Stabilisierung des Barrieredefekts bei CED von besonderer Bedeutung sein. Möglicherweise wird die Therapie dann nicht mehr wie bisher gegen die sekundäre adaptive Entzündung, sondern vielmehr kausal auf eine primäre Stärkung dieser Barrierefunktion ausgerichtet sein.

1.8. Literatur

Abbas AK, Lohr J, Knoechel B, Nagabhushanam V. T cell tolerance and autoimmunity. Autoimmun Rev 2004;3: 471-475.

Ahern PP, Izcue A, Maloy KJ, Powrie F. The interleukin-23 axis in intestinal inflammation. Immunol Rev 2008; 226:147-159.

Annese V.Genetics and epigenetics of IBD Pharmacological Research 2020;159:104892.

Antoni L, Nuding S, Weller D, Gersemann M, Ott G, Wehkamp J, Stange EF. Human colonic mucus is a reservoir for antimicrobial peptides. J Crohns Colitis. 2013; 7:e652-64

Arumugam M, Raes J, Pelletier E, Le Paslier D, Yamada T, Mende DR, Fernandes GR, Tap J, Bruls T, Batto JM, Bertalan M, Borruel N, Casellas F, Fernandez L, Gautier L, Hansen T, Hattori M, Hayashi T, Kleerebezem M, Kurokawa K, Leclerc M, Levenez F, Manichanh C, Nielsen HB, Nielsen T, Pons N, Poulain J, Qin J, Sicheritz-Ponten T, Tims S, Torrents D, Ugarte E, Zoetendal EG, Wang J, Guarner F, Pedersen O, de Vos WM, Brunak S, Doré J; MetaHIT Consortium, Antolín M, Artiguenave F, Blottiere HM, Almeida M, Brechot C, Cara C, Chervaux C, Cultrone A, Delorme C, Denariaz G, Dervyn R, Foerstner KU, Friss C, van de Guchte M, Guedon E, Haimet F, Huber W, van Hylckama-Vlieg J, Jamet A, Juste C, Kaci G, Knol J, Lakhdari O, Layec S, Le Roux K, Maguin E, Mérieux A, Melo Minardi R, M'rini C, Muller J, Oozeer R, Parkhill J, Renault P, Rescigno M, Sanchez N, Sunagawa S, Torrejon A, Turner K, Vandemeulebrouck G, Varela E, Winogradsky Y, Zeller G, Weissenbach J, Ehr lich SD, Bork P. Enterotypes of the human gut microbiome. Nature. 2011;473(7346):174-80.

Axelrad JE, Joelson A, Green PHR, Lawlor G, Lichtiger S, Cadwell K, Lebwohl B. Enteric Infections Are Common in Patients with Flares of Inflammatory Bowel Disease. Am J Gastroenterol. 2018;113(10):1530-1539.

Burisch J, Pedersen N, Èukoviæ-Èavka S, Brinar M, Kaimakliotis I, Duricova D, Shonová O, Vind I, Avnstrøm S, Thorsgaard N, Andersen V, Krabbe S, Dahlerup JF, Salupere R, Nielsen KR, Olsen J, Manninen P, Collin P, Tsianos EV, Katsanos KH, Ladefoged K, Lakatos L, Björnsson E, Ragnarsson G, Bailey Y, Odes S, Schwartz D, Martinato M, Lupinacci G, Milla M, De Padova A, D'Incà R, Beltrami M, Kupcinskas L, Kiudelis G, Turcan S, Tighineanu O, Mihu I, Magro F, Barros LF, Goldis A, Lazar D, Belousova E, Nikulina I, Hernandez V, Martinez-Ares D, Almer S, Zhulina Y, Halfvarson J, Arebi N, Sebastian S, Lakatos PL, Langholz E, Munkholm P; EpiCom-group. East-West gradient in the incidence of inflammatory bowel disease in Europe: the ECCO-EpiCom inception cohort. Gut. 2014;63:588-97.

Calkins BM. A meta-analysis of the role of smoking in inflammatory bowel disease. Dig Dis Sci 1989;34:1841-1854.

Chang JT. Pathophysiology of Inflammatory Bowel Diseases. NEJM. 2020;2652-2664.

Cleynen I, Boucher G, Jostins L, Schumm LP, Zeissig S, Ahmad T, Andersen V, Andrews JM, Annese V, Brand S, Brant SR, Cho JH, Daly MJ, Dubinsky M, Duerr RH, Ferguson LR, Franke A, Gearry RB, Goyette P, Hakonarson H, Halfvarson J, Hov JR, Huang H, Kennedy NA, Kupcinskas L, Lawrance IC, Lee JC, Satsangi J, Schreiber S, Théâtre E, van der Meulen-de Jong AE, Weersma RK, Wilson DC; International Inflammatory Bowel Disease Genetics Consortium, Parkes M, Vermeire S, Rioux JD, Mansfield J, Silverberg MS, Radford-Smith G, Mc Govern DP, Barrett JC, Lees CW. Inherited determinants of Crohn's disease and ulcerative colitis phenotypes: a genetic association study. Lancet. 2015.

Clooney AG, Sexton KA, Eckenberger J, Laserna-Mendieta E, Bernstein MT, Vagianos K, Sargent M, Ryan FJ, Targownik LE, Classon MJ, Sheehan D, Sleator RD, Moran C, Shanahan F, Bernstein CN. Ranking microbiome variance in inflammatory bowel disease: a large longitudinal intercontinental study. Gut. 2020;0:1-12.

Cohen L, Cho JH, Gevers D, Chu H. Genetic factors and the intestinal microbiome guide development of microbe-based therapies for inflammatory bowel diseases. Gastroenterology. 2019;156:2174-2189.

Courth LF, Ostaff MJ, Mailänder-Sánchez D, Malek NP, Stange EF, Wehkamp J. Crohn's disease-derived monocytes fail to induce Paneth cell defensins. Proc Natl Acad Sci U S A. 2015;112(45):14000-5.

D'Haens GR, Geboes K, Peeters M, Baert F, Penninckx F, Rutgeerts P. Early lesions of recurrent Crohn's disease caused by infusion of intestinal contents in excluded ileum. Gastroenterology 1998;114:262-267.

Es van JH, Jay P, Gregorieff A, van Gijn ME, Jonkheer S, Hatzis P, Thiele A, van den Born M, Begthel H, Brabletz T, Taketo MM, Clevers H. Wntsignalling induces maturation of Paneth cells in intestinal crypts. Nat Cell Biol 2005;7:381-386.

Gent AE, Hellier MD, Grace RH, Swarbrick ET, Coggon D. Inflammatory bowel disease and domestic hygiene in infancy. Lancet 1994;343:766-767.

Gersemann M, Becker S, Kübler I, Koslowski M, Wang G, Herrlinger KR, Griger J, Fritz P, Fellermann K, Schwab M, Wehkamp J Stange EF. Differences in goblet cell differentiation between Crohn's disease and ulcerative colitis. Differentiation 2009;77:84-94.

Halfvarson J, Brislawn CJ, Lamendella R, Vázquez-Baeza Y, Walters WA, Bramer LM, D'Amato M, Bonfiglio F, McDonald D, Gonzalez A, McClure EE, Dunklebarger MF, Knight R, Jansson JK. Dynamics of the human gut microbiome in inflammatory bowel disease. Nat Microbiol. 2017;2:17004.

Hepworth MR, Fung TC, Masur SH, Kelsen JR, McConnell FM, Dubrot J, Withers DR, Hugues S, Farrar MA, Reith W, Eberl G, Baldassano RN, Laufer TM, Elson CO, Sonnenberg GF. Immune tolerance: Group 3 innate lymphoid cells mediate intestinal selection of commensal bacteria-specific CD4? T cells. Science 2015;348 (6238):1031-5.

Hildebrand H, Malmborg P, Askling J, Ekbom A, Montgomery SM. Early-life exposures associated with antibiotic use and risk of subsequent Crohn's disease. Scand J Gastroenterol 2008;43:961-966.

Hoarau G, Mukherjee PK, Gower-Rousseau C, Hager C, Chandra J, Retuerto MA, Neut C, S. Vermeire S, Clemente J, Colombel JF, Fujioka H, Poulain D, Sendid B, Ghannoum MA. Bacteriome and mycobiome interactions underscore microbial dysbiosis in familial Crohn's Disease. mBio 2016; 7:5 e01250-16.

Huang H, Fang M, Jostins L, UmicevicMirkov M, Boucher G, Anderson CA, Andersen V, Cleynen I, Cortes A, Crins F, D'Amato M, Deffontaine V, Dimitrieva J, International IBD Genetics Consortium. Fine-mapping inflammatory bowel disease loci to single variant resolution. Nature. 2017 July 13; 547(7662):173-178.

Hugot JP, Chamaillard M, Zouali H, Lesage S, Cézard JP, Belaiche J, Almer S, Tysk C, O'Morain CA, Gassull M, Binder V, Finkel Y, Cortot A, Modigliani R, Laurent-Puig P, Gower-Rousseau C, Macry J, Colombel JF, Sahbatou M, Thomas G. Association of NOD2 leucine-rich repeat variants with susceptibility to Crohn's disease. Nature 2001;411:599-603.

Hviid A, Svanström H, Frisch M. Antibiotic use and inflammatory bowel diseases in childhood. Gut. 2011;60 (1):49-54

Jostins L, Ripke S, Weersma RK, Duerr RH, McGovern DP, Hui KY, Lee JC, Schumm LP, Sharma Y, Anderson CA, Essers J, Mitrovic M, Ning K, Cleynen I, Theatre E, Spain SL, Raychaudhuri S, Goyette P, Wei Z, Abraham C, Achkar JP, Ahmad T, Amininejad L, Ananthakrishnan AN, Andersen V, Andrews JM, Baidoo L, Balschun T, Bampton PA, Bitton A, Boucher G, Brand S, Büning C, Cohain A, Cichon S, D'Amato M, De Jong D, Devaney KL, Dubinsky M, Edwards C, Ellinghaus D, Ferguson LR, Franchimont D, Fransen K, Gearry R, Georges M, Gieger C, Glas J, Haritunians T, Hart A, Hawkey C, Hedl M, Hu X, Karlsen TH, Kupcinskas L, Kugathasan S, Latiano A, Laukens D, Lawrance IC, Lees CW, Louis E, Mahy G, Mansfield J, Morgan AR, Mowat C, Newman W, Palmieri O, Ponsioen CY, Potocnik U, Prescott NJ, Regueiro M, Rotter JI, Russell RK, Sanderson JD, Sans M, Satsangi J, Schreiber S, Simms LA, Sventoraityte J, Targan SR, Taylor KD, Tremelling M, Verspaget HW, De Vos M, Wijmenga C, Wilson DC, Winkelmann J, Xavier RJ, Zeissig S, Zhang B, Zhang CK, Zhao H; International IBD Genetics Consortium (IIBDGC), Silverberg MS, Annese V, Hakonarson H, Brant SR, Radford-Smith G, Mathew CG, Rioux JD, Schadt EE, Daly MJ, Franke A, Parkes M, Vermeire S, Barrett JC, Cho JH. Host-microbe interactions have shaped the genetic architecture of inflammatory bowel disease.Nature 2012;491(7422):119-24.

Khalili H, Higuchi LM, Ananthakrishnan AN, Richter JM, Feskanich D, Fuchs CS, Chan AT. Oral contraceptives, reproductive factors and risk of inflammatory bowel disease. Gut. 2013;62(8):1153-9.

Kitani A, Xu L. Regulatory T cells and the induction of IL-17. Mucosal Immunol 2008; 1 Suppl 1:43-6.

Koslowski MJ, Kübler I, Chamaillard M, Schaeffeler E, Reinisch W, Wang G, Beisner J, Teml A, Peyrin-Biroulet L, Winter S, Herrlinger KR, Rutgeerts P, Vermeire S, Cooney R, Fellermann K, Jewell D, Bevins CL, Schwab M, Stange EF, Wehkamp J. Genetic variants of Wnt transcription factor TCF-4 (TCF7L2) putative promoter region are associated with small intestinal Crohn's disease. PLoS ONE. 2009;4:e4496.

Koutroubakis IE, Vlachonikolis IG. Appendectomy and the development of ulcerative colitis: results of a meta-analysis of published case-control studies. Am J Gastroenterol 2000;95:171-176.

Lee HK, Iwasaki A. Innate control of adaptive immunity: dendritic cells and beyond. Semin Immunol 2007;19:48-55.

Leon G, Hussey S, Walsh PT. The Diverse Roles of the IL-36 Family in Gastrointestinal Inflammation and Resolution. Inflamm Bowel Dis 2021;27:440-450.

Mateos B, Palanca-Ballester C, Saez-Gonzalez E, Moret I, Lopez A, Sandoval J. Epigenetics of Inflammatory Bowel Disease: Unraveling Pathogenic Events. Crohn's & Colitis 2019;360, 1:1-4.

Mayer L, Shao L. Therapeutic potential of oral tolerance. Nat Rev Immunol. 2004;4:407-19.

Medzhitov R, Janeway CA, Jr. Innate immune recognition and control of adaptive immune responses. Semin Immunol 1998;10:351-353.

Momozawa Ý, Dmitrieva J, Théâtre E, Deffontaine V, Rahmouni S, Charloteaux B, Crins F, Docampo E, Elansary M, Gori AS, Lecut C, Mariman R, Mni M, Oury C, Altukhov I, Alexeev D, Aulchenko Y, Amininejad L, Bouma G, Hoentjen F, Löwenberg M, Oldenburg B, Pierik MJ, Vander Meulen-de Jong AE, Janneke van der Woude C, Visschedijk MC; International IBD Genetics Consortium, Lathrop M, Hugot JP, Weersma RK, De Vos M, Franchimont D, Vermeire S, Kubo M, Louis E, Georges M. IBD risk loci are enriched in multigenic regulatory modules encompassing putative causative genes. Nat Commun. 2018; 9(1):2427.

Mora JR, Iwata M, Eksteen B, Song SY, Junt T, Senman B, Otipoby KL, Yokota A, Takeuchi H, Ricciardi-Castagnoli P, Rajewsky K, Adams DH, von Andrian UH. Generation of gut-homing IgA-secreting B cells by intestinal dendritic cells. Science 2006;314:1157-1160.

Neurath MF. Cytokines in inflammatory bowel disease. Nat Rev Immunol 2014;14:329-342.

Neut C, Bulois P, Desreumaux P, Membré JM, Lederman E, Gambiez L, Cortot A, Quandalle P, van Kruiningen H, Colombel JF. Changes in the bacterial flora of the neoterminal ileum after ileocolonic resection for Crohn's disease. Am J Gastroenterol 2002;97:939-946.

Ng SC, Shi HY, Hamidi N, Underwood FE, Tang W, Benchimol EI, Panaccione R, Ghosh S, Wu JCY, Chan FKL, Sung JJY, Kaplan GG. Worldwide incidence and prevalence of inflammatory bowel disease in the 21st century: a systematic review of population-based studies. Lancet 390 December 23/30, 2017 2769-2778

Nuding S, Fellermann K, Wehkamp J, Stange EF. Reduced mucosal antimicrobial activity in Crohn's disease of the colon. Gut 2007;56:1240-1247.

Ogura Y, Bonen DK, Inohara N, Nicolae DL, Chen FF, Ramos R, Britton H, Moran T, Karaliuskas R, Duerr RH, Achkar JP, Brant SR, Bayless TM, Kirschner BS, Hanauer SB, Nuñez G, Cho JH. A frameshift mutation in NOD2 associated with susceptibility to Crohn's disease. Nature 2001;411:603-606.

Ostaff M, Stange EF, Wehkamp J. Antimicrobial peptides and gut microbiota in homeo.stasis and pathology. EMBO Mol Med 2013;5:1465-83.

Pelczar P, Witkowski M, Perez LG, Kempski J, Hammel AG, Brockmann L, Kleinschmidt D, Wende S, Haueis C, Bedke T, Witkowski M, Krasemann S, Steurer S, Booth CJ, Busch P, König A, Rauch U, Benten D, Izbicki JR, Rösch T, Lohse AW, Strowig T, Gagliani N, Flavell RA, Huber S. A pathogenic role for T cell-derived IL-22BP in inflammatory bowel disease. Science 2016;354:358-362

Piovani D, Danese S, Peyrin-Biroulet L, Nikolopoulos GK, Lytras L, Bonovas S. Environmental risk factors for inflammatory bowel diseases: an umbrella review of meta-analyses. Gastroenterology 2019;157(3):647-659.

Rigas A, Rigas B, Glassman M, Yen YY, Lan SJ, Petridou E, Hsieh CC, Trichopoulos D. Breast-feeding and maternal smoking in the etiology of Crohn's disease and ulcerative colitis in childhood. Ann Epidemiol 1993;3:387-392.

Rimoldi M, Chieppa M, Salucci V, Avogadri F, Sonzogni A, Sampietro GM, Nespoli A, Viale G, Allavena P, Rescigno M. Intestinal immune homeostasis is regulated by the crosstalk between epithelial cells and dendritic cells. Nat Immunol 2005;6:507-514.

Salzman NH, Ghosh D, Huttner KM, Paterson Y, Bevins CL. Protection against enteric salmonellosis in transgenic mice expressing a human intestinal defensin. Nature 2003;422:522-526.

Sartor RB. Microbial influences in inflammatory bowel diseases. Gastroenterology 2008; 134: 577-594.

Schauber J, Rieger D, Weiler F, Wehkamp J, Eck M, Fellermann K, Scheppach W, Gallo RL, Stange EF. Heterogeneous expression of human cathelicidin hCAP18/LL-37 in inflammatory bowel diseases. Eur J Gastroenterol Hepatol 2006;18:615-21.

Schmechel S, Konrad A, Diegelmann J, Glas J, Wetzke M, Paschos E, Lohse P, Göke B, Brand S. Linking genetic susceptibility to Crohn's disease with Th17 cell function: IL-22 serum levels are increased in Crohn's disease and correlate with disease activity and IL23R genotype status. Inflamm Bowel Dis 2008;14:204-212.

Schmid M, Fellermann K, Fritz P, Wiedow O, Stange EF, Wehkamp J. Attenuated induction of epithelial and leukocyte serine antiproteases elafin and secretory leukocyte protease inhibitor in Crohn's disease. J Leukoc Biol 2007;81:907-915.

Smillie CS, Biton M, Ordovas-Montanes J, Sullivan KM, Burgin G, Graham DB, Herbst RH, Rogel N, Slyper M, Waldman J, Sud M, Andrews E,Velonias G, Haber AL, Jagadeesh K, Vickovic S, Yao J, Stevens C, Dionne D, Nguyen NT, Villani A-C, Hofree M, Creasey EA, Huang H, Rozenblatt-Rosen R, Garber JJ, Khalili H, Desch AN, Daly MJ, Ananthakrishnan AN, Shalek AK, Xavier RJ, Regev A. Intra- and inter-cellular rewiringof the human colon during Ulcerative Colitis. Cell. 2019;178: 714-730

Sellon RK, Tonkonogy S, Schultz M, Dieleman LA, Grenther W, Balish E, Rennick DM, Sartor RB. Resident enteric bacteria are necessary for development of spontaneous colitis and immune system activation in interleukin-10-deficient mice. Infect Immun. 1998;66:5224-5231.

Stange EF, Schroeder BO. Microbiota and mucosal defense in IBD: an update. Expert Rev Gastroenterol Hepatol. 2019 Oct;13(10):963-976.

Strugala V, Dettmar PW, Pearson JP. Thickness and continuity of the adherent colonic mucus barrier in active and quiescent ulcerative colitis and Crohn's disease. Int J Clin Pract. 2008;62(5):762-9.

Uhlig HH. Monogenic diseases associated with intestinal inflammation: implications for the understanding of inflammatory bowel disease. Gut. 2013;62(12):1795-805.

Wehkamp J, Harder J, Weichenthal M, Mueller O, Herrlinger KR, Fellermann K, Schroeder JM, Stange EF. Inducible and constitutive beta-defensins are differentially expressed in Crohn's disease and ulcerative colitis. Inflamm Bowel Dis. 2003;9:215-223.

Wehkamp J, Harder J, Weichenthal M, Schwab M, Schäffeler E, Schlee M, Herrlinger KR, Stallmach A, Noack F, Fritz P, Schröder JM, Bevins CL, Fellermann K, Stange EF. NOD2 (CARD15) mutations in Crohn's disease are associated with diminished mucosal alpha-defensin expression. Gut. 2004;53:1658-1664.

Wehkamp J, Schmid M, Stange EF. Defensins and other antimicrobial peptides in inflammatory bowel disease. CurrOpin Gastroenterol. 2007;23:370-378.

Wehkamp J, Stange EF. An update review on the paneth cell as key to ileal Crohn's Disease. Front Immunol. 2020;11:646.

Wehkamp J, Wang G, Kübler I, Nuding S, Gregorieff A, Schnabel A, Kays RJ, Fellermann K, Burk O, Schwab M, Clevers H, Bevins CL, Stange EF. The Paneth cell alpha-defensin deficiency of ileal Crohn's disease is linked to Wnt/Tcf-4. J Immunol2007;179:3109-3118.

Zundler S, Becker E, Schulze LL, Neurath MF. Immune cell trafficking and retention in inflammatory bowel diseases: mechanistic insights and therapeutic advances. Gut 2019;68:1688-1700.

Zundler S, Becker E, Spocinska M, Slawik M, Parga-Vidal L, Stark R, Wiendl M, Atreya R, Rath T, Leppkes M, Hildner K, López-Posadas R, Lukassen S, Ekici AB, Neufert C, Atreya I, van Gisbergen KPJM, Neurath MF. Hobit- and Blimp-1-driven CD4⁺ tissue-resident memory T cells control chronic intestinal inflammation. Nat Immunol 2019;20:288-300.

Krankheitsbild

2. Krankheitsbild

Die chronisch entzündlichen Darmerkrankungen Colitis ulcerosa (CU) und Morbus Crohn (MC) kommen zwar prinzipiell weltweit vor, häufen sich aber in den Industrieländern mit zunehmendem Lebensstandard. Inzidenz und Prävalenz zeigen in Europa (und USA) ein deutliches Nord-Süd-Gefälle, das durch Faktoren wie Hygienestandards nur teilweise erklärt werden kann. Das Altersprofil der Erstdiagnose bei der CU ist recht breit und hat seinen Gipfel in der dritten bis vierten Lebensdekade (☞ Abb. 2.1a). Der MC tritt vor allem bei den 15- bis 34-Jährigen erstmalig auf und ist als Erstmanifestation bei den Älteren seltener (☞ Abb. 2.1b). Das Geschlechtsverhältnis ist bei beiden Erkrankungen – mit etwas größeren Unterschieden und zuungunsten jüngerer Frauen beim MC – etwa ausgeglichen (☞ Abb. 2.1).

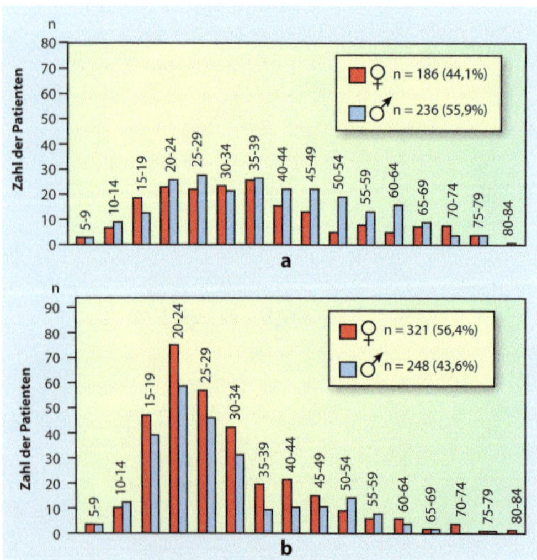

Abb. 2.1: Alter und Geschlechtsverteilung bei 422 Patienten mit C. ulcerosa (**a**) und 569 Patienten mit M. Crohn (**b**) zum Zeitpunkt der Diagnose. Die Daten wurden im Ruhrgebiet von 1980-1985 gesammelt (Goebell et al. 1992).

Gemeinsam ist ihnen die Symptomatik mit Diarrhoe und Bauchschmerzen. Trotzdem sind beide Erkrankungen, bis auf etwa 10 % der Patienten mit undeterminierter Colitis, gut zu differenzieren und werden als getrennte Entitäten aufgefasst.

2.1. C. ulcerosa

Es handelt sich bei der CU um eine chronische Entzündung der Colonmukosa, die sich in der Regel kontinuierlich vom Rektum, von direkt oberhalb des Analringes, unterschiedlich weit nach kranial ausbreitet und ggf. das gesamte Colon befallen kann. Je nach Ausdehnung spricht man von einer Proktitis, Proktosigmoiditis, Linksseitencolitis oder Pancolitis. Bei einer Pancolitis kann bisweilen auch noch das terminale Ileum im Sinne einer *"Backwash"*-Ileitis befallen sein, andere Abschnitte des Gastrointestinaltrakts sind aber nie mitbetroffen. Extraintestinale Symptome, vor allem an Gelenken oder Haut können das klinische Bild mitbestimmen.

2.1.1. Krankheitsbild

Die klinische Präsentation einer CU hängt meist von der Ausdehnung des entzündlichen Prozesses ab. Meist korrelieren endoskopischer Schweregrad und Ausdehnung mit dem klinischen Bild, im Einzelfall können allerdings Diskrepanzen bestehen. Etwa 25-55 % aller CU-Fälle sind bei Diagnosestellung auf Rektum und Sigma beschränkt, linksseitige Colitiden machen ca. 20-40 % der Fälle aus. Ein Verlauf mit totaler Colitis ist entsprechend seltener. Systemische Symptome mit Fieber, schweres Krankheitsgefühl oder Gewichtsverlust sind meist nur bei ausgedehnter Colitis und nicht bei Proktitis zu beobachten.

Typisch ist ein schubweiser Verlauf: Der einzelne Schub kann Wochen bis Monate dauern, die Remissionsphasen können Monate bis Jahre betragen. Bei schwereren Verlaufsformen können die einzelnen Schübe aber auch unmittelbar ineinander übergehen. Im Verlaufe der Erkrankung kann sich die Entzündung vom Rektum kontinuierlich weiter entlang des Colons nach proximal ausbreiten und damit in der Regel klinisch auch an Ausprägung zunehmen. Schwere Erstschübe sind bei einer Proktitis mit 12,5 % sehr viel seltener als bei Linksseitencolitis (bis zur linken Flexur) mit 37,3 % im Vergleich zur Pancolitis mit 58,5 %. Die kumulative Rate einer nach proximal fortschreitenden Erkrankung beträgt bei Patienten, die sich initial mit Proktitis präsentieren, nach 5 Jahren

20 % und nach nach 10 Jahren 54 %. Bei 10 % der Patienten kommt es nach 10 Jahren zu einer Ausdehnung über die linke Flexur hinaus.

2.1.1.1. Symptome und Befunde bei Proktitis oder Proktosigmoiditis

Das Leitsymptom ist die blutige Diarrhoe.

Viele Darmentleerungen sind blutig oder schleimig, dabei kann die eigentliche Stuhlentleerung zeitlich versetzt und wenig verändert sein; meist weist sie allerdings auch Blutauflagerungen auf (☞ Tab. 2.1).

Intestinal	
Bauchschmerzen	40-80 %
Diarrhoe	80-90 %
Darmblutung	80-100 %
Analfistel	0-5 %
Extraintestinal	
Gewichtsverlust	20-40 %
Fieber	10-20 %
Anämie	20-50 %
Arthralgien	10-30 %
Augenbeteiligung	5-15 %
Hautbeteiligung	10-15 %

Tab. 2.1: Symptome der C. ulcerosa bei Erstmanifestation.

Der Abgang von relativ frischem Blut, manchmal missgedeutet als Hämorrhoidalblutung, ist häufig. Bei den meisten Patienten besteht ein imperativer Stuhldrang. Paradoxerweise ist auch eine Obstipation durch distale Spasmen und Verhalt des Stuhls in den nicht entzündeten Darmabschnitten möglich. Abdominale Schmerzen, besonders Tenesmen, treten typischerweise auf, allerdings bestehen meist keine Allgemeinsymptome und auch kein Fieber.

Die klinische Untersuchung ist oft weitgehend unauffällig. Es kann eine leichte Empfindlichkeit oder Druckschmerz im betroffenen Bereich des Abdomens, also meist im linken Unterbauch auftreten. Die Darmgeräusche sind normal. Die rektale Untersuchung kann unauffällig sein, evtl. gibt der Patient Schmerzen an, meist ist aber Blut oder Schleim am Fingerling.

2.1.1.2. Symptome und Befunde bei ausgedehnter C. ulcerosa

Meist klagen die Patienten über häufige blutig-schleimige, gelegentlich auch eitrige Durchfälle.

Die Blutbeimengung bzw. Blutauflagerungen auf dem Stuhlgang während des Schubes ist so typisch für die CU, dass das Fehlen dieses Symptoms die Diagnose fragwürdig erscheinen lässt. Der Stuhldrang ist oft heftig und kann bis zur funktionellen Inkontinenz führen. Häufig bestehen abdominale Schmerzen, oft in Form von Tenesmen oder auch als diffuse bzw. krampfartige Schmerzen. Bei schweren Schüben kann Erbrechen vorkommen. Es finden sich subfebrile bis febrile Temperaturen und deutliches Krankheitsgefühl. Mit zunehmender Schwere des Krankheitsbildes können Symptome der Hypovolämie und Anämie (u.a. Tachykardie, Schwäche, Kollaps) sowie der Hypoproteinämie (u.a. Ödeme) hinzutreten. Nur bei schweren und langwierigen Verläufen entwickelt sich eine Kachexie.

Häufig besteht während des Schubes ein geblähtes und druckempfindliches Abdomen, insbesondere im Bereich des Colonrahmens. Gelegentlich finden sich bei schwerem Verlauf reduzierte Darmgeräusche bis hin zum (Sub-)Ileus. Die chronische Diarrhoe kann eine Rötung, Fissuren oder eine Mazeration der Perianalregion verursachen. Insbesondere die Fissuren können sehr schmerzhaft sein. Perianale Fisteln oder Abszesse finden sich bei CU eher selten und müssen differenzialdiagnostisch an einen MC denken lassen. Die rektale Untersuchung ist meist schmerzhaft und zeigt Blut oder Schleim am Fingerling. Aufgrund des Kaliumverlustes bei chronischen Diarrhoen kann es besonders bei älteren Patienten zu Zeichen der Hypokaliämie kommen (insbesondere Herzrhythmusstörungen). Wie in Kap. 4. ausgeführt, können häufig, auch schon beim initialen Schub, Zeichen einer extraintestinalen Manifestation vorliegen. Einige Befunde sind Ausdruck der systemischen Entzündung, wie die Tachykardie, Fieber und niedriger Blutdruck. Andere Befunde sind vor allem Ausdruck des chronischen Verlauf mit Allgemeinerscheinungen, wie z.B. Uhrglasnägel, Gewichtsverlust, bei Jugendlichen und Kindern verzögerte Gewichts-, Größen- und Geschlechtsentwicklung, Zeichen der Anämie und des Eisenmangels (u.a. Blässe, Mundwinkelrhagaden) oder der Hypoproteinämie (u.a. Ödeme). Auf die extraintestinalen Manifestationen und Komplikationen wird in einem separaten Kapitel (☞ Kap. 4.) ausführlich eingegangen.

2.1.2. Komplikationen der C. ulcerosa

Die möglichen Komplikationen der CU sind sehr vielfältig und zum Teil lebensbedrohlich (☞ Tab. 2.2). Die jeweilige Diagnostik wird in Kap. 3. besprochen.

CU – Komplikationen
• massive Blutung
• toxisches Megacolon (akute Dilatation)
• Colonperforation
• Colonstrikturen
• Colonkarzinom
• andere Neoplasien

Tab. 2.2: Komplikationen bei C. ulcerosa.

2.1.2.1. Massive Blutung

Eine massive Blutung ist nur selten das Initialsymptom der CU, tritt aber bei zunehmender Ausbreitung und Schwere der Erkrankung in Erscheinung. Sie kann durchaus lebensbedrohlich sein und bedarf der Schockprävention bzw. -therapie.

2.1.2.2. Toxisches Megacolon (akute Dilatation)

Ein toxisches Megacolon ist definiert als Erweiterung des Colon transversum auf mehr als 5-6 cm Durchmesser unter Verlust der Haustrierung (Abdomenübersicht) im Rahmen eines schweren Schubes einer CU. Es tritt bei etwa 5 % der Patienten mit einem schweren Schub einer CU in Erscheinung, praktisch nur bei Patienten mit totaler Colitis. Klinisch ist das Abdomen aufgetrieben, die Darmgeräusche sind reduziert. Es findet sich meist eine Tachykardie sowie ein schweres Krankheitsgefühl. Es kann sogar das Bild eines Subileus oder Ileus vorliegen. Bisweilen können die spezifischen klinischen Symptome aber erstaunlich gering ausgeprägt sein, insbesondere unter vorbestehender Steroidtherapie.

Ausgelöst wird die Entwicklung eines toxischen Megacolons möglicherweise durch eine Hypokaliämie oder durch die Gabe von Opiaten. Die Patienten müssen intensiv klinisch überwacht werden. Komplizierend kann zum toxischen Megacolon eine Perforation hinzutreten, die oft klinisch schwer zu erfassen ist und regelmäßige Röntgenkontrollen erforderlich macht.

2.1.2.3. Colonperforation

Eine spontane Perforation tritt meist nur bei ausgedehnter, schwerer Erkrankung als die gefährlichste Komplikation der CU auf. Trifft sie zusammen mit einem toxischen Megacolon, so liegt die Mortalität bei etwa 16 %. Sie kann allerdings auch unabhängig von einem toxischen Megacolon und damit überraschend vorkommen.

Meist geht sie mit dem Bild eines akuten Abdomens einher. Oft jedoch, gerade unter Therapie mit Steroiden, können die Zeichen der Peritonitis fehlen, und die Komplikation zeigt sich klinisch nur durch schweres Krankheitsgefühl, Tachykardie und reduzierte Darmgeräusche. Im Röntgenbild des Abdomens kann freie Luft festgestellt werden. Die Therapie besteht in einer notfallmäßigen Colektomie nach Stabilisierung des Patienten.

2.1.2.4. Colonstrikturen

Strikturen treten bei CU, im Gegensatz zum MC, nur selten auf, meist nach langjährigem Krankheitsverlauf und im Rektum. Noch seltener sind sie Ursache einer funktionell wirksamen Obstruktion. Es ist gesichert, dass im Bereich dieser Strikturen die Inzidenz colorektaler Karzinome bis etwa 30 % reicht. Daher sind Stenosen und Strikturen bei CU immer suspekt, sie müssen multipel biopsiert und auch bei benigner Histologie in kurzfristigen Abständen kontrolliert werden. Im Zweifelsfall ist unbedingt eine chirurgische Intervention anzustreben.

2.1.2.5. Colorektales Karzinom

> Patienten mit einer lange bestehenden und ausgedehnten CU haben ein erhöhtes Risiko für die Entwicklung eines colorektalen Karzinoms.

Das Risiko beginnt 7-10 Jahre nach Diagnosestellung anzusteigen, selten auch schon früher. Alle größeren Studien zeigen übereinstimmend, dass die kumulative Inzidenz ab 15-20 Jahren Krankheitsdauer jährlich um knapp 1 % zunimmt. Eine große kooperative Studie in Europa beziffert das kumulative Krebsrisiko mit 7,2 % nach 20 und

16,5 % nach 30 Krankheitsjahren. Eigenartigerweise trägt die isolierte Proktitis ulcerosa kein erhöhtes Risiko eines Rektumkarzinoms.

Folgende Bedingungen gehen mit einem erhöhten Karzinomrisiko einher:

- Colitisdauer >7-10 Jahre
- Pancolitis > Linksseitencolitis
- Lebensalter bei Erstdiagnose <18 Jahre
- Assoziation mit primär sklerosierender Cholangitis

Ähnlich wie beim sporadischen Karzinom können die Colitiskarzinome in allen Colonabschnitten auftreten, haben aber ihren Häufigkeitsgipfel in Rektum und Sigma. In einigen Punkten weicht das biologische Verhalten der colorektalen Karzinome bei CU von den Colontumoren der Allgemeinbevölkerung ab:

- Das Alter der Patienten ist geringer (Median 40-45 Jahre)
- In ca. 20 % der Fälle liegt ein multifokaler Tumor vor
- Der Differenzierungsgrad ist geringer (häufiger gering differenzierte schleimbildende Adenokarzinome und Siegelringzellkarzinome)
- Die Morphologie der colitisassoziierten Karzinome unterscheidet sich von den sporadischen Tumoren: oft sind die Tumoren nicht exophytisch, sondern plaqueartig wachsend in gering verdickter Schleimhaut, seltener auch okkult in flacher Schleimhaut. Sie können sich auch in Strikturen verbergen

Epitheldysplasien (intraepitheliale Neoplasien) werden als präkanzeröse, bereits neoplastische Läsionen angesehen. Sie können zeitlich vor einem Karzinom in Erscheinung treten, mit einem bereits bestehenden Karzinom andernorts einhergehen oder im Randbereich eines bestehenden Karzinoms auftreten. Sie entstehen sowohl in morphologisch unauffälliger Schleimhaut als auch in makroskopisch auffälligen Arealen (*"Dysplasia-Associated Lesion or Mass"*, DALM). Diesen Zusammenhang macht man sich für Vorsorgekonzepte zunutze. Allerdings sind Dysplasien nur als prognostischer Faktor verwertbar, sofern keine aktive Entzündung im Bereich der Biopsieentnahme vorliegt.

Insgesamt besteht in der jüngeren Literatur der Eindruck, dass das Risiko eines colorektalen Karzinoms in den letzten Jahren eher abnimmt bzw. früher überschätzt wurde. Dies könnte mit dem protektiven Effekt der konservativen (Aminosalizylate) oder chirurgischen Therapie (Proktocolektomie) zusammenhängen. So liegt in dem zu früher Chirurgie neigenden Dänemark das relative Risiko eines colorektalen Karzinoms nur noch bei 1,1.

2.1.2.6. Andere Neoplasien

Gallenwegsneoplasien, in der Regel Adenokarzinome der großen hilusnahen Gallenwege, sind die häufigsten extraintestinalen Malignome. Besondere Risikogruppe sind die Patienten mit primär sklerosierender Cholangitis, bei denen eine Häufigkeit bis ca. 40 % berichtet wird. Die Aktivität der Entzündung im Darm scheint auf das Risiko der Gallenwegsneoplasie dabei keinen Einfluss zu haben. Der Stellenwert zytologischer Diagnostik der Gallenwege zur Früherkennung der Gallenwegsneoplasien ist umstritten.

Auch über einzelne neuroendokrine intestinale Tumore in Assoziation mit einer CU (aber auch mit einem MC) wird in der Literatur berichtet (ca. 50 Fälle). Überwiegend handelt es sich um benigne Neoplasien, etwa ein Drittel ist allerdings maligne. Fast alle beschriebenen Fälle zeigen keine wegweisende endokrinologische Symptomatik. Überwiegend handelt es sich um Zufallsbefunde, etwa in Operationsresektaten.

Außerdem gibt es Fallberichte einer Assoziation zwischen malignen intestinalen Lymphomen und CU (sowie MC). In der Weltliteratur sind zahlreiche Fälle beschrieben. Hinweisend darauf, dass es sich tatsächlich um eine Assoziation und nicht um eine zufällige Koinzidenz handelt, ist die Lokalisation dieser Lymphome, die oft mit dem Ort der chronischen Entzündung übereinstimmt. Für die CU ist die Prädilektionsstelle also ggf. das Rektum und das Sigma, für den MC das terminale Ileum. Bei der CU sind, soweit berichtet, die Lymphome der B-Zell-Linie zuzuordnen, bei MC werden sowohl B- als auch T-Zell-Lymphome angegeben. Auch Haut- und Lungentumore werden vermehrt beschrieben.

	I	II	III
Stuhlfrequenz	<4 pro Tag	*	>6 pro Tag
Blut im Stuhl (makroskopisch)	nur wenig	*	deutlich
Fieber Abends im Mittel an 2 von 4 Tagen	 keines keines	 * *	 >37,5 °C >37,8 °C
Tachykardie	keine	*	>90/min
Anämie	nicht schwer	*	Hb <75 % der Norm
BSG in der ersten Stunde	<30 mm	*	>30 mm

Tab. 2.3: Aktivitätsindex für C. ulcerosa (Truelove-Index).
* = Werte, die sich weder Kategorie I noch III zuordnen lassen.
Aktivität des Schubes:
schwer: mindestens 1 Kriterium in Kategorie III
mäßig: mindestens 1 Kriterium in Kategorie II, keines in Kategorie III
leicht: kein Kriterium in Kategorie II und III.

I. Endoskopischer Teil				
Granulierte Schleimhaut	nein = 0	ja = 2 Punkte		
Gefäßmuster	normal = 0	verstrichen/bizarr = 1	völlig fehlend = 2	
Schleimhaut-vulnerabilität	keine = 0	Kontaktblutung = 2	Spontanblutung = 4	
Mukosaschaden: Schleim, Fibrin, Exsudat, Erosionen oder Ulcera	kein = 0	wenig = 2	ausgeprägt = 4	
II. Klinischer Teil				
Zahl der Stühle pro Woche	<18 = 0	18-35 = 1	36-60 = 2	>60 = 3
Blut im Stuhl	kein = 0	wenig = 2	viel = 4	
Einschätzung des Allgemeinbefindens durch den Untersucher	gut = 0	durchschnittlich = 1	schlecht = 2	sehr schlecht = 3
Bauchschmerzen/ Krämpfe	keine = 0	leichte = 1	mäßige = 2	starke = 3
Fieber durch CU	37-38 °C = 0	>38 °C = 3		
Extraintestinale Manifestationen	Iritis = 3	Erythema nod. = 3	Arthritis = 3	
Laborbefunde	BSG >50 n.1 h = 1	BSG >100 n.1 h = 2	Hb <100 g/l = 4	

Tab. 2.4: Aktivitätsindex für C. ulcerosa (Rachmilewitz-Index). Der Rachmilewitz-Index errechnet sich aus der Summe aller Punkte. Klinische Aktivität bei >5 Punkten, endoskopisch bei >3 Punkten.

2.1.3. Aktivitätsindizes

> Die Aktivität einer CU wird am besten mit semiquantitativen Indizes erfasst, in die einfache klinische sowie endoskopische Parameter eingehen.

Als historischer, aber nach wie vor hilfreicher Standard etabliert ist der sog. Truelove-Index (☞ Tab. 2.3). Deutlich umfangreicher ist der Rachmilewitz-Index, der neben klinischen auch endoskopische Parameter mit berücksichtigt (☞ Tab. 2.4).

Diese Indizes haben nur bedingt Bedeutung für den klinischen Alltag, da sie etwas umständlich und kompliziert sind. Sie sind allerdings Standardmessinstrumente für Studien. Für die praktische Tätigkeit wichtig ist die Berücksichtigung der in den Indizes genannten Parameter bei der Beurteilung des Patienten im akuten Schub, auch wenn nicht jeweils die Punktesummen berechnet werden. Die sinnvollste Kombination zur Verlaufsbeurteilung sind also anamnestische, laborchemische und endoskopische Parameter (☞ Kap. 3.). Dies betont auch ein kürzlich für beide CED entwickelter *"Severity Index"*, der seine klinische Anwendbarkeit noch beweisen muss.

2.1.4. Verlauf und Prognose

Wie oben erwähnt, ist für die CU ein schubweiser Verlauf typisch. Im Verlaufe der Erkrankung kann sich diese, bezogen auf den endoskopischen Befund, vom Rektum kontinuierlich weiter entlang des Colons nach proximal ausbreiten und damit in der Regel klinisch auch an Ausprägung zunehmen.

2.1.4.1. Verlaufsformen

Folgende Verlaufsformen werden unterschieden:

Rezidivierende (oder intermittierende) Verlaufsform

Hierbei kann der einzelne Schub ca. 4-12 Wochen andauern und verschieden schwer ausgeprägt sein. Zwischen den einzelnen Schüben kommt es zu kompletten Remissionen, die wenige Wochen bis viele Jahre andauern können. Diese Verlaufsform tritt bei ca. 50-80 % der Erkrankten in Erscheinung. Nur eine kleine Minderheit (um 1 % der Patienten) erleidet nur einen Schub und bleibt dann dauerhaft beschwerdefrei. In diesem Fall muss die Diagnose hinterfragt werden.

Steroidrefraktäre und -abhängige Verlaufsform

Von einem steroidrefraktären Verlauf wird gesprochen, wenn es trotz intensiver Steroidtherapie über mindestens 4 Wochen nicht zu einer klinischen Remission kommt. Andererseits spricht man von einem steroidabhängigen Verlauf, wenn über 3 Monate mindestens 10 mg pro Tag Prednisonäquivalent erforderlich sind oder wenn es nach initialem Ansprechen unter Dosisreduktion der Steroide zu einem prompten Rezidiv innerhalb von 3 Monaten kommt. Die Intensität der Erkrankung kann dabei auch schubweise wechseln. Dies betrifft ca. 15-30 % der Patienten.

Fulminante Verlaufsform

Kommt es aus völliger Gesundheit oder bei bereits bekannter blander Colitis zu einem sehr schweren Schub, so wird dies als fulminante Verlaufsform angesprochen. Nicht selten treten dabei eine oder mehrere der o.g. Komplikationen auf. Von dieser gravierenden Verlaufsform sind etwa 5 % der Patienten betroffen.

Patienten mit einer initial auf das Rektum begrenzten Ausdehnung der Erkrankung haben meist ei-

Alter bei Diagnosestellung		Lokalisation der Erkrankung		Schwere der Erkrankung	
				S0	Remission
A1	<16 Jahre	E1	Rektum	S1	Milder Verlauf
A2	17-40 Jahre	E2	Linksseitiges Colon	S2	Moderater Verlauf
A3	>40 Jahre	E3	Gesamtes Colon	S3	Schwerer Verlauf

Tab. 2.5: Montreal-Klassifikation der C. ulcerosa. Die Schwere der Erkrankung wird nach folgenden Kriterien eingestuft: Eine Remission (**S0**) liegt vor, wenn der Patient vollkommen asymptomatisch ist. Ein milder Verlauf (**S1**) entspricht einer Stuhlfrequenz bis maximal 4 Stühlen pro Tag bei fehlenden Allgemeinsymptomen (keine Tachykardie, kein Fieber) und Entzündungsmarkern (keine BSG-Erhöhung). Schwer (**S3**) ist die Erkrankung einzustufen, wenn mindestens 6 Stühle pro Tag vorliegen und bei Vorhandensein einer Tachykardie (>90 Schläge/Minute), erhöhter Temperatur (mind. 37,5°C) oder erhöhter BSG (30 mm/h). Sind die Kriterien einer milden und einer schweren Verlaufsform nicht erfüllt, wird die Erkrankung als moderat (**S2**) eingestuft.

nen recht milden Verlauf. Allerdings kann sich die Erkrankung ausdehnen: Nach 5 Jahren hat sich bei ca. 10 %, nach 10 Jahren bei ca. 20 % und nach 20 Jahren bei ca. 30 % dieser Patienten die Erkrankung weiter ausgebreitet. Andererseits heißt dies, dass nach 20 Jahren 50-70 % dieser Patientengruppe immer noch eine aufs Rektum begrenzte Erkrankung haben.

Die Montreal-Klassifikation teilt die CU in drei Kategorien ein (☞ Tab. 2.5), sie wird überwiegend zu Studienzwecken genutzt.

2.1.4.2. Prognose

In einer Kopenhagener Studie hatte ein Drittel der Patienten, die initial eine Pancolitis hatten, bereits im Verlauf des ersten Jahres eine Colektomie. Demgegenüber mussten sich weniger als 8 % der Patienten, die initial eine begrenztere Ausdehnung der Erkrankung hatten, diesem Eingriff unterziehen. Nach dem ersten Jahr klinischen Verlaufs ist dieser Unterschied dann allerdings nicht mehr festzustellen: Unabhängig von der initialen Ausdehnung liegt die Colektomierate in jedem weiteren Jahr bei ca. 1 %. Nach 25 Jahren sind in Dänemark etwas über 30 % der Patienten colektomiert, anderenorts einschließlich Deutschland wird diese Indikation allerdings wesentlich zurückhaltender gestellt.

Mit den heutigen Therapieoptionen (Steroide, Salizylate, Immunsuppressiva, Antikörper, ggf. Operation) haben sich der Verlauf und die Prognose der Erkrankung geändert. Zur Untersuchung des natürlichen Verlaufs kann man Daten von Patienten aus placebokontrollierten Studien heranziehen. Unter Placebo kommt es innerhalb von ca. 40 Tagen bei bis zu 50 % der Patienten zu einer klinischen Besserung.

Wurde der Schub medikamentös erfolgreich behandelt, so tritt ohne weitere Prophylaxe bei etwa der Hälfte der Patienten innerhalb von 2 Jahren ein Rezidiv auf. Der weitere **Verlauf** der Erkrankung wird auch bestimmt von der bisherigen **Aktivität** der Erkrankung. Waren im beobachteten Verlauf bisher viele Schübe zu verzeichnen, so ist auch das Risiko weiterer Schübe hoch. Besteht eine Remission seit mindestens einem Jahr, so liegt das Risiko eines erneuten Rezidivs nur bei ca 20 %. Die Prognose bezüglich der Aktivität der Colitis scheint bei Rauchern günstiger als bei Nichtrauchern zu sein. Häufigkeit und Intensität der Schübe lassen mit zunehmender Krankheitsdauer in der Regel nach, nach 10 Jahren liegt die Wahrscheinlichkeit einer Remission in jedem Jahr über 60 % (☞ Abb. 2.2).

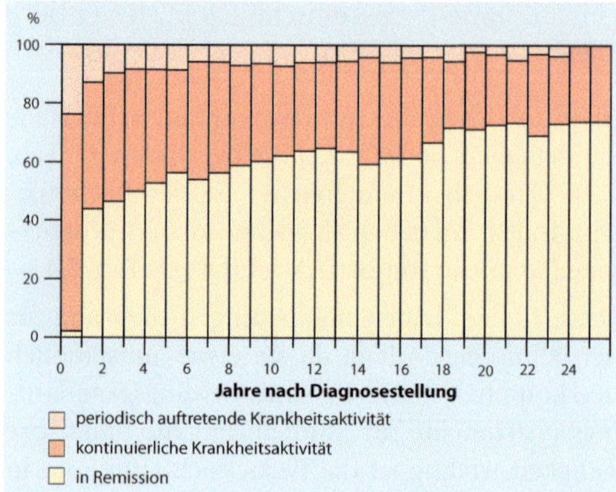

Abb. 2.2: Verlauf der C. ulcerosa in den Jahren nach der Diagnosestellung. Dargestellt ist der prozentuale Anteil der Patienten in Remission, mit kontinuierlicher Krankheitsaktivität und mit periodisch auftretender Krankheitsaktivität in jedem Jahr nach der Diagnosestellung. Patienten mit Colektomie sind ab dem Jahr der Operation nicht erfasst. Es wird deutlich, dass der Anteil der Patienten in Remission mit der Dauer der Erkrankung zunimmt (Langholz et al. 1994; mit Genehmigung des Autors).

2.1.4.3. Mortalität

Die Mortalität hat sich seit Einführung der Steroide dramatisch vermindert. In der Ära vor den Steroiden betrug die Mortalität im schweren Schub über 30 %, heute unter 2 % (incl. der Mortalität der Notfallcolektomie). Insgesamt ist die Lebenserwartung heute nur noch leicht eingeschränkt (94,2 % der Normalbevölkerung nach 15 Jahren). Hauptursache für die Exzessmortalität sind neben der Grunderkrankung selbst das colorektale Karzinom, Asthma und verschiedene nicht-alkoholische Lebererkrankungen.

2.1.5. Besonderheiten der C. ulcerosa in verschiedenen Lebensphasen

2.1.5.1. Kindheit

Die Inzidenz der CU in der Kindheit ist relativ gering, in England liegt sie bei ca. 10 pro 100.000 pro Jahr. Das mittlere Erstdiagnosealter bei Kindern ist etwa 10 Jahre, es können aber schon Säuglinge und auch Kleinkinder betroffen sein. Mit ca. 50 % haben Kinder häufiger als Erwachsene eine Pancolitis. Es kann auch bei Colitis ulcerosa, wenn auch seltener als bei Morbus Crohn, zu einer Wachstumsverzögerung kommen. Besonders gilt dies bei totaler Colitis, wenn die rechtzeitige Diagnose verpasst wird oder wegen langdauernder Steroidtherapie. Das klinische Bild unterscheidet sich sonst nicht wesentlich von dem des Erwachsenen.

Auch die Diagnostik ist grundsätzlich vergleichbar mit der bei Erwachsenen. Eine adäquate Diagnostik kann, beispielsweise mittels Endoskopie in Vollnarkose, wenn nötig auch bei Kleinkindern durchgeführt werden. Die Therapie orientiert sich an denselben Grundsätzen wie bei Erwachsenen. Allerdings müssen Dosierungen natürlich dem jeweiligen Körpergewicht angepasst werden.

2.1.5.2. Schwangerschaft

Wird eine Schwangerschaft gewünscht sollte die Konzeption idealerweise in einer Remissionsphase erfolgen. Dann ist die Schwangerschaft meist unproblematisch. Die Fertilität ist durch die Erkrankung primär unbeeinträchtigt. Allerdings gibt es eine relevante Einschränkung der Fertilität nach restorativer Proktocolektomie mit ileoanaler Pouch-Anlage. In einer Untersuchung an 343 Patientinnen nach diesem Eingriff war die Fertilität signifikant auf etwa 20 % eines vergleichbaren gesunden Kollektivs gesunken. Bei Müttern mit CU gibt es ein etwas erhöhtes Risiko einer vorzeitigen Geburt (10,4 % vs. 7,2 % im gesunden Vergleichskollektiv) sowie für ein erniedrigtes Geburtsgewicht (7,6 % vs. 5,3 %). Das Risiko von Fehlbildungen ist bei Müttern mit CU deutlich erhöht (7,9 % vs. 1,7 %; $p<0{,}001$). Der Erkrankungsverlauf wird durch die Schwangerschaft oder im Wochenbett nicht negativ beeinflusst. In der Therapie während der Schwangerschaft können, soweit Daten vorliegen, im notwendigen Maße Aminosalicylate ohne Bedenken eingesetzt werden. Kortikosteroide sollten wegen Beeinflussung des Geburtsgewichts und anderer ungünstiger Nebenwirkungen so zurückhaltend wie möglich eingesetzt werden, ihr Einsatz ist im schweren Schub aber vertretbar. Azathioprin scheint neueren Daten zufolge in der Schwangerschaft unproblematisch zu sein. Eine wirksame Erhaltungstherapie wegen Schwangerschaft abzusetzen, ist nicht sinnvoll. Dies muss aber in jedem Einzelfall unter Einbeziehung der Patientin entschieden und die Betroffenen eingehend aufgeklärt werden. Andere Immunsuppressiva wie Methotrexat sind in der Schwangerschaft streng verboten, während die Gabe von Antikörpern bisher keine Teratogenität aufwies. Bei bisher begrenzter Datenlage bleibt auch die Gabe von Antikörpern eine Einzelfallentscheidung.

2.2. M. Crohn

2.2.1. Krankheitsbild: Symptome und Befunde

Der MC ist ein chronisch entzündlicher Prozess, der durch eine transmurale Entzündung mit potentiellem Befall des gesamten Gastrointestinaltraktes charakterisiert ist. Es besteht eine Tendenz zur Fistel- und Abszessbildung. Der typische Verlauf der Erkrankung ist schubweise. Der Beginn liegt oft in der Jugend bzw. im jungen Erwachsenenalter mit lebenslangem Verlauf. Typischerweise lässt die Krankheitsaktivität mit zunehmendem Alter des Patienten langsam nach.

Das Krankheitsbild des MC bei der Erstdiagnose (☞ Tab. 2.6) kann in Abhängigkeit von Ausdehnung und Befallsmuster stark variieren, wobei die Manifestation im Magen-Darm-Trakt fast immer diskontinuierlich ist (☞ Tab. 2.7).

Intestinal	
Bauchschmerzen	70-80 %
Diarrhoe	70-90 %
Darmblutung	20-25 %
Analfistel	10-40 %
Extraintestinal	
Gewichtsverlust	50-60 %
Fieber	25-40 %
Anämie	20-30 %
Arthralgien	10-30 %
Augenbeteiligung	5-15 %
Hautbeteiligung	10-15 %

Tab. 2.6: Symptome des M. Crohn bei Erstmanifestation.

MC – Lokalisation im Gastrointestinaltrakt	
Ösophagus	0-1 %
Magen	2-3 %
Duodenum	2-3 %
proximal des Ileums	5-10 %
ausschließlich im Dünndarm	25-40 %
In Dünn- und Dickdarm	40-55 %
ausschließlich Dickdarm	15-35 %
Beteiligung des Rektums	ca. 25 %
Diskontinuierlicher Befall	ca. 85 %

Tab. 2.7: Lokalisation des M. Crohn im Gastrointestinaltrakt.

Bei Diagnosestellung haben 27 % einen Befall nur im Ileum, 28 % nur im Colon und 45 % im Ileum und Colon. Die klinische Symptomatik ist bei diesen Lokalisationen ähnlich, in der Regel sind Durchfall und Schmerz die Leitsymptome. Der Schmerz ist häufig im rechten unteren Quadranten lokalisiert, passend zu dem häufigen Befall der Ileocoecalregion. Seltener kann jedoch auch die Primärmanifestation eine anale Fistel oder ein Abszess sein, oder die Erkrankung präsentiert sich primär durch Gewichtsverlust oder durch ein Malabsorptionssyndrom. In Einzelfällen (meist mit Ileumbeteiligung) kann der Befall des oberen Gastrointestinaltrakts auch ganz im Vordergrund stehen, und die Erkrankung präsentiert sich wie ein Ulkusleiden. Ferner stehen bisweilen extraintestinale Manifestationen im Vordergrund (☞ Kap. 4.) und die intestinale Symptomatik folgt erst später.

Im längerfristigen Verlauf der Erkrankung stehen oft, individuell unterschiedlich, eine Reihe von Komplikationen im Vordergrund: Entweder neigt die Erkrankung eher zu Fistel- und Abszessbildung, zu chronisch entzündlichem, schwelenden Verlauf oder andererseits zur Ausbildung von Stenosen und Obstruktionen. Somit werden folgende Typen des MC unterschieden:

- penetrierend/fistelnd
- inflammatorisch
- stenosierend

Die Einteilung in diese Verlaufstypen des MC ist allerdings wegen deren Überlappung nicht unumstritten, auch ist die Sequenz der Komplikationen unterschiedlich. Wichtig ist jedoch, dass sich die Erkrankung über die Jahre verändert: Initial überwiegt der inflammatorische MC (ca. 80 %), mit zunehmender Erkrankungsdauer steigt jedoch der Anteil des stenosierenden und/oder fistelnden Phänotyps deutlich an (☞ Abb. 2.3).

Daraus ergibt sich das Konzept, dass rezidivierende Schübe zu zunehmenden strukturellen, prinzipiell irreversiblen Veränderungen führen (Strikturen, Fisteln) (☞ Abb. 2.4). An dieser Progression sind kausal sowohl genetische als auch Umweltfaktoren beteiligt. Diese Schäden an der Darmstruktur werden im sog. LeMann-Index gemessen. Ziel jeder Therapie muss es daher sein, dieses Fortschreiten der Erkrankung, ähnlich wie in der Rheumatologie, zu verhindern oder zumindest zu verzögern. Leider gelingt dies bisher nur unzureichend, wie unten ausgeführt wird.

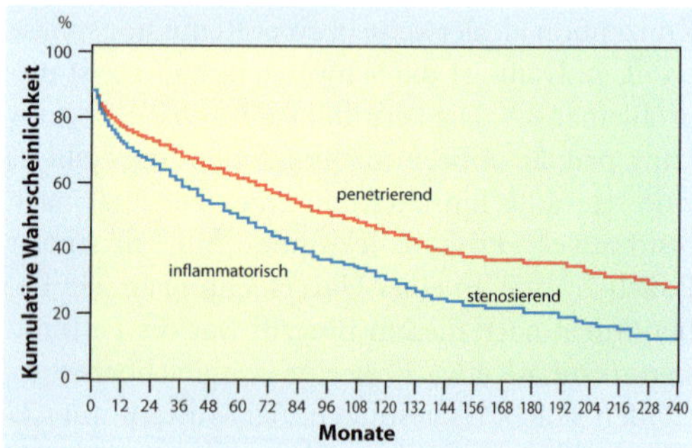

Abb. 2.3: Verlaufstypen des M. Crohn und Veränderung mit zunehmender Erkrankungsdauer. Modif. nach Cosnes et al.

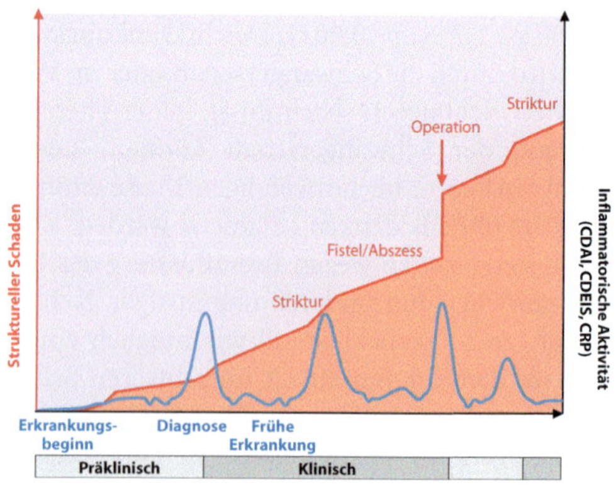

Abb. 2.4: Typische Sequenz der Komplikationen bei MC im Verlauf.

Alter bei Diagnosestellung		Lokalisation der Erkrankung		Erkrankungstyp	
A1	<16 Jahre	L1	Terminales Ileum	B1	Nicht stenosierend/penetrierend
A2	17-40 Jahre	L2	Colon	B2	Stenosierend
A3	>40 Jahre	L3	Ileocolon	B3	Penetrierend
		L4	Oberer Gastrointestinaltrakt	P	Perianaler Befall

Tab. 2.8: Montreal-Klassifikation des M. Crohn (Silverberg et al. 2005).

Im Jahr 2005 wurde die sog. Montreal-Klassifikation vorgeschlagen, die die Erkrankung nach drei Kategorien einteilt (☞ Tab. 2.8).

Die Nachverfolgung von 297 Patienten über bis zu 25 Jahre (Louis et al. 2001) zeigte, dass insbesondere die Lokalisation bei MC relativ stabil ist: nur ca. 16 % der Patienten zeigten über einen Zeitraum von 10 Jahren eine relevante Veränderung des Befallmusters. Der Erkrankungstyp dagegen war in diesem Kollektiv weitaus weniger stabil; ca. 46 % der Patienten zeigten hier eine Veränderung. Crohn-Erkrankungen des Ileum verliefen häufiger steosierend, solche des Colon häufiger penetrierend. Das Alter bei Diagnosestellung war für Lokalisation und Art der Entzündung irrelevant.

Mehrere Autoren konnten zeigen, dass zwischen den in Kap. 1. beschriebenen *NOD2*-Mutationen und der Krankheitslokalisation ein Zusammenhang besteht. *NOD2*-Mutationen sind überzufällig häufig mit einem vorrangigem Befall des Ileum verbunden (☞ Tab. 2.9). Dies gilt wohl auch für Mutationen im Apoptose-Gen *ATG16L1*. Auch gibt es Hinweise, dass diese Mutationen mit einem fibrostenosierenden Verlauf des MC assoziiert sind.

2.2.1.1. Diarrhoe

Durchfälle sind zwar ein sehr häufiges Leitsymptom des MC, sie können je nach Aktivität und Befallsmuster der Erkrankung aber sehr unterschiedlich imponieren. Bei Befall des terminalen Ileums kann der Durchfall durch Gallensäurenverlust bedingt sein und sich eher breiig darstellen. Bei ausgedehntem Dünndarmbefall oder bei dekompensiertem Gallensäurenverlustsyndrom kann auch eine echte Steatorrhoe auftreten und mit einem Malabsorptionssyndrom einhergehen. Stenosen können im Rahmen einer bakteriellen Fehlbesiedlung paradoxe Diarrhoen verursachen. Bei Colonbefall ist die Diarrhoe fast obligat, es können eher schleimige, bisweilen blutige Diarrhoen vorkommen. Bei Befall des distalen Colons und des Rektums kann die Beimengung von Schleim und Eiter im Vordergrund stehen, eventuell mit imperativem Stuhldrang. Die seltenen Fälle mit ausschließlich gastroduodenalem Befall gehen meist ohne Diarrhoe einher.

2.2.1.2. Schmerz

Schmerz ist ein typisches Leitsymptom des MC. Er ist wechselnd in der Intensität, manchmal kolikartig, und typischerweise im rechten unteren Quadranten oder suprapubisch lokalisiert. Nicht selten führt er fälschlich zur Diagnose einer Appendizitis. Er wandert oft mit der Peristaltik durch den entzündeten Darm und lasst nach der Defäkation nach. Natürlich kann es je nach Befundkonstellation zu ganz anderen Schmerzmanifestationen kommen: Ein Abszess kann lokalisierten Druckschmerz verursachen, eine Obstruktion das Bild des mechanischen Ileus mit seiner eigenen Schmerzcharakteristik hervorrufen oder die Perforation ein akutes Abdomen auslösen.

2.2.1.3. Fieber

Subfebrile Temperaturen und Fieber sind häufig, allerdings meist eher gering ausgeprägt. Tempera-

Befallstyp	n	*NOD2*-Genotyp				p
		Keine Mutation	Heterozygot	Compound heterozygot oder homozygot	Allel-frequenz (%)	
nur Ileum	104	60	32	12	26,9	0,0004
Ileocolitis	234	156	64	14	19,7	0,036
nur Colon	106	83	19	4	12,7	

Tab. 2.9: Zusammenhang zwischen NOD2-Mutationen und klinischem Bild des M. Crohn (Cuthbert et al. 2002).

turspitzen über 39°C können ein Hinweis auf Komplikationen sein (z.B. Abszess, septisches Geschehen). Im schubfreien Intervall, aber auch im Narbenstadium mit manifesten Stenosen sind die Patienten meist fieberfrei.

2.2.1.4. Gewichtsverlust

Ein Gewichtsverlust von 10-20 % zwischen Beginn der Symptomatik und Diagnosestellung ist üblich. Meist besteht eine Anorexie aufgrund allgemeinen Unwohlseins und postprandial auftretender Schmerzen. Nur selten, z.B. bei sehr ausgeprägtem Dünndarmbefall, ist der Gewichtsverlust Ausdruck eines Malabsorptionssyndroms. Bei lang bestehender Erkrankung kann ein neu auftretender Gewichtsverlust auf ein komplizierendes Malignom hinweisen.

2.2.2. Komplikationen des M. Crohn

Die Reihe möglicher Komplikationen ist ähnlich umfangreich, wenn auch anders gewichtet als bei der CU (☞ Tab. 2.10).

MC – Komplikationen
• Blutung
• Fissuren, Fisteln, Abszesse
• Strikturen und Obstruktion
• toxisches Megacolon
• Perforation
• colorektales Karzinom
• andere Neoplasien

Tab. 2.10: Komplikationen bei M. Crohn.

2.2.2.1. Blutung

Blutbeimengungen zum Stuhl treten beim MC deutlich seltener auf als bei CU. Bei nur 1-2 % kommt es zu massiven Blutungen, entweder diffus aus der Schleimhaut – meist im Colon – oder aus einzelnen, endoskopisch identifizierbaren Läsionen.

2.2.2.2. Fissuren, Fisteln und Abszesse

Eine typische anale Manifestation des MC sind Fissuren, die lokal sehr schmerzhaft sein können und die Defäkation u.U. erheblich behindern. Fisteln sind nicht selten ein Primärsymptom. Wesentlich häufiger treten sie im Verlaufe der Erkrankung in Erscheinung. In einer Untersuchung in Olmsted County, Minnesota, war die kumulative Wahrscheinlichkeit, eine Fistel zu entwickeln, nach 20 Jahren Krankheitsverlauf 50 %. Der überwiegende Teil der Fisteln ist in der Perianalregion lokalisiert (Olmsted County: 54 % aller Fisteln sind perianal). Es kann zu kryptoglandulären, intersphinkterischen, perianalen, ischiorektalen oder supralevatorischen Fisteln kommen, die blind enden können und evtl. Ausgangspunkt eines Abszesses in der jeweiligen Region sein können oder direkt mit dem Rektum in Verbindung stehen. Es können aber auch Fistelverbindungen in die umgebenden Strukturen entstehen, also z.B. nach kutan extern oder in die Vagina bzw. Blase (☞ Abb. 6.3).

Die Patienten bemerken ggf. perianale Schmerzen und Schwellung oder eitrige bzw. kotige Sekretion perianal. Bei Blasenfisteln können Dysurie, Pneumaturie oder Faecurie bestehen, in der Regel bestimmen Harnwegsinfekte das klinische Bild. Bei Scheidenfisteln kann eine Dyspareunie oder eitrige bzw. kotige Sekretion aus der Vagina beobachtet werden.

Fisteln können ihren Ausgangspunkt aber auch von allen anderen Abschnitten des Darms nehmen. Sie können nach retroperitoneal reichen und dort Abszesse verursachen. In der Folge können Senkungsabszesse entstehen, die sich klinisch als Schmerzen in Hüfte, Oberschenkel oder Knie äußern oder aber zu Komplikationen im Bereich der Harnwege führen (Harnstauung, Harnwegsinfekt). Typisch sind entero-enterale Fisteln, die asymptomatisch sein können, aber auch eine Vitamin B_{12}-Mangel-Anämie oder ein Malabsorptionssyndrom durch Ausbildung einer blinden Schlinge begünstigen können. Äußerst selten kommen auch cologastrische oder coloduodenale Fisteln vor, die dann übel riechendes Aufstoßen oder Koterbrechen hervorrufen können. Weiterhin sind enterokutane Fisteln möglich, die sich meist den Weg des geringsten Widerstands suchen und dann im Bereich von Narben zur Haut fisteln oder sich in der Nabelgegend manifestieren. In den betroffenen Regionen können jeweils auch Abszesse entstehen. Im Bereich von ausgedehnteren, chronischen Fisteln, die auch "fuchsbauartige" Fistelsysteme bilden können, oder im Bereich von Abszessen bilden sich u.U. entzündliche, oft tastbare Konglomerattumoren aus.

2.2.2.3. Stenosen, Strikturen und Obstruktion

Stenosen und Strikturen sind ein wesentliches Problem bei vielen MC-Patienten im Verlauf. Sie werden bei 30-50 % der Patienten im Verlauf der Erkrankung nachgewiesen. Im akuten Schub können Stenosen durch ödematöse Schwellung und Spasmus bedingt sein, in diesem Fall ist eine medikamentöse Behandlung sinnvoll. Im Verlauf entstehen dann häufig narbige Strikturen, die medikamentös nicht mehr behandelbar sind und endoskopisch dilatiert bzw. operiert werden müssen.

Die häufigste Lokalisation von Stenosen ist die Ileocoecalregion, es können aber auch sonstige (multiple) Dünn- oder Dickdarmstenosen in Erscheinung treten. Bei Befall des oberen Gastrointestinaltrakts können sie auch als Magenausgangsstenose imponieren. Klinisch können sich die Stenosen verschieden äußern: Kolikartige Schmerzen oder ein bis dahin dominierender Durchfall wird durch eine Obstipation abgelöst. Es finden sich klinisch und radiologisch Bilder des Subileus und Ileus, z.T. mit chronischem oder chronisch rezidivierendem Verlauf.

2.2.2.4. Toxisches Megacolon

Bei ausgedehntem Colonbefall des MC kann auch dieser ebenso wie die CU zu einem toxischen Megacolon führen. Dies ist ein sehr viel selteneres Ereignis, darüber hinaus muss eine distale Obstruktion ausgeschlossen werden.

2.2.2.5. Perforation

Die spontane Perforation in die freie Bauchhöhle tritt beim MC eher selten auf, bisweilen als Komplikation eines toxischen Megacolons. Ansonsten neigt der MC nicht dazu, der entzündliche Prozess kapselt sich eher ab (Fistel- und Abszessneigung). Sollte jedoch eine ungedeckte Perforation auftreten, die meist vom Ileum oder einem toxischen Megacolon ausgeht, so stellt sie sich als Notfall mit akutem Abdomen dar.

2.2.2.6. Neoplasien

Die mit MC assoziierten Neoplasien sind ganz überwiegend colorektale Karzinome, wesentlich seltener Dünndarmkarzinome. Eine quantitativ geringe Bedeutung haben Gallenwegskarzinome, meist bei begleitender primär sklerosierender Cholangitis, maligne neuroendokrine Tumoren und intestinale Lymphome (☞ Kap. 2.1.2.6.).

Die Assoziation von MC und colorektalem Karzinom ist nicht so sicher wie bei der CU. Insgesamt treten diese Karzinome bei 0,4-0,8 % der Patienten mit MC auf. Das relative Risiko ist nach einer schwedischen Studie ca. um den Faktor 5 gegenüber der Allgemeinbevölkerung erhöht. Noch wesentlich seltener kommen Dünndarmkarzinome vor, obwohl ihr *relatives Risiko* etwa um den Faktor 200 erhöht ist.

Risikofaktoren für die Entwicklung eines Colonkarzinoms sind analog zur CU zu sehen. Auch für Morphologie und Histologie gilt vermutlich ähnliches, obwohl der Zusammenhang mit Dysplasien als Risikoindikatoren nicht genau untersucht ist. Das Auftreten der Karzinome korrespondiert mit den von der Entzündung betroffenen Bereichen. Schwerpunkt der Lokalisation sind Rektum und Analbereich. Auch im Bereich von Fisteln, in den Bereichen von Anastomosen nach Resektion und eines Anus praeter können Malignome auftreten. Aber auch extraintestinale Karzinome kommen bei MC gehäuft vor (relatives Risiko 1,3), überwiegend hämatologische Erkrankungen (RR 1,9) und das maligne Melanom (RR 1,4).

2.2.3. Aktivitätsindizes

Wie bei der CU sind auch für den MC Aktivitätsindizes etabliert worden, die vorwiegend als Messinstrumente im Rahmen von Studien verwendet werden. Der hier vorgestellte Index, der *Crohn's Disease Activity Index* (CDAI) nach Best (☞ Tab. 2.11), orientiert sich an klinischen und laborchemischen Parametern. Neu hinzugekommen ist der von Guyatt et al. entwickelte IBDQ *(Inflammatory Bowel Disease Questionnaire)* als Maß für die Lebensqualität der Patienten, welcher zunehmend als zusätzlicher Studienendpunkt Verwendung findet.

Mukosale Heilung

Zunehmend von Bedeutung ist auch das Ausmaß der mukosalen Abheilung, für die ebenfalls ein Score, der *Crohn's Disease Endoscopic Index of Severity* (CDEIS, ☞ Tab. 3.6) entwickelt wurde. Dieser ist ein gutes Maß für den Therapieerfolg und sehr wohl prognostisch relevant, allerdings für die tägliche Praxis relativ aufwändig. Bei kompletter klinischer und endoskopischer Remission spricht man

	Variable	Multiplikations-Koeffizient
1.	Anzahl der weichen Stühle in der letzten Woche	2
2.	Grad der Bauchschmerzen pro Tag (Summe über 1 Woche) keine = 0, gering = 1, mäßig = 2, schwer bis unerträglich = 3	5
3.	Beeinträchtigung des Allgemeinbefindens (pro Tag, Summe über 1 Woche) keine = 0, gering = 1, mäßig = 2, erheblich = 3, unerträglich = 4	7
4.	Anzahl aktueller mit MC assoziierter Symptome Als assoziierte Symptomkategorien gelten: Gelenkschmerzen/Arthritis, Erythema nodosum, Stomatitis aphthosa, Iritis/Uveitis, Pyoderma gangraenosum, Analfissur/Analfisteln/Abszesse, andere Fisteln, Temperatur >37,5°C in der letzten Woche	20
5.	Symptomatische Durchfallbehandlung nein = 0, ja = 1	30
6.	Resistenz im Abdomen nein = 0, fraglich = 2, sicher = 5	10
7.	Hämatokrit Frauen: 42 – aktueller Hkt, Männer: 47 – aktueller Hkt. Vorzeichen beachten!	6
8.	Gewicht 1 – Gewicht/Standardgewicht. Vorzeichen beachten!	100

Tab. 2.11: *Crohn's Disease Activity Index* (CDAI nach Best). Auswertung: Der Wert der Variablen 1. bis 8, wird mit dem jeweiligen Koeffizienten multipliziert. Der Aktivitätsindex ergibt sich aus der Gesamtsumme der 8 Produkte. Ein Wert <150 spricht für eine ruhende, ein Wert >150 für eine aktive Erkrankung, >450 für hohe Aktivität.

von einer *tiefen* Remission, die für den Verlauf günstig ist, aber nur ausnahmsweise therapeutisch erreicht werden kann.

2.2.4. Verlauf und Prognose

2.2.4.1. Verlaufsformen

Der Verlauf des MC ist individuell sehr unterschiedlich und im Einzelfall nicht vorhersehbar.

Die Ausbreitung der Erkrankung nimmt mit Dauer des Verlaufs in der Regel zu, nach 15 Jahren haben etwa 75 % einen Befall in Ileum und Colon (gegenüber 45 % bei Diagnosestellung). Trotzdem ist, wie oben bereits erwähnt, bei vielen Patienten die Lokalisation im Gegensatz zum Krankheitstyp bemerkenswert stabil, wie langjährige Verlaufsuntersuchungen gezeigt haben. Zwischen endoskopischer Ausdehnung bzw. Schweregrad und klinischem Bild kann bei MC eine erhebliche Diskrepanz bestehen.

Der natürliche Verlauf der Erkrankung kann unter den gegebenen Therapiemodalitäten nur noch schwer beurteilt werden, am ehesten lässt er sich an Gruppen von Patienten abschätzen, die in Therapiestudien Placebo erhielten. In einer amerikanischen Studie wurde in der Placebogruppe nach 17 Wochen eine Remissionsrate von 30 % gesehen, in der europäischen Crohn-Studie erreichten unter Placebo nach 100 Tagen etwas über 40 % eine Remission. Nur etwa 10 % dieser Patienten sind auch nach 2 Jahren unter Placebo noch in Remission. In einer Gruppe von Patienten, die bereits eine stabile Remission erreicht hatten, waren unter Placebo 50 % nach 2 Jahren weiter in Remission. Interessanterweise unterscheiden sich jüngere (<20 Jahre) von älteren (>40 Jahre) Patienten insofern, als ein Dünndarmbefall, Strikturen und Operationen bei den Jüngeren häufiger sind.

Ähnlich wie bei der CU werden folgende Verlaufsformen unterschieden (☞ Abb. 2.5):

Rezidivierende (oder intermittierende) Verlaufsform

Diese Verlaufsform ist bei ca. 40-50 % der Erkrankten zu beobachten. Typischerweise sprechen diese Patienten auf die Therapie im akuten Schub gut an und erreichen anschließend eine länger dauernde Remission. Der Auslöser für den erneuten Schub ist unklar. Rezidive werden möglicherweise durch gastrointestinale oder respiratorische Infekte bzw. anderweitige Stresssituationen eingeleitet, ohne dass dies eindeutig belegt ist. Nur eine kleine Minderheit erleidet nur einen Schub und bleibt dann dauerhaft beschwerdefrei. In diesem Fall muss die Diagnose hinterfragt werden.

Steroidrefraktärer und -abhängiger Verlauf

Von einem steroidrefraktären Verlauf wird gesprochen, wenn es trotz intensiver Steroidtherapie über mindestens 4 Wochen nicht zu einer klinischen Remission kommt (etwa 20 %). Andererseits spricht man von einem steroidabhängigen Verlauf (etwa 35 %), wenn über 3 Monate mindestens 10 mg pro Tag Prednisonäquivalent erforderlich sind oder wenn es nach initialem Ansprechen unter Dosisreduktion der Steroide zu einem prompten Rezidiv innerhalb von 3 Monaten kommt. Die Intensität der Erkrankung und der Schübe ist dabei variabel.

Fulminante Verlaufsform

Im Vergleich zur CU ist dieser gravierende Verlauf extrem selten. Das alleinige Auftreten von Komplikationen, ohne eine schwere diffuse Enterocolitis, sollte nicht als fulminanter Verlauf bezeichnet werden.

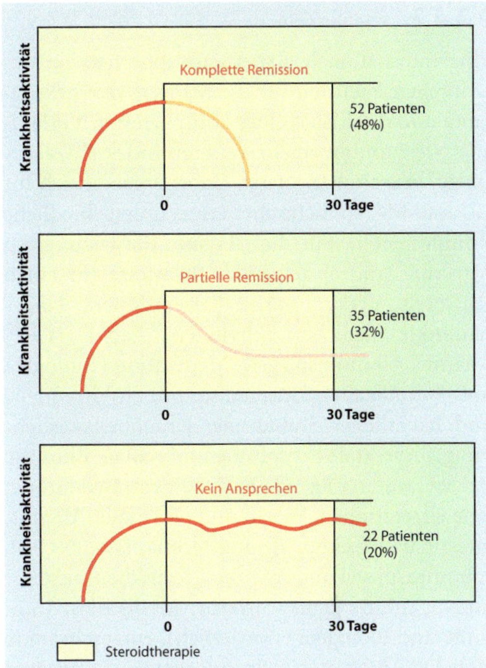

Abb. 2.5: Kurzfristiges Ergebnis einer ersten Steroidtherapie bei 109 Patienten mit M. Crohn (Munkholm et al. 1994).

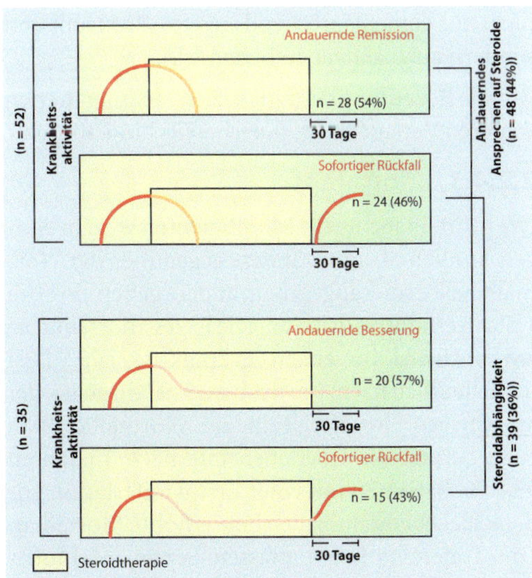

Abb. 2.6: Längerfristiges Ergebnis nach Beendigung einer Steroidbehandlung bei Patienten, die initial eine komplette oder partielle Remission erreichten (n=87; Munkholm et al. 1994).

2.2.4.2. Prognose

Eine internationale Expertengruppe hat die wesentlichen Faktoren für die Schwere der Erkrankung und das Risiko eines komplizierten Verlaufs analysiert und in einem weiteren Index *("Severity Index")* zusammengefasst. Dabei ergaben sich für CU und MC ähnliche aber etwas unterschiedliche Komponenten. Für die CU sind die wichtigsten Attribute (mit absteigender Relevanz) für einen schweren Verlauf aktive Ulzerationen, eingeschränkte tägliche Aktivitäten, Labor (CRP, Anämie, Albuminspiegel), Medikation (Biologika und Steroidgabe), Hospitalisation, Stuhlfrequenz und nächtlicher Stuhldrang, Krankheitsausdehnung, anorektale Symptome und rektale Blutung. Bei MC waren folgende Faktoren von Bedeutung: tiefe Ulzerationen, Fisteln und perianaler Abszess, intestinale Resektionen und Stoma, Labor (CRP, Albuminspiegel und Anämie), Krankheitsausdehnung, Stuhlfrequenz, Striktur, Medikation (Steroide und Biologika erforderlich), eingeschränkte tägliche Aktivität, sowie anorektale Symptome und Bauchschmerzen. Wie in Kap. 5. ausgeführt wird, sollte bei Therapieentscheidungen auf diese Faktoren geachtet werden, um möglichst einen schweren Verlauf rechtzeitig zu erkennen und nicht nur dementsprechend enger zu kontrollieren sondern auch aktiver zu behandeln.

Auf die Bedeutung der mukosalen Heilung für den weiteren Verlauf wurde oben bereits hingewiesen.

2.2.4.3. Mortalität

Die Mortalitätsrate für MC-Patienten wird in einigen Studien als unverändert gegenüber der Normalbevölkerung angegeben, andere geben ein etwa 1,5fach erhöhtes Risiko an. Die Exzessmortalität ist am höchsten im ersten Erkrankungsjahr, lässt dann deutlich nach, um nach ca. 5-9 Jahren wieder anzusteigen. Im Vergleich zur Normalbevölkerung beträgt die Überlebensrate nach 15 Jahren 93,7 %. Patienten mit einer Erstmanifestation vor dem 20. Lebensjahr haben eine erhöhte Mortalität. Die Todesursachen umfassen Sepsis, Malnutrition, schwere Blutung und perioperative Sterblichkeit als Folge der Grundkrankheit sowie andere gastrointestinale Erkrankungen und Amyloidose.

2.2.5. Besonderheiten des Morbus Crohn in verschiedenen Lebensphasen

2.2.5.1. Kinder und Jugendliche

Bei 25-30 % der Patienten mit MC beginnt die Erkrankung vor einem Lebensalter von 20 Jahren. Zwar sind die gastrointestinalen Symptome im wesentlichen dieselben wie bei Erwachsenen, es gibt jedoch einige Besonderheiten zu beachten:

- Bei Jugendlichen stehen extraintestinale Manifestationen oft mehr im Vordergrund als bei Erwachsenen. Gelenkbeschwerden sind relativ häufig (15 %) und gehen der gastrointestinalen Manifestation oft voraus, u.U. um Jahre
- Unklare Wachstumsverzögerung, unklarer Gewichtsverlust, unklare Anämie und Fieber können insbesondere bei Patienten mit Dünndarmbefall im Vordergrund stehen
- Die sexuelle Entwicklung ist verzögert und kann die psychosozialen Auswirkungen der Erkrankung besonders gravierend machen

Eine rechtzeitige adäquate Therapie kann Wachstums- und Entwicklungsverzögerung verhindern, die Defizite können bei fehlendem Epiphysenschluss weitgehend wieder aufgeholt werden.

2.2.5.2. Fertilität und Schwangerschaft

Der MC betrifft vorwiegend junge Erwachsene, insofern sind Fragen von Fertilität und Schwangerschaft sehr wichtig.

- Insgesamt scheint die Fertilität etwas vermindert zu sein
- Bei Frauen scheinen als Ursachen dafür verminderte Libido, Dyspareunie, ein unregelmäßiger Ovulationszyklus und selten eine Verklebung der Tuben durch Entzündung in der Umgebung dazu beizutragen. Auch unangemessene ärztliche Beratung, beispielsweise prinzipielles Abraten von einer Schwangerschaft, scheint eine Rolle zu spielen
- Bei Männern können Sulfasalazin und Mesalazin zu einer reversiblen Oligospermie und zu Störungen der Spermienmorphologie und -motilität führen
- Konzeptionsversuche sind in Remission erfolgreicher als bei Krankheitsaktivität

- Bei aktiver Erkrankung zum Zeitpunkt der Konzeption ist das Risiko eines spontanen Abortes erhöht
- Die Prognose der Schwangerschaft ist relativ günstig. Bei einer Schwangerschaft in der Remission hat die Frau eine gute (etwa 80 %) Chance, ein gesundes Kind auszutragen. 12 % haben einen spontanen Abort, 5 % haben aus medizinischen Gründen einen Abort, 2 % haben eine Totgeburt, ca. 1 % der geborenen Kinder zeigen kongenitale Abnormalitäten (letzteres eine Rate, die nicht signifikant von Gesunden abweicht). Etwa 17 % der Kinder von Müttern mit MC haben ein vermindertes Geburtsgewicht (im Vergleich zu 5 % im gesunden Vergleichskollektiv). Ca. 15 % der Schwangerschaften von Frauen mit MC enden vor dem regulären Termin (vs. 7 % im gesunden Vergleichskollektiv)
- Die Schwangerschaft hat keinen einheitlichen Effekt auf die Aktivität der Erkrankung: Ca. 75 % der Frauen in Remission, die schwanger werden, bleiben während der Schwangerschaft in Remission. Exazerbationen werden in der Regel im ersten Trimester gesehen. Nur etwa ein Drittel der Patientinnen, die während einer aktiven Phase der Erkrankung schwanger werden, erreichen eine Remission, auch wenn adäquat behandelt wird
- Eine Behandlung mit Aminosalicylaten hat in der Schwangerschaft nach den bisherigen Erfahrungen offenbar keinen nachteiligen Effekt und sollte ggf. eingesetzt werden. Systemische Kortikosteroide können nachteilige Effekte auf die Schwangerschaft haben (u.a. Geburtsgewicht), sollten aber bei relevanter Aktivität der Erkrankung ggf. eingesetzt werden. Ähnlich wie bei der CU scheint die Fortführung einer stabilen Immunsuppression mit Azathioprin auch in der Schwangerschaft vertretbar und unproblematisch zu sein. Dies sollte aber in jedem Einzelfall eingehend besprochen werden. Auch für MTX und Antikörper gilt das oben für CU aufgeführte.

2.2.5.3. Ältere Patienten

Das klinische Bild bei älteren Menschen unterscheidet sich nur gering von dem bei Jüngeren. Offenbar ist das Colon etwas häufiger betroffen und zwar vom inflammatorischen Subtyp. Manche Autoren fanden, dass bei älteren Patienten wegen Fisteln und Abszessen etwas häufiger chirurgisch interveniert werden muss als bei Jüngeren. Etwas andere Probleme als bei Jüngeren ergeben sich in der Differenzialdiagnose: die Abgrenzung zur ischämischen Colitis und zur Divertikulitis kann im Einzelfall schwierig sein.

2.3. Fatigue-Syndrom bei chronisch entzündlichen Darmerkrankungen

Trotz enormer Fortschritte in der medikamentösen Therapie bei chronisch entzündlichen Darmerkrankungen bleibt die Lebensqualität Betroffener oft wesentlich beeinträchtigt. Die Patienten leiden häufig unter Müdigkeit, Erschöpfung, Konzentrationsproblemen, erhöhtem Ruhebedürfnis, Schlafstörungen und einer Einschränkung der Leistungsfähigkeit – all diese Beschwerden werden unter dem Begriff "Fatigue-Syndrom" zusammengefasst. Aus Patientensicht ist Fatigue ein wichtiger Bestandteil der Erkrankung, teilweise sogar wichtiger als das Symptom "Stuhlgang" – deswegen ist es relevant, diese zu erfragen, ernst zu nehmen und nach besten Möglichkeiten zu behandeln. So leiden 44-86 % der CED-Patienten während eines akuten Schubes unter einer andauernden Erschöpfung, jedoch sind auch in der Remissionsphase 22-41 % der Patienten hiervon betroffen. Somit ist Fatigue nicht allein als Symptom eines Schubes, sondern vielmehr als eine krankheitsbegleitende Problematik anzusehen. Es gibt eine Reihe von Faktoren, die Fatigue begünstigen oder sogar auslösen. Dazu gehört offensichtlich die Krankheitsaktivität, aber auch Medikamente, eine Anämie und Ernährungsdefizite scheinen eine Rolle zu spielen. Eine spezifische gegen Fatigue gerichtete medikamentöse Therapie existiert leider nicht (☞ Kap. 4.4.).

2.4. Psychosoziale Faktoren bei chronisch entzündlichen Darmerkrankungen

Die chronisch entzündlichen Darmerkrankungen werden traditionell gerne als Erkrankungen angesehen, die durch psychische Belastungen und Faktoren mit hervorgerufen werden. Für die Vermutung einer ätiopathogenetischen Rolle psychischer Faktoren gibt es aber keine Evidenz. Demgegenüber ist folgendes festzuhalten:

- Es gibt offenbar keine prämorbiden Persönlichkeitsstrukturen, die zu CU oder MC disponieren
- Es wird vermutet – ohne bewiesen zu sein – dass Stress oder andere belastende Faktoren den Verlauf der Erkrankung beeinflussen oder Schübe auslösen können
- Sekundäre psychische Veränderungen als Folge der gravierenden Grunderkrankung sind häufig und meist unmittelbar verständlich. Beobachtet werden Depressionen, anorektische Reaktionen, reaktive Neurosen und andere Probleme
- Der therapeutische Wert psychosomatischer Behandlungsansätze für den Verlauf der CED ist wissenschaftlich unbewiesen
- Von zentraler Bedeutung ist die Berücksichtigung der sozialen und der beruflichen Situation des Patienten bei der Diagnostik- und Therapieplanung. Die Ängste der Patienten müssen innerhalb eines vertrauensvollen Patienten-Arzt-Verhältnisses besprochen und abgebaut werden. Betreuung ist ebenso wichtig wie Behandlung
- Bei psychischen Auffälligkeiten sollte ein Psychotherapie-erfahrener Kollege zugezogen werden. Die analytische Therapie wird bei diesen Patienten sehr kritisch gesehen.

2.5. Literatur

Abreu MT, Taylor KD, Lin Y-C et al. Mutations in *NOD2* are associated with fibrostenosing disease in patients with Crohn's disease. Gastroenterology 2002;123:679-688.

Artom M, Czuber-Dochan W, Sturt J et al. Targets for health interventions for Inflammatory Bowel Disease-fatigue. J Crohns Colitis 2016;10:860-869.

Binder V, Hendriksen C und Kreiner S. Prognosis in Crohn's disease - based on results from a regional patient group from the country of Copenhagen. Gut 1985;26: 146-150.

Cellier C, Sahmoud T, Froguel E et al. Correlations between clinical activity, endoscopic severity, and biological parameters in colonic or ileocolonic Crohn's disease. A prospective multicentre study of 121 cases. Gut 1994; 35:231-235.

Chupin A, Perduca V, Meyer A et al. Systematic review with meta-analysis: comparative risk of lymphoma with anti-tumour necrosis factor agents and/or thiopurines in patients with inflammatory bowel disease. Aliment PharmacolTher. 2020;52:1289–1297.

Connell WR, Sheffield JP, Kamm MA et al. Lower gastrointestinal malignancy in Crohn's disease. Gut 1994;35: 347-352.

Cosnes J, Cattan S, Blain A et al. Long-term evolution of disease behavior of Crohn's disease. Inflamm Bowel Dis. 2002; 4:244-250.

Ditrich F, Blümel S, Biedermann et al. Genetic risk factors predict disease progression in Crohn's disease patients of the Swiss inflammatory bowel disease cohort. Therap Adv Gastroenterol 2020;13.

Ekbom A, Helmick CG, Zack M et al. Extracolonic malignancies in inflammatory bowel disease. Cancer 1991; 67:2015-2019.

Ekbom A, Helmick CG, Zack M et al. Increased risk of large-bowel cancer in Crohn's disease with colonic involvement. Lancet 1990;341:357-359.

Ekbom A, Helmick CG, Zack M et al. Survival and causes of death in patients with inflammatory bowel disease: a population-based study. Gastroenterology 1992;103: 954-960.

Farmer RG, Easley KA und Rankin GB. Clinical Patterns, natural history, and progression of ulcerative colitis. A long-term follow-up of 1116 patients. Dig Dis Sci 1993; 38:1137-1146.

Farmer RG, Hawk WA, Turnbull Jr RB. Clinical patterns in Crohn's disease: a statistical study of 615 cases. Gastroenterology 1975;68:627-635.

Graff LA, Clara I, Walker JR et al. Changes in fatigue over 2 years are associated with activity of Inflammatory Bowel Disease and psychological factors. Clin Gastroenterol Hepatol 2013;11:1140-1146.

Greenstein AJ, Lachman P, Sachar DB et al. Perforating and non-perforating indications for repeated operations in Crohn's disease: evidence for two clinical forms. Gut 1988;29:588-592.

Greenstein AJ, Mullin GE, Strauchen JA et al. Lymphoma in inflammatory bowel disease. Cancer 1992;69: 1119-1123.

Guyatt G, Mitchell A, Irvine EJ et al. A new measure of health status for clinical trials in inflammatory bowel disease. Gastroenterology 1989;96:804-810.

Hampe J, Grebe J, Nikolaus S et al. Association of *NOD2* (CARD15) genotype with clinical course of Crohn's disease: A cohort study. Lancet 2002;359:1661-1665.

Hendrikson C, Kreiner S und Binder V. Long term prognosis in ulcerative colitis - Based on results from a regional patient group from the country of Copenhagen. Gut 1985;26:158-163.

Irvine EJ, Feagan B, Rochon J et al. Quality of Life: A valid and reliable measure of therapeutic efficacy in the treatment of inflammatory bowel disease. Gastroenterology 1994;106:287-296.

Langholz E, Munkholm P und Davidsen M. Course of ulcerative colitis: analysis of changes in disease activity over years. Gastroenterology 1994;107:3-11.

Lo B, Zhao M, Vind I, Burisch J. The risk of extraintestinal cancer in inflammatory bowel disease: a systematic review and meta-analysis of population-based cohort studies. Clin Gastroenterol Hepatol 2020;S1542-3565(20)31124-1.

Louis E, Collard A, Oger AF et al. Behaviour of Crohn's Disease according to the Vienna Classification: changing pattern over the course of the disease. Gut 2001;49:777-782.

Malchow H, Küster B, Scheurlen M et al. Lokalisation und Ausdehnung des Morbus Crohn bei der Erstdiagnose. MedKlin1987;82:140-145.

Mekhjian HS, Switz DM, Melnyk CS et al. Clinical features and natural history of Crohn's disease. Gastroenterology1979;77:898-890.

Meucci G, Vecchi M, Astegiana M et al. The natural history of ulcerative proctitis: A multicenter, retrospective study. Am J Gastroenterol 2000;95:469-473.

Munkholm P, Langholz E, Davidsen M et al. Frequency of glucocorticoid resistance and dependency in Crohn's disease. Gut 1994;35:360-362.

Myren J, Bouchier IAD, Watkinson G et al. The OMGE multinational inflammatory bowel disease survey 1976-1986. A further report on 3175 cases. Scand J Gastroenterol 1989;23(144):11-19.

Neurath MF, Travis SPL. Mucosal healing in inflammatory bowel diseases: a systematic review. Gut 2012;61: 1619-35

Olsen KO, Juul S, Berndtsson I et al. Ulcerative Colitis: Female fecundity before diagnosis, during disease, and after surgery compared with a population sample. Gastroenterology 2002;122:15-19.

Pariente B, Torres, J, Burisch J, et al. Validation and update of the Leìmann Index to measure cumulative structural bowel damage in Crohn's Disease. Gastroenterology. 2021; 161(3): 853–864

Persson PG, Bernell O, Leijonmarck CE et al. Survival and cause-specific mortality in inflammatory bowel disease: a population-based cohort study. Gastroenterology 1996;110:1339-1345.

Polito II JM, Childs B, Mellits D et al: Crohn's disease: influence of age at diagnosis on site and clinical type of disease. Gastroenterology 1996;111:580-586.

Powell-Tuck J, Ritchie JK und Lennard-Jones JE. The prognosis of idiopathic proctitis. Scand J Gastroenterol 1977;12: 727.

Sahmoud T, Hoctin-Boes G, Modigliani R et al. Identifying patients with a high risk of relapse in quiescent Crohn's disease. Gut 1995;37:811-818.

Schwartz DA, Loftus EV, Tremaine WJ et al. The natural history of fistulizing Crohn's disease in Olmsted County, Minnesota. Gastroenterology 2002;122: 875-880.

Siegel C, Whitman CB, Spiegel BMR et al. Development of an index to define overall disease severity in IBD. Gut 2018;67(2):244-254.

Silverberg MS, Satsangi J, Ahmad T et al. Toward an integrated clinical, molecular and serological classification of inflammatory bowel disease: Report of a Working Party of the 2005 Montreal World Congress of Gastroenterology. Can J Gastroenterol 2005;19(A):5-36.

Singh S, Jiv Singh Nagpal S, Murad MH et al. Inflammatory bowel disease is associated with an increased risk of melanoma: a systematic review and metaanalysis. Clin Gastroenterol Hepatol 2014;12:210-218.

Sleisenger MH, Fordtran JS. Gastrointestinal Diseases. Philadelphia 2020.

Stange EF, Herausgeber. Entzündliche Darmerkrankungen, Klinik, Diagnostik und Therapie. Stuttgart 2016.

Steinhardt HJ, Loeschke K, Kasper H et al. European Cooperative Crohn's Disease Study (ECCDS): Clinical features and natural history. Digestion 1985;31: 97-108.

Torres J, Mehandru S, Colombel JF, Peyrin-Biroulet L. Crohn´s disease. Lancet. 2017;389(10080):1741-1755

Ungaro R, Mehandru S, Allen PB, Peyrin-Biroulet L, Colombel JF. Ulcerative colitis. Lancet. 2017;389(10080): 1756-1770

Wehkamp J, Götz M, Herrlinger K, Steurer W, Stange E.F. Entzündliche Darmerkrankungen. Dtsch Arzteblatt Int 2016;113(4):265-72

Targan SR, Shanahan F, Karp B (Hrsg.). Inflammatory Bowel Disease: From Bench to Bedside. Baltimore, Philadelphia, London 2005.

Diagnostik

3. Diagnostik

Am Anfang der Diagnostik einer chronisch entzündlichen Darmerkrankung (CED) stehen die Anamnese und das aktuelle klinische Beschwerdebild. Auch wenn die Symptome wie z.B. Diarrhoe, Bauchschmerz und Blutbeimengung im Stuhl bei weitem nicht spezifisch sind, kann aus der Dauer der Symptome ein erster Hinweis abgeleitet werden und eine zeitlich limitierte Erkrankung wie z.B. einen infektiösen Durchfall unwahrscheinlich machen. Trotzdem kann es mitunter Monate bis sogar Jahre dauern, bis die Diagnose einer CED gestellt wird. Dies gilt mehr noch für den Morbus Crohn (MC) als für die Colitis ulcerosa (CU), welche häufig mit dem Warnzeichen eines peranalen Blutabgangs aufwartet. Ein weiteres Dilemma ist die schwache Korrelation zwischen objektiven Parametern (z.B. Labor, Endoskopie) und klinischer Aktivität bzw. Beschwerdebild einer CED, wobei

CED – Differenzialdiagnostik

- Spezielle Erkrankungen im rechten Unterbauch
  - Appendizitis
  - Adnexitis
  - Ovarialzysten und -tumoren
  - Neuroendokriner Tumor
  - rechtsseitige Divertikulitis
  - Extrauteringravidität
  - Endometriose
  - Colonkarzinom, rechtsseitig
  - Meckeldivertikel
  - Invagination
- Vaskuläre Erkrankungen
  - Systemische Vaskulitiden (Takayasu-Arteriitis, Panarteriitis nodosa, systemischer Lupus erythematodes etc.)
  - M. Behçet
  - Ischämische Ileitis/Colitis (u.a. non-occlusive mesenteric infarction (NOMI))
- Strahlenenteritis/Strahlencolitis
- Eosinophile Gastroenteritis
- Mikroskopische Colitis (lymphozytäre und kollagene Colitis)
- Medikamenten-induzierte Colitis (z.B. NSAID)
- Antibiotika-assoziierte (pseudomembranöse) Colitis
- Infektiöse Enteritiden/Colitiden
  - Cryptosporidien
  - *Campylobacter jejuni*
  - Salmonellen/Shigellen
  - Gonokokken
  - diverse Wurminfektionen
  - Amöbiasis
  - Lambliasis
  - Epstein-Barr-Virus
  - Herpes-simplex-Virus
  - Cytomegalievirus
  - Schistosomiasis
  - Gonokokken
  - *Yersinia enterocolitica*
  - *E. coli* (entero-hämorrhagische, enteroaggregative, enteroinvasive, enterotoxische)
  - *Treponema pallidum*
  - *Clostridioides difficile* assoziierte Diarrhoe (CDAD)
  - Tropheryma whippelii (M. Whipple)
- Divertikulitis
- Tumore/maligne Systemerkrankungen
  - Lymphom/Sarkom
  - Colon-/Dünndarmkarzinom
  - Neuroendokriner Tumor
- Reizdarmsyndrom
- Solitäres Rektumulcus-Syndrom
- Diarrhoea factitia

Tab. 3.1: Differenzialdiagnose bei CED.

dieses wiederum in besonderem Maße für den MC gilt.

Mit den heute verfügbaren apparativen und laborchemischen Methoden gelingt es in der Regel, die Diagnose und Entität einer CED festzulegen und hieraus therapeutische Konsequenzen abzuleiten. Die Differenzierung bzw. Abgrenzung eines MC von einer CU kann dennoch in 10-15 % der Fälle problematisch sein und hat zur Entität einer Colitis indeterminata (unklassifizierten Colitis) geführt.

Als grundlegende Ziele der Diagnostik können folgende Punkte angegeben werden. Hierbei kommen die in diesem Kapitel angesprochenen Verfahren mit unterschiedlicher Wertigkeit und je nach Krankheitsphase (Erstdiagnose, Verlauf, Prävention) zum Einsatz.

Ziele der Diagnostik:
• Primärdiagnose einer CED einschl. Ausschlussdiagnostik
• Bestimmung von Ausdehnung und Aktivität der CED
• Abschätzung von Prognose und Rezidivrisiko
• Erkennung von Komplikationen (u.a. Stenosen, Fisteln, Abszesse oder extraintestinale Manifestationen)
• Beurteilung der Wirksamkeit der Therapie (u.a. "mukosale Heilung")
• Früherkennung von dys- bzw. neoplastischen Veränderungen (Krebsfrüherkennung)

Ein wichtiger Baustein ist dabei die Abgrenzung von anderen Krankheitsbildern, die in Teilen Überlappungen mit CED aufweisen (☞ Tab. 3.1).

Diagnostische Schritte bei CED

Abhängig von der diagnostischen Fragestellung wird man aus dem diagnostischen Armamentarium diejenigen Methoden auswählen, die am einfachsten, mit der größten diagnostischen Sicherheit, der geringsten Belastung für den Patienten und, nicht zuletzt, auch den geringsten Kosten zum Ziel führen. Prinzipiell wäre es sinnvoll, die Effektivität diagnostischer Verfahren in bestimmten klinischen Situationen ebenso durch prospektive Untersuchungen zu klären, wie wir dies bei therapeutischen Maßnahmen selbstverständlich voraussetzen.

Am Anfang jeder Diagnostik stehen eine sorgfältige Anamnese und klinische Untersuchung, bei der wie oben erwähnt zunächst einmal an die Möglichkeit einer CED gedacht werden muss. Je sorgfältiger durch Anamnese und körperlichen Untersuchungsbefund die Differenzialdiagnose eingeengt wird, desto gezielter und sparsamer kann der weitere diagnostische Aufwand ausfallen. Die verschiedenen diagnostischen Werkzeuge sind in Tab. 3.2 zusammengefasst.

CED – Diagnostische Methoden
• Anamnese
• Klinischer Untersuchungsbefund
• Laboruntersuchungen
- klinische Chemie
- Immunologie
- Mikrobiologie
• Apparative Untersuchung
- Endoskopie
- Gastroskopie plus Histologie
- Ileocoloskopie plus Histologie
- Kapselendoskopie
- Doppelballonendoskopie plus Histologie
- Bildgebung
- Sonographie (transkutan, evtl. mit Farbdoppler oder KM-verstärkt)
- rektale Endosonographie
- Magnetresonanztomographie (Enteroklysma, Enterographie, Becken)
- Computertomographie
- konventionelle Röntgendiagnostik (Röntgen-Abdomen)

Tab. 3.2: Diagnostische Methoden bei CED.

In der Regel werden die Sensitivität und Spezifität eines einzelnen Verfahrens für den jeweiligen diagnostischen Zweck nicht ausreichen. Generell gilt, dass die Diagnose und Einordnung einer CED erst in Zusammenschau von Klinik, Endoskopie, Radiologie/Ultraschall und Pathologie erfolgen sollte. Aber auch unter Einschluss aller Methoden wird bei etwa 10-15 % der Patienten eine eindeutige Festlegung auf einen MC oder eine CU nicht möglich sein. Ein Teil dieser Fälle von unklassifizierter Colitis wird im weiteren Krankheitsverlauf einer der beiden Hauptentitäten zugeordnet werden können. Andererseits muss die primäre Diagnose eines MC oder einer CU im Verlauf der Erkrankung manchmal auch korrigiert werden, da sich ein Befundwandel einstellen kann. Die definitive Zuordnung kann letztlich nur durch den Pathologen am kompletten Operationspräparat/ Resektat erfolgen. Trotzdem muss ein Teil der Fälle weiterhin als indeterminierte Colitis eingeordnet werden.

3.1. Labordiagnostik

Für CED existieren keine spezifischen Laborwerte und sind auch nicht zweckdienlich zur Differenzierung von MC und CU. Sie können im Rahmen der Primärdiagnostik lediglich auf einen Entzündungsprozess hinweisen. Auch im Verlauf dienen unspezifische Indikatoren eines systemischen Entzündungsprozesses im Wesentlichen der Beurteilung der Krankheitsaktivität. Darüber hinaus können Laboruntersuchungen Hinweise auf Komplikationen wie Malabsorption, spezielle Mangelzustände (z.B. Eisen- oder Vitaminmangel) oder eine bakterielle Fehlbesiedlung geben, auf assoziierte Erkrankungen wie z.B. die primär sklerosierende Cholangitis (PSC) hindeuten und beim Patienten in klinischer Remission Informationen über das Rezidivrisiko liefern. Das mikrobiologische Labor ist in der Differenzialdiagnose zur infektiösen Colitis bzw. zur Erkennung von Superinfektionen bei Patienten mit einem "Schub" einer länger bekannten CED hilfreich. Zur Abschätzung des Behandlungserfolges und damit zur Steuerung der Therapie trägt das Labor (CRP, Calprotectin) bei, aber die Klinik und ggf. die Endoskopie bleiben führend.

3.1.1. Entzündungsdiagnostik

In der klinischen Praxis haben sich als Entzündungsmarker die Blutsenkungsgeschwindigkeit (BSG) und das C-reaktive Protein (CRP) bewährt. Durch die geringere Halbwertszeit und die spezifischere Aussage hinsichtlich einer Entzündung bietet das CRP augenscheinlich einen Vorteil. Darüber hinaus kann auch eine Thrombozytose auf den systemischen Entzündungsprozess hinweisen. Die Messung proinflammatorischer Zytokine wie z.B. des IL-6 oder löslicher Rezeptoren für IL-2 oder Tumornekrosefaktor (TNF) bietet demgegenüber keinen relevanten Vorteil. Normalwerte dieser Parameter schließen eine CED keinesfalls aus, insbesondere nicht eine CU, die bei Beschränkung des Krankheitsprozesses auf die Mukosa und geringer bis mäßiger Aktivität laborchemische Hinweise auf eine systemische Entzündung häufig vermissen lässt.

Eine Leukozytose mit Linksverschiebung kann auch durch Komplikationen wie Abszesse, ein erniedrigtes Hämoglobin durch chronische Blutung bei Dickdarmbefall insbesondere bei der CU oder die chronische Erkrankung per se verursacht sein. Im Sinne einer effektiven und sparsamen Diagnostik ist zur Beurteilung der Aktivität der systemischen Entzündung bei CED die Bestimmung des CRP am einfachsten und ergiebigsten. Werden komplexe Indizes zur Beurteilung verschiedener Aspekte des aktuellen Krankheitszustandes und des Krankheitsverlaufes erstellt, gehen weitere Laborwerte ein: in den CDAI nach Best das Hämoglobin, in den sog. van-Hees-Index mit hoher Gewichtung das Serumalbumin, daneben auch die BSG. Diese Indizes sind allerdings eher im Studienkontext gebräuchlich und spielen im klinischen Alltag eine untergeordnete Rolle.

Entzündungsparameter gehen zudem in verschiedene Indizes ein, mit denen bei Patienten in klinischer Remission das Rezidivrisiko abgeschätzt werden soll. In der klinischen Praxis haben sich diese Prognoseindices wegen des im individuellen Fall unzureichenden prädiktiven Wertes und der derzeit fehlenden therapeutischen Konsequenzen (☞ Kap. 5.) nicht durchsetzen können.

Fäkale Marker wie Calprotectin oder Lactoferrin können im Stuhl gemessen werden und treten im Rahmen einer Leukozytenextravasation erhöht auf. Diese Stuhltests sind allerdings unspezifisch, womit eine Erhöhung generell auf eine Erkrankung wie z.B. Entzündung oder Tumor hinweist. Normwerte hingegen eignen sich dazu, nicht organische Ursachen gastrointestinaler Beschwerden wie ein Reizdarmsyndrom in Erwägung zu ziehen. In speziellen Situationen können sie hilfreich sein, z.B. um eine Endoskopie bei Kindern zu umgehen. Die gute Korrelation mit dem Aktivitätsgrad einer CED erlaubt, dass diese Parameter zur Verlaufsbeurteilung einer CED herangezogen werden. Allerdings muss die Hoffnung, eine Therapie alleinig an der Normalisierung dieser fäkalen Stuhlmarker auszurichten, enttäuscht werden. Nichtsdestotrotz sind sie ein sinnvoller Baustein in der nicht-invasiven Aktivitätsbeurteilung einer CED. Bei reinem Dünndarmbefall ist die Aussagekraft eingeschränkt, hingegen bei Dickdarmbefall deutlich besser. In der postoperativen Situation sind höhere Grenzwerte anzusetzen.

3.1.2. Differenzialdiagnose MC – CU mit Autoantikörpern

Eine Differenzierung zwischen CU und MC wurde mit Hilfe verschiedener Autoantikörper versucht. Zwar sind antineutrophile cytoplasmatische Antikörper mit vorwiegend perinukleärem Immunfluoreszenzmuster (p-ANCA) wesentlich häufiger bei CU (20-85 %; besonders häufig bei Patienten mit primär sklerosierender Cholangitis) zu beobachten als bei MC (0-40 %), trotzdem tragen sie im Einzelfall nicht wesentlich zur Differenzialdiagnose bei. Umgekehrt finden sich bei MC – häufiger als bei CU – Antikörper gegen Oligomannosid-Epitope von *Saccharomyces cerevisiae* (ASCA). Auch dieser Test ist in der klinischen Praxis ohne Relevanz. Ähnliches gilt für Antikörper gegen Becherzellen und die relativ Crohn-"spezifischen", aber nur bei 20-30 % der Patienten nachweisbaren Antikörper gegen Pankreasazinuszellen (PAB). Hieran hat sich durch Entdeckung neuer Antikörper gegen I2 (bakterieller Transkriptionsfaktor), Omp *(Outer Membrane Protein)* oder CBir (Flagellin) nichts geändert. Das Vorhandensein der Autoantikörper ist übrigens in vielen Fällen eine Kreuzreaktion mit bakteriellen Antigenen und kein Hinweis auf eine Autoimmunerkrankung.

Ein Sonderfall hinsichtlich prognostischer Relevanz ist der vermehrte Nachweis von anti-GP2 (Glykoprotein 2 aus pankreatischen Zymogengranula) bei der primär sklerosierenden Cholangitis. Hier zeigt sich eine Korrelation zu einer verminderten Lebenserwartung und dem Auftreten eines cholangiocellulären Karzinoms.

3.1.3. Mikrobiologische Untersuchungen

Mikrobiologische Untersuchungen sind erforderlich zum Ausschluss einer infektiösen, spezifisch zu behandelnden Ursache einer (blutigen) Diarrhoe, bei der Erstdiagnose einer CED sowie zum Ausschluss einer infektiösen Superinfektion. Infektiöse Colitiden können das endoskopische Bild einer CED täuschend imitieren, so dass ein "typischer" Endoskopie-Befund eine vor allem bakterielle oder parasitäre Ursache nicht ausschließt. Die häufigsten Erreger, die gemäß Robert-Koch-Institut als Ursache einer infektiösen Durchfallerkrankung gemeldet werden, sind *Campylobacter jejuni* und Salmonellen. Abgeschlagen dahinter liegen Yersinien, entero-invasive oder -pathogene *E. coli*, selten Shigellen oder Amöben. Alle diese Keime können eine blutige Diarrhoe und somit Colitis auslösen. Der relevante Keim wird durch Stuhlkultur oder durch den direkten mikroskopischen Nachweis von Parasiten im Stuhl identifiziert. Titerverläufe entsprechender Serumantikörper spielen eine untergeordnete Rolle. Die Kultur von Biopsien erbringt keinen zusätzlichen Erkenntnisgewinn wie auch die Histologie selten hilfreich ist, eine CED verlässlich abzugrenzen. Eine Ausnahme stellt die *Clostridium difficile*-assoziierte Diarrhoe (CDAD) oder Colitis dar (Verursacher *Clostridioides difficile*), die gehäuft auch bei CED beobachtet wird. Sie stellt ein diagnostisches Dilemma dar, da typische Bilder bei CED mitunter fehlen. Trotzdem ist mit Toxin (CDT A und B) und Antigennachweis (GDH) häufig eine Klärung möglich, eine histologische Sicherung sollte aber angestrebt werden, da das endoskopische Bild leider trugerisch ist.

Eine serologische Virusdiagnostik ist in der Regel wenig ergiebig. Nichtsdestotrotz sollte das Vorliegen einer CMV-Colitis beim steroidrefraktären Verlauf bedacht werden. Hier sollte vorrangig eine PCR aus EDTA-Blut erfolgen, eine Immunhistochemie der Biopsie ist ein weiterer diagnostischer Baustein, da die klassischen histologischen Veränderungen mit Einschlusskörperchen im Regelfall fehlen. Verbindliche Kriterien einer CMV-Colitis existieren nach wie vor nicht, die PCR mit Quantifizierung der Viruskopien scheint aber am ehesten eine derartige Komplikation anzuzeigen. Im Einzelfall ist eine Abwägung aller gewonnenen Parameter anzuraten.

3.1.4. Labor- und Funktionsuntersuchungen zum Nachweis von Komplikationen

Bei länger bestehendem, ausgedehntem und schwerem Dünndarmbefall oder nach Ileumresektion sowie bei bakterieller Fehlbesiedelung kann eine Malabsorption auftreten. Eine gestörte Vitamin B_{12}-Resorption wurde früher mit Hilfe des Schilling-Tests nachgewiesen. Im Regelfall wird man sich mit der Detektion eines Mangels begnügen und nach Ausschluss einer Autoimmungastritis den Dünndarmbefall verantwortlich machen. Ein Gallensäureverlust kann mit dem ebenfalls kaum mehr durchgeführten SeHCAT-Test bestimmt werden, bei dem über 7 Tage der Verlust an Radioaktivität der oral verabreichten, enterohepatisch zirkulierenden synthetischen Gallensäure [^{75}Selenium]-Homotaurocholsäure über dem Abdomen gemessen wird. Alternativ kann mit Hilfe des [^{14}C]- oder in Zukunft besser des [^{13}C]-Glykocholatatemtests eine Gallensäuremalabsorption festgestellt werden, die bei dieser Untersuchungstechnik aber auch Folge einer bakteriellen Fehlbesiedlung sein kann. Diese wird wiederum mit Hilfe des Glukose-H_2-Atemtests diagnostiziert und steht im Zusammenhang mit Voroperationen, z.B. Ileocoecalresektion oder Verengungen im Dünndarm. Ein während und einige Wochen nach akuten Krankheitsschüben auftretender Laktasemangel kann mit Hilfe des Laktose-H_2-Atemtests belegt werden (☞ Abb. 3.1). Ein intestinaler Eiweißverlust wird heute durch die fäkale α_1-Antitrypsin-Ausscheidung (als Konzentration im Stuhl oder als Clearance gemessen) nachgewiesen.

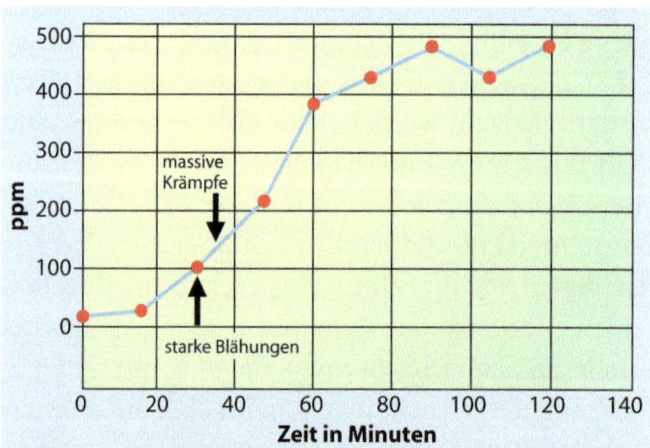

Abb. 3.1: Typischer Befund im Laktose-H_2-Atemtest bei ausgeprägter Laktoseintoleranz bei einer Patientin nach schwerem Schub eines M. Crohn und ausgeprägtem Meteorismus.

In der klinischen Praxis werden diese z. T. sehr aufwendigen Tests wie oben erwähnt selten durchgeführt. Stattdessen werden zum Nachweis von Vitamin- und Spurenelement-Mangelsituationen (Magnesium, Zink) Serumspiegelbestimmungen bzw. indirekte Zeichen wie z.B. das rote Blutbild herangezogen und eine entsprechende Substitution eingeleitet. Auch das Gallensäureverlustsyndrom als Ursache der chologenen Diarrhoe diagnostiziert man in der Regel *ex juvantibus* im Therapieversuch mit einem Gallesäurebinder, z.B. mit Colestyramin.

Erhöhte Cholestaseparameter (alkalische Phosphatase, γ-GT) können auf das Vorliegen einer primär sklerosierenden Cholangitis hinweisen. Die gelegentliche Bestimmung von Nierenfunktionsparametern dient der Aufdeckung von krankheits- oder – selten – therapiebedingten Nierenschäden. Erhöhte Urinoxalatspiegel zeigen ein erhöhtes Nierensteinrisiko an (☞ Kap. 4.).

Eine weitere wichtige Mangelsituation ist der Eisenmangel und die Eisenmangelanämie, die durch Entzündung und/oder intestinalen Blutverlust bei CED entstehen kann. Hier gilt es die Ursache und die Notwendigkeit einer Eisensubstitution zu erkennen. Als Maß des Eisenmangels dient die Bestimmung des Ferritins, welches je nach Vorhandensein einer Entzündung einen bestimmten unteren Grenzwert unterschreiten muss (ohne Entzündung Ferritin <30 µg/l, mit Entzündung <100 µg/l). Weniger gebräuchlich, wenn auch genauso akkurat, ist der löslische Transferrinrezeptor oder die Transferrinsättigung.

Als Basisdiagnostik wird bei CED vorgeschlagen, den Entzündungsstatus, Eisenhaushalt, Nierenretentionswerte, Transaminasen und Cholestaseparameter zu erheben.

3.1.5. "Therapeutic Drug Monitoring" (TDM)

Als zusätzliche Labordiagnostik zur Steuerung der Therapie mit Immunsuppressive und Biologika kann ein TDM eingesetzt werden. Die Bestimmung verschiedener Azathioprin-Metabolite kann in Einzelfällen bei mangelhaftem Ansprechen (Adhärenz?) und Toxizität zum Einsatz kommen, hat sich aber nicht als Routine durchgesetzt. Ersatzweise kann das erythrozytäre MCV herangezogen werden, das mit den Wirkspiegeln korreliert. Bei V.a. Azathioprin-Toxizität, z.B. Anstieg der Leberwerte oder Absinken der Leukozyten, empfiehlt sich die Bestimmung des Enzyms Thiopurin-Methyltransferase, bei niedriger Aktivität dieses Enzyms können durch Reduktion der Azathioprin-Dosis Nebenwirkungen minimiert werden.

Wichtiger ist die TDM zur Bestimmung von Wirkspiegeln der therapeutischen monoklonalen Antikörper (vor allem anti-TNF) und gegen die Fremdeiweiße gerichtete körpereigene Antikörper des Empfängers, sog. ADA's *(Anti-Drug Antibodies)*. Neuere Assays werden weniger als bisher durch Präsenz der Wirkantikörper, also der "Biologika", gestört. Trotzdem sind die Ergebnisse noch variabel zwischen verschiedenen kommerziellen Testkits und zudem besteht kein Konsens über die Notwendigkeit des Einsatzes im Therapieverlauf. Auch sind die "therapeutischen" Wirkspiegel noch nicht definitiv geklärt.

Diese Assays können entweder "reaktiv", d.h. beispielsweise bei primärem Nichtansprechen oder bei sekundärem Wirkverlust verwendet werden, oder "proaktiv", beispielsweise nach jeder Serie von Infusionen bzw. Injektionen: meist erfolgt die Bestimmung individuell nach klinischer Indikation. Bei fehlenden oder niedrigen Wirkspiegeln der TNF-Antikörper kann die Dosis gesteigert werden, bei sehr hohen Spiegeln und guter Wirkung eben reduziert werden. Bei niedrigen ADA's ist eine Dosissteigerung oder der Einsatz von Immunsuppressiva zur Reduktion der Antikörperreaktion zu überlegen. Bei sehr hohen ADA-Spiegeln sollte auf eine andere Biologikaklasse umgestellt werden. Weniger etabliert sind diese Testverfahren bei Anti-Integrinen, die einen unklaren optimalen Wirkspiegel haben und bei Anti-IL12/23-Antikörpern, die nur sehr selten ADA's induzieren.

3.2. Endoskopie und Histologie

3.2.1. Allgemeines

Die Endoskopie des oberen (bis zum distalen Duodenum) und unteren (Rektum, Colon, terminales Ileum) Verdauungstraktes stellt nach wie vor die unverzichtbare Basis für die Diagnostik der CED dar. Die diagnostische Ausbeute wird durch die pathologisch-anatomische Begutachtung entnommener Biopsien ergänzt.

Wie die anderen diagnostischen Instrumente kann auch die Endoskopie verschiedene Fragen beantworten: neben der Differenzialdiagnose zwischen MC und CU liefert sie Informationen zum Befallsmuster und zum aktuellen Schweregrad der intestinalen Entzündung, zum Verlauf der Erkrankung und zum Ansprechen auf die Therapie, sie belegt Rückfälle und kann in einem Überwachungsprogramm dazu beitragen, die Entwicklung von Colonkarzinomen bei der CU zu verhindern oder sie zumindest frühzeitig zu erkennen.

Endoskopischer Befund	MC	CU
Befallsmuster	diskontinuierlich	kontinuierlich
Entzündungsmuster im befallenen Segment	diskontinuierlich asymmetrisch	kontinuierlich symmetrisch
Rektumbeteiligung	20 %	immer
Schleimhautgefäßzeichnung	oft normal	verwaschen oder fehlend
Erythem und Ödem	++	+++
Verletzlichkeit	(+)	+++
Blutung	(+)	+++
Schleim und Eiter	+	+++
Aphthöse Läsionen	+++	-
Definierte lokale Ulcera	+++	(+)
Longitudinale und fissurartige Ulcera	++	-
Granuläre Mukosaoberfläche	(+)	+++
Pflastersteinrelief	+++	(+)
Pseudopolypen	+ bis ++	+++
Strikturen/Stenosen	++	(+)*
Mukosabrücken	(+)	+

Tab. 3.3: Coloskopische Kriterien zur Differenzialdiagnose zwischen M. Crohn und C. ulcerosa. * immer verdächtig auf Karzinom.

Kontraindikationen gegen die endoskopische Untersuchung des oberen Gastrointestinaltrakts bei CED existieren praktisch nicht. Die Coloskopie ist auch in der akuten Phase der CU wichtig und in der Hand des erfahrenen Untersuchers nicht mit einer erhöhten Komplikationsrate behaftet. Ansonsten ist in vielen Fällen auch eine Enddarmspiegelung oder Sigmoidoskopie ausreichend, falls sich eine hohe Coloskopie verbietet.

3.2.2. Endoskopiebefunde bei CED

Die normale Colonmukosa zeichnet sich durch eine homogen zartrosa Farbe und eine glatte, spiegelnde Oberfläche aus, unter der das Netzwerk der Gefäße scharf sichtbar ist. Die davon abweichenden makroskopischen Veränderungen bei CED hängen in ihrer Ausprägung vom Schweregrad der Schleimhautentzündung ab. Die Differenzialdiagnose zwischen CU und MC ist meist schon aufgrund solcher endoskopisch erkennbarer Veränderungen möglich. Allerdings bleibt bei ca. 10 % der Patienten diese Festlegung trotz Histologie offen. Wichtige coloskopische Kriterien für die Unterscheidung der beiden Krankheitsbilder sind in Tab. 3.3 zusammengefasst.

3.2.2.1. Endoskopiebefunde bei C. ulcerosa

Obwohl dies nicht in allen Studien bestätigt werden konnte, kann doch von einer engen Korrelation zwischen dem endoskopischen Schweregrad der CU und der klinischen Aktivität (☞ Kap. 2.) bei den meisten Patienten ausgegangen werden. Die initialen Schleimhautveränderungen bei CU sind durch eine düsterrote Farbe, ein Schleimhautödem sowie eine erhöhte Verletzlichkeit der Schleimhaut (Kontaktblutung) gekennzeichnet. Durch das Schleimhautödem verschwindet das ansonsten klar sichtbare Gefäßbild, die Oberfläche wird granulär mit zersplittertem Lichtreflex. In schweren Fällen kommen Fibrin- und Eitermembranen, Schleimhauteinblutungen und Spontanblutungen ins Lumen sowie flache Ulcera hinzu. Diese Befunde können verschiedentlich graduiert werden, u.a. unter Hinzunahme klinischer Befunde (☞ Tab. 3.4 und 3.5).

Grad	Endoskopische Befunde
0	Normale Mukosa
1	Verlust der Gefäßzeichnung, Erythem, Ödem, vermehrte Vulnerabilität, aber keine Spontanblutung, keine Ulcera
2	Grad 1 plus Schleim, Eiter und Spontanblutung
3	Grad 2 plus Ulcera

Tab. 3.4: Einteilung rektoskopischer Befunde bei C. ulcerosa nach Baron et al.

Die Schleimhautveränderungen sind bei unbehandelten Patienten im Rektum am ausgeprägtesten. Sie breiten sich kontinuierlich vom Anus nach oralwärts aus. Im befallenen Areal sind keine Inseln normaler Schleimhaut zu erkennen. Der Übergang zur normalen Schleimhaut kann sehr scharf sein und sich auf einer Strecke von wenigen Zentimetern vollziehen. Bei totalem Befall des Dickdarms, der Pancolitis, die etwa 20 % aller Patienten aufweisen, kann in seltenen Fällen auch das terminale Ileum im Sinne einer sog. *"Backwash"*-Ileitis betroffen sein. Auch bei limitierter Ausbreitung der Entzündung ist nicht selten eine Entzündung um den Appendixabgang festzustellen (*"cecal patch"*).

Nach Erreichen einer Remission kann die Schleimhaut einen auch histologisch wieder völlig normalen Aspekt aufweisen. Allerdings können mehrere Schübe, manchmal sogar ein einziger, schwerer Schub, zu permanenten Folgezuständen mit Narbenbildung und Atrophie führen. Das regenerative Wachstum im Bereich von Schleimhautresten zwischen Ulcera kann zur Bildung sog. Pseudopolypen führen. Der Verlust der Falten, eine Einengung des Lumens und eine longitudinale Schrumpfung des Colons gelten als Spätveränderungen. In einem derartigen Colon kann die Peristaltik gestört sein.

Typische Endoskopiebefunde bei CU sind in Abb. 3.2 zusammengestellt.

3.2.2.2. Endoskopiebefunde bei M. Crohn

Die Endoskopiebefunde bei MC sind wesentlich variabler als bei der CU. Mehr als die Hälfte aller Patienten weisen einen Befall des Ileums und Colons meist im Bereich des ileocoecalen Übergangs auf, das Colon ist alleinig in bis zu 25 % betroffen. Ein weiteres Drittel der Patienten hat einen aus-

Kriterium		Punkte
Stuhlfrequenz/Tag	normal	0
	1-2 Stühle	1
	3-4 Stühle	2
	5 Stühle	3
Rektaler Blutabgang	kein Blut	0
	Blutstreifen bei <50 % der Stühle	1
	deutliche Blutbeimengung meistens	2
	auch Blut ohne Stuhl	3
Endoskopischer Befund	normal oder inaktiv	0
	milde Entzündung (Erythem, spröde Mukosa)	1
	moderate Entzündung (deutliches Erythem, Erosionen, Gefäßmuster aufgehoben)	2
	schwere Entzündung (Ulcerationen, spontane Blutung)	3
Globale Einschätzung	normal	0
	milde Erkrankung	1
	moderate Erkrankung	2
	schwere Erkrankung	3

Tab. 3.5: Mayo-Score (klinisch und endoskopisch), 2-5 Punkte = milde Erkrankung, ≥6 Punkte = moderate bis schwere Erkrankung.

schließlichen Dünndarmbefall. Im Vergleich dazu sind Jejunum, Duodenum und Magen mit jeweils 5 % nur selten beteiligt, eine Mitbeteiligung des Ösophagus schließlich findet sich in <1 % der Patienten. Eine fokal akzentuierte Entzündung im Magen wird häufig beschrieben (bis zu 25 % erosive Läsionen); allerdings kann ein Zusammenhang dieser Veränderungen mit dem MC nur bei etwa der Hälfte der Patienten histologisch bestätigt werden. Insgesamt ist davon auszugehen, dass nur bei sehr wenigen Patienten ein Befall vorliegt, der weder der Ösophagogastroduodenoskopie noch der (Ileo)-Coloskopie zugänglich ist.

Der Befall des Colons ist im Gegensatz zur CU typischerweise diskontinuierlich: befallene wechseln sich mit normalen Darmabschnitten (*skip lesions*) ab. Auch innerhalb des befallenen Abschnittes breitet sich der Entzündungsprozess diskontinuierlich aus: typische Crohn-Läsionen sind von normaler Schleimhaut umgeben. In frühen Stadien finden sich häufig kleine, umschriebene erythematöse Plaques ohne Erosionen oder Ulcera in ansonsten normaler Mukosa. Es können auch ausschließlich petechiale Schleimhauteinblutungen als einziger Befund auffallen. Aphthoide Läsionen sind kleine, oberflächliche Mukosadefekte mit Fibrinbelag, die von einem scharf abgegrenzten, hyperämen Randsaum umgeben sind. Typische Crohn-Ulcera sind longitudinale, serpiginöse oder zirkuläre, fissurartige, wie ausgestanzt wirkende Defekte, die entweder als solitäre Läsionen oder als häufig in Richtung der Colonachse angeordnete Gruppe von Ulcera imponieren. In schweren Schüben kann die entzündete, ödematöse Mukosa zwischen den Ulcera deutlich ins Lumen ragen und so den typischen Aspekt des Pflastersteinreliefs hervorrufen. Chronische oder rezidivierende zirkuläre Ulzerationen führen zu Stenosen. Im Verlauf können sich wie bei der CU Pseudopolypen ausbilden. Da in einem Dickdarm bei MC oder CU auch Adenome vorkommen können, sollten makroskopisch nicht klar als Pseudopolypen imponierende Befunde mindestens biopsiert, wenn nicht abgetragen werden. In späten Krankheitsphasen kann die Abgrenzung zum Endstadium einer CU schwierig bis unmöglich sein.

Mündungen von Fisteln in einem nicht befallenen Colonabschnitt sind häufig von einem Kranz granulierter, entzündeter Schleimhaut umgeben. Fistelöffnungen in befallenen Abschnitten können, insbesondere wenn sie klein sind, der endoskopischen Entdeckung entgehen. Sind sie sichtbar, kann der Fistelverlauf unter Durchleuchtung durch Einbringung von wasserlöslichem Kontrast

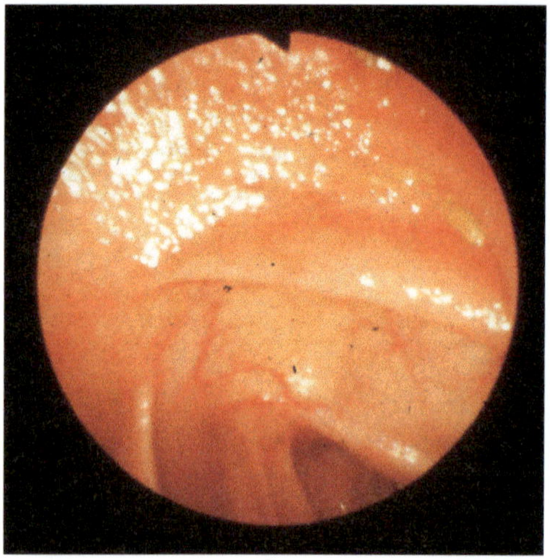

a

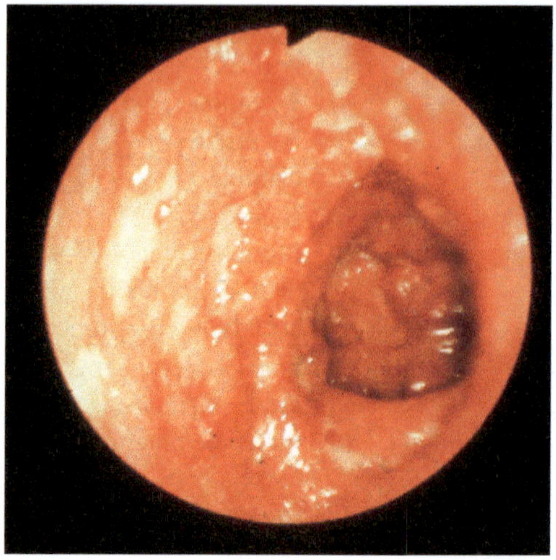

c

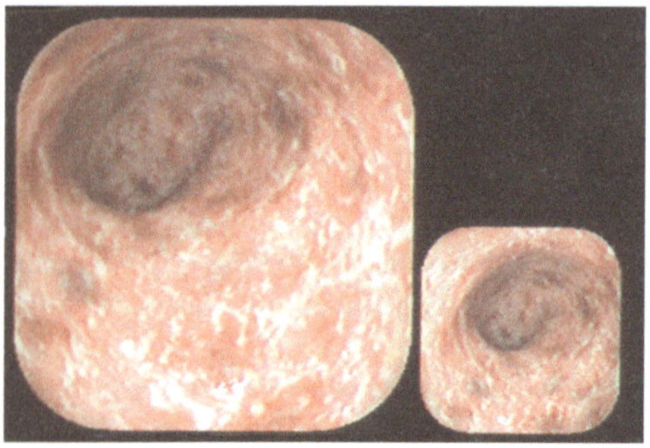

b

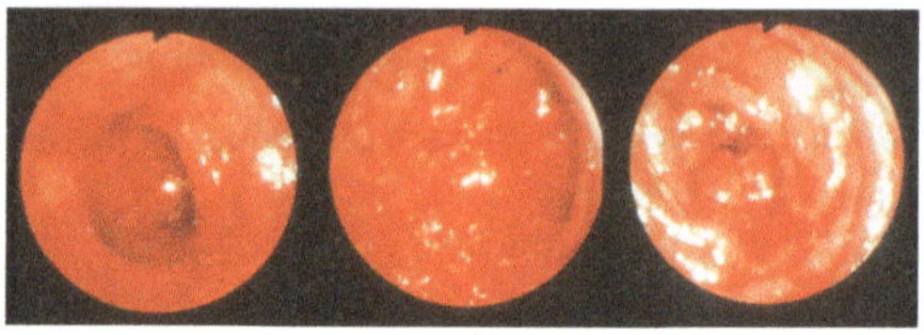

d

Abb. 3.2a-d: Endoskopiebefunde bei C. ulcerosa und infektiöser Colitis. **a:** Diskrete Linksseitencolitis mit Schleimhautödem, Erythem, aufgehobener Gefäßzeichnung und granulierter Schleimhautoberfläche. Übergang zu normaler Schleimhaut im Colon descendens (Schweregrad 1 nach Baron et al.). **b:** Ausgeprägte Proktosigmoiditis ulcerosa mit Schleim, Eiter und Spontanblutung bei diffus erythematös und ödematös veränderter Schleimhaut (Schweregrad 2 nach Baron et al.). **c:** Schwere subtotale C. ulcerosa mit diffus verdickter, erythematöser Schleimhaut und Ulcerationen (Schweregrad 3 nach Baron et al.). **d:** Schwere peranale Blutungssymptomatik bei einer infektiösen Colitis durch enteroinvasive *E. coli.*

mittel z.B. über einen ERCP-Katheter dargestellt und dokumentiert werden. Bei perianalen Fisteln hilft die Injektion von Farbstoffen, z.B. Methylenblau in das äußere Fistelostium während der Rektoskopie.

Wie bei der CU wurde ein endoskopischer Aktivitätsindex auch für den MC entwickelt. Er basiert auf der Abschätzung und Summierung des Entzündungsgrades im Ileum und vier Colonabschnitten anhand von flachen oder tiefen Ulcera, Stenosen etc. (☞ Tab. 3.6). Eine vereinfachtere Form stellt der *Simple Endoscopic index of Severity* (SES-CD, ☞ Tab. 3.7) dar.

Obwohl diese Indices gut mit einer allgemeinen Einschätzung des endoskopischen Schweregrades übereinstimmen und eine akzeptable Reproduzierbarkeit zwischen verschiedenen Untersuchern aufweisen, werden diese im klinischen Alltag wegen des doch erheblichen Aufwandes selten benutzt. Gebräuchlicher ist hingegen eine Klassifikation, welche klinische Kriterien und das Befallsmuster berücksichtigt (Montreal-Klassifikation, A = Alter, L = Lokalisation, B = Behavior [Verhalten]), aber keinen Bezug zur Aktivität der Erkrankung aufweist (☞ Kap. 2.).

	Tiefe Ulzeration (12 Punkte)	Oberflächliche Ulzeration (6 Punkte)	Ausdehnung Ulzeration (0-10 cm)	Ausdehnung Läsionen (0-10 cm)
Ileum	0 oder 12	0 oder 6	0-10	0-10
Colon rechts	0 oder 12	0 oder 6	0-10	0-10
Colon transversum	0 oder 12	0 oder 6	0-10	0-10
Colon links	0 oder 12	0 oder 6	0-10	0-10
Rectum	0 oder 12	0 oder 6	0-10	0-10

Tab. 3.6: CDEIS. Alle Punkte sind zusammenzuzählen, danach durch die Anzahl beurteilter Segmente (zwischen 1 und 5) zu teilen. Dazu können noch zweimal 3 Punkte dazukommen, wenn ulzerierte bzw. nicht ulzerierte Stenosen nachweisbar sind. Der Score liegt zwischen 0 und 44 Punkten.

	Größe Ulzeration	Ausdehnung Ulzeration	Ausdehnung Läsionen	Stenosen
Ileum	0-3	0-3	0-3	0-3
Colon rechts	0-3	0-3	0-3	0-3
Colon trans.	0-3	0-3	0-3	0-3
Colon links	0-3	0-3	0-3	0-3
Rectum	0-3	0-3	0-3	0-3

Tab. 3.7: SES-CD. Den Befunden in den einzelnen Segmenten sind folgende Punkte zuzuordnen, welche zusammenzuzählen sind:
Größe Ulzeration: keine Ulzera = 0; Aphten = 1; größere Ulzera (bis 2 cm) = 2; sehr große Ulzera (>2 cm) = 3:
Ausdehnung Ulzeration: keine Ulzera = 0; <10 % = 1; 10-30 % = 2; >30 % = 3:
Ausdehnung Läsionen: Segment nicht betroffen = 0; <50 % = 1; 50-75 % = 2; >75 % = 3;
Stenosen: keine = 0; eine, passierbar = 1; multiple, passierbar = 2; nicht passierbare Stenose = 3.

Crohn-Läsionen im oberen Gastrointestinaltrakt ähneln prinzipiell denen im Ileum und Colon: erythematöse Plaques, aphthoide Läsionen, Ulcera, ödematöse Falten und Stenosen. Die Befunde treten häufiger im Duodenum und Antrum als im proximalen Magen oder Ösophagus auf. Chronische peptische Erosionen können von Crohn-Aphthen nicht zu unterscheiden sein. Einzelbefunde im oberen Gastrointestinaltrakt sind deshalb weniger spezifisch für die Diagnose MC als im Ileum und Colon. Die Diagnose wird wahrscheinlich, wenn mehrere endoskopische Befunde nebeneinander gefunden werden oder gleichzeitig auch im unteren Gastrointestinaltrakt ein Befall festgestellt werden kann. Ein isoliert in einem Abschnitt des oberen Verdauungstraktes auftretender MC ist extrem selten.

Abb. 3.3 zeigt typische Endoskopiebefunde bei MC.

3.2.2.3. Primär sklerosierende Cholangitis (PSC)

Die PSC ist in westlichen Breiten in 70 % der Fälle mit einer CED, vorwiegend mit der CU, seltener mit einem MC vergesellschaftet. Sie wird bei erhöhten Cholestaseparametern vermutet und durch eine MRCP oder ERCP diagnostiziert. Wegen der Gefahr einer Keimeinschleppung mit der Folge einer bakteriellen Cholangitis sollte die ERC bei Patienten mit PSC unter systemischem Antibiotikaschutz durchgeführt werden, z.B. mit einem Chinolon oder einem 3.-Generations-Cephalosporin. Auch wenn die MRCP eine Bereicherung in der nicht invasiven Diagnostik darstellt, gilt die ERCP nach wie vor als Goldstandard. Ist die MRCP eindeutig, kann auf eine ERC verzichtet werden, sofern kein Interventionsbedarf besteht. Bei unauffälligem oder nicht wegweisendem Befund in der MRCP sollte zum definitiven Ausschluss einer PSC eine ERC erfolgen.

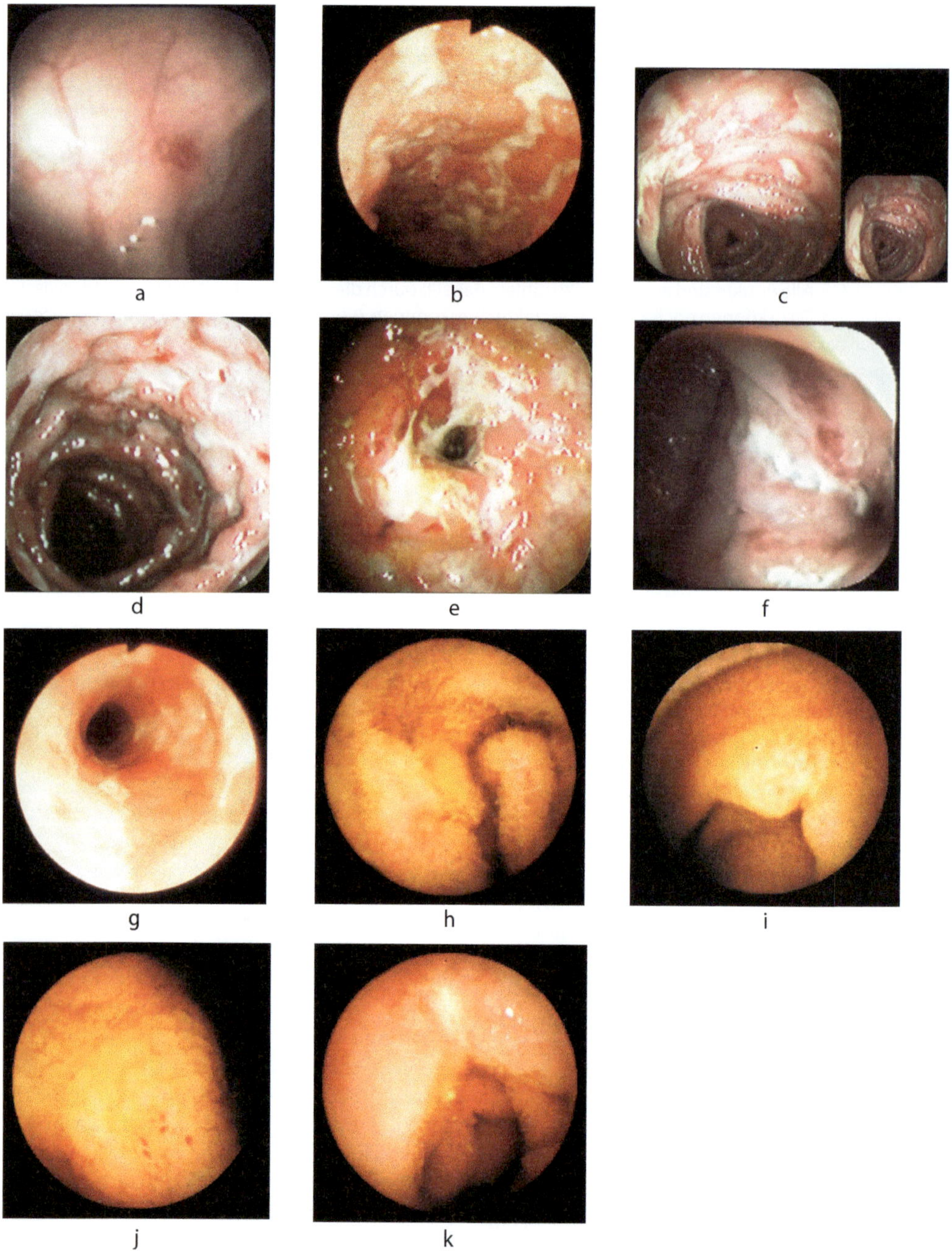

Abb. 3.3a-k: Endoskopiebefunde bei M. Crohn. **a:** Zwei kleinste aphthoide Läsionen in einer ansonsten normalen Sigmaschleimhaut mit erhaltener Gefäßzeichnung. **b:** Serpiginöse Ulcera im Sigma. **c:** Große aphthöse Ulcera im Quercolon mit typischem hyperämischem Randsaum. **d:** Ausgeprägter MC im terminalen Ileum mit Ulcera und Pflastersteinrelief. **e:** Hochflorides MC-Rezidiv an einer Ileorektostomie. **f:** Fistelostium am rektosigmoidalen Übergang. **g:** MC-Befall des Ösophagus mit flachem, von einem hyperämischen Rand umgebenen Ulcus; histologisch Granulome nachgewiesen. **h:** Kapselendoskopie Jejunum/Ileum: Aphthen. **i:** Kapselendoskopie Jejunum/Ileum: Fissur. **j:** Kapselendoskopie Jejunum/Ileum: Hyperplastische Schleimhaut. **k:** Kapselendoskopie Jejunum/Ileum: Kleines demarkiertes Ulcus.

Klassischer Befund ist ein Nebeneinander von Stenosierungen und Dilatationen, die sowohl im Bereich der intra- als auch der extrahepatischen Gallenwege vorkommen können und ein typisches perlschnurartiges Bild ergeben (☞ Abb. 3.5). Die Differenzierung von Gallengangskarzinomen, speziell von solchen in der Hepatikusgabel kann schwierig und z.T. unmöglich sein, insbesondere vor dem Hintergrund eines erhöhten Risikos für Gallenwegskarzinome bei PSC. Hier kann die direkte perorale Cholangioskopie in der Diagnostik bzw. Differenzierung einen Beitrag leisten. Bei unauffälligem ERC-Befund und erhöhten Cholestaseparametern muss eine sog. Pericholangitis, die nur kleinste Gallengänge betrifft, durch Leberbiopsie ausgeschlossen werden.

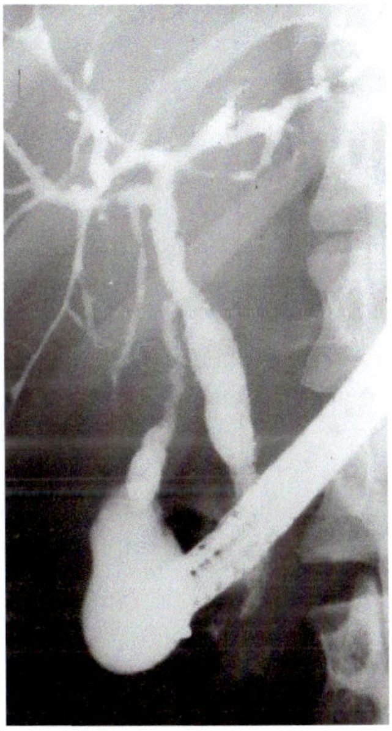

a

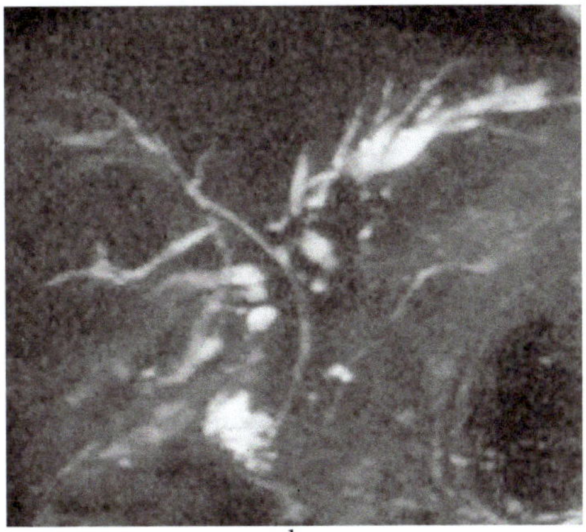

b

Abb. 3.4a+b: Primär sklerosierende Cholangitis. **a:** ERC-Darstellung eines fortgeschrittenen Krankheitsbildes. **b:** MRC-Darstellung eines ausgeprägten Falles mit Dilatation vor allem des linksseitigen Gangsystems.

Zur Überwachung einer PSC kann als nicht-invasives Instrument die MRCP zum Einsatz kommen. Besteht die Notwendigkeit einer bioptischen/zytologischen Sicherung, muss derzeit weiterhin die ERC als Diagnose- und Überwachungsverfahren der ersten Wahl gelten.

3.2.3. Indikationen zur Endoskopie und Konsequenzen des Endoskopiebefundes

3.2.3.1. Diagnose

Die Diagnose einer CED beruht nach wie vor im Wesentlichen auf bildgebenden, insbesondere endoskopischen Befunden zusammen mit einem bestätigenden histologischen Bild. Zur initialen Diagnostik bei MC gehören eine Ileocoloskopie, eine Ösophagogastroduodenoskopie und eine Untersuchung des Dünndarms. Auch wenn eine CU vermutet wird, kann es notwendig sein, Zweifel in der Abgrenzung zum MC durch die Untersuchung des oberen Gastrointestinaltrakts und des Dünndarms auszuräumen oder zu untermauern.

Die Diagnose einer CU kann in den meisten Fällen schon durch eine einfache Rektosigmoidoskopie gestellt werden. Obwohl bei einer schweren CU die Ileocoloskopie in der Regel nach Therapieeinleitung durchgeführt wird, gibt es außer dem toxischen Megacolon und der schweren septisch toxischen Colitis keine begründete Kontraindikation gegen die Coloskopie.

Die korrekte Interpretation des Endoskopiebefundes fußt auf der Kenntnis der Anamnese und des klinischen Befundes. So werden die diskontinuierliche Rötung und das Ödem im Sigma mit fehlender oder nur geringer Beteiligung des Rektums nach Therapie mit Corticosteroidklysmen eher ein Abheilungsstadium einer CU als einen MC anzeigen. Wichtige Kriterien zur Differenzialdiagnose zwischen MC und CU sind in Tab. 3.8 beschrieben. Pathognomonische Einzelzeichen für eines der beiden Krankheitsbilder existieren aber nicht.

Endoskopisches Kriterium	MC	CU
Befallsmuster	diskontinuierlich	kontinuierlich
Ausdehnung des Entzündungsprozesses	transmural	mukosal
Aphthen	+++	–
Erosionen	(+)	++
Ulcera	++	++
Fissuren	++	+
Fisteln	+++	–

Tab. 3.8: Auswahl endoskopischer Merkmale zur Differenzialdiagnose zwischen C. ulcerosa und M. Crohn.

3.2.3.2. Beurteilung des Behandlungserfolges und des Krankheitsverlaufes

Bei der CED stellt sich mehr und mehr die Frage, welches Therapieziel verfolgt werden soll und inwiefern ein solches mit den gegenwärtigen therapeutischen Möglichkeiten erreicht werden kann. Während vor einigen Dekaden noch die klinische Besserung oder besser noch Remission als Therapieziel ausgerufen worden war, hat sich dieses nunmehr gewandelt, zunächst hin zu einer steroidfreien Remission sowie zu Surrogatparametern, wie der Normalisierung fäkaler Stuhlmarker, Besserung oder Normalisierung des endoskopischen Befundes bis hin zur histologischen Remission oder transmuralen Heilung ("*treat to target*"). Zahlreiche Studien belegen, dass eine endoskopische Abheilung für den Langzeitverlauf einer CED von Vorteil ist, wobei es in der Umkehrung ebenso Prädiktoren für einen ungünstigen Verlauf gibt. Die Wirksamkeit unserer therapeutischen Bemühungen ist allerdings immer noch limitiert, so dass es nur bei einem Bruchteil der Patienten gelingt, proklamierte Therapieziele zu erreichen, auch wenn sie wünschenswert wären (siehe Diskussion der Thematik in Kap. 5.).

Generell ist die Übereinstimmung zwischen klinischer Symptomatik und endoskopischem Befund bei der CU mäßig. So kann eine Endoskopie nicht in jedem Fall nach Erreichen einer klinischen Remission empfohlen werden. Anders verhält es sich beim Nichtansprechen auf eine gewählte medikamentöse Therapie. In dieser Situation gilt es, Komplikationen von einem refraktären Verlauf abzugrenzen. Zudem kann die Schwere der endoskopischen Veränderungen einen Hinweis auf die Notwendigkeit eines operativen Ansatzes geben. Auch bei einem Rezidiv sollte erneut coloskopiert werden, um eine eventuelle Ausdehnung des Befalls nach proximal zu registrieren.

Beim MC ist die Übereinstimmung zwischen klinischer und endoskopischer Aktivität der Erkrankung ausgesprochen schlecht. Unter systemischer Steroidtherapie erreichen zwar die meisten Patienten eine klinische Remission, aber nur ein Drittel dieser Patienten erfahren auch eine Besserung des endoskopischen Befundes. Der Stellenwert einer Endoskopie vor Deeskalation einer Therapie ist gegeben, kann aber auch in vielen Fällen nicht invasiv, beispielsweise durch Sonographie, ersetzt werden. Eine erneute Endoskopie ist hingegen angezeigt, wenn neue klinische Symptome auftreten.

Nach einer Ileocoecalresektion aufgrund eines MC können schon nach wenigen Wochen erneut Crohn-typische Läsionen im Bereich der Anastomose nachgewiesen werden. Ausgeprägte Befunde stellen einen Risikofaktor für die Entwicklung klinischer Rezidive innerhalb der nächsten 3-4 Jahre dar.

Leider sind die Möglichkeiten, den weiteren Verlauf einer CED vorherzusagen begrenzt. Verschiedene Indices wurden entwickelt, die aber alle in der klinischen Praxis keine Bedeutung erlangt haben. Andererseits können ganz einfache klinische Gesichtspunkte helfen, einen komplizierten Verlauf vorherzusagen, speziell bei Vorliegen eines MC. So sind beim MC eine frühes Erkrankungsalter, initial der Bedarf einer systemischen Steroidtherapie und ein perianaler Befall als auch Rauchen Indikatoren für einen schweren Krankheitsverlauf.

In der langfristigen Betreuung von CED-Patienten sind im Rahmen einer regelmäßigen Wiedervorstellung zunächst die Erhebung entsprechender Symptome, eine Laboranalytik bzgl. Entzündungsparameter einschl. fäkaler Marker und eine nicht-invasive Sonografie voranzustellen. Auf entsprechende Beschwerden kann vertiefend eingegangen werden. Bei in Remission befindlichen Patienten ist keine Ausweitung erforderlich. Dies ändert sich, sobald eine Therapieänderung angestrebt wird, sei es bedingt durch einen Schub, Zweifel an der Wirksamkeit der Behandlung erhoben werden oder bei einer anstehenden Deeskalation der Therapie. Hier muss man die Frage einer zusätzlichen Endoskopie oder auch Schnittbildgebung aufwerfen.

3.2.3.3. Karzinomprophylaxe

Bei CU und für den MC des Dickdarms besteht ein erhöhtes Risiko der Entwicklung eines colorektalen Karzinoms (☞ Kap. 2.). Es muss von einem gegenüber der Normalbevölkerung deutlich erhöhten Karzinomrisiko ausgegangen werden, die genaue Höhe kann aufgrund der Heterogenität der Studien nur unscharf beziffert werden (2- bis 20-fach). Sie liegt damit aber deutlich niedriger als in der Vergangenheit postuliert. Wichtige Risikofaktoren sind die Dauer der Erkrankung, die Ausdehnung des Colonbefalls oder das Bestehen einer PSC. Deshalb wird ein coloskopisches Überwachungsprogramm empfohlen, auch wenn keine eindeutigen Daten zum Nutzen einer solchen Maßnahme (Verringerung der Colonkarzinomfrequenz, Überlebenszeitverlängerung) existieren. Ähnlich zur Vorsorgecoloskopie der Normalbevölkerung dient die Untersuchung dazu, Dysplasien als prämaligne Läsionen zu erkennen und ggf. abzutragen (in OP-Präparaten oft schon mit präoperativ nicht diagnostizierten Karzinomen assoziiert) und bereits etablierte Karzinome möglichst früh zu entdecken. Ca. 6-8 J. nach Erstdiagnose sollte das Ausmaß der Entzündung bestätigt und das Vorsorgeintervall festgelegt werden. Dieses Vorgehen bedarf erfahrener Endoskopiker und Pathologen.

Die prognostisch ungünstigen Dysplasien findet man häufig in Assoziation zu bestimmten endoskopischen Befunden wie leicht erhabene, villöse, noduläre, kribriforme oder samtartige Läsionen (früher *Dysplasia-Associated Lesion or Mass*; DALM), aber auch in flacher, atropher oder gar endoskopisch normaler Schleimhaut. Eine bislang sperrige Terminologie ist unlängst vereinfacht worden und differenziert nun nur noch zwischen polypoiden und nicht polypoiden Befunden. Generell gibt es keine triftigen Gründe gegen eine endoskopische Abtragung, sofern eine Abgrenzung gegenüber der gesunden Schleimhaut gegeben ist.

Die Endoskopie hat sich in den letzten Jahren fortentwickelt, so dass die bislang geübte Prozedur ungezielter Stufenbiopsien (alle 10 cm über das gesamte Colon, auch aus normaler Schleimhaut, jeweils 2-4 Partikel an jeder Stelle) nur noch ein Verfahren unter mehreren darstellt. Bei dieser herkömmlichen Untersuchung fallen mindestens 33 Biopsien an, um eine höchstmögliche Sicherheit (Sensitivität 90-95 %) zum Ausschluss einer Neoplasie zu gewährleisten. Leider ist die Übereinstimmung in der Graduierung dysplastischer Veränderungen nicht optimal, so dass eine Bestätigung von intraepithelialen Neoplasien (IEN) durch einen zweiten Pathologen gefordert wird. Die Stufenbiopspie stammt aus der Ära der konventionellen Weißlichtendoskopie, die fast flächendeckend durch die hochauflösende Variante abgelöst worden ist. Bei Einsatz dieser Technik ist die gezielte Biopsie auffälliger Läsionen gleichwertig, dasselbe gilt für die Chromoendoskopie mit Farbstoffen wie Methylenblau oder Indigokarmin, womit die ungezielte Stufenbiopsie entfällt und der Arbeitsaufwand für den Pathologen gemindert wird. Die Methode besticht durch ihre Einfachheit, ist aber mindestens genauso zeitaufwändig wie die Entnahme von Zufallsbiopsien. Im Vergleich zur konventionellen Weißlichtendoskopie lassen sich mehr flache Adenome detektieren, die Zahl der detektierten dysplastischen Veränderungen kann hingegen nicht gesteigert werden. Elektronische Chromoendoskopieverfahren haben bislang noch keinen überzeugenden Vorteil gegenüber der alleinigen Weißlichtendoskopie bei CU aufzeigen können. Prinzipiell ist es wünschenswert, derartige Untersuchungen in der Remissionsphase der Erkrankung durchzuführen.

Schwere Dysplasien sowie in Assoziation zu einer makroskopischen Läsion auftretende leichte und nicht eindeutig klassifizierbare Dysplasien gelten in den meisten Zentren als Indikation zur restaurativen Proktocolektomie und Anlage eines ileoanalen Pouchs. Der Befund einer geringgradigen Dysplasie muss durch eine Kontrolluntersuchung innerhalb von 3-6 Monaten überprüft werden. Liegen dann auch weiter keine Dysplasien vor, wird zunächst ein engmaschigeres Überwachungsintervall empfohlen. Endoskopisch abtragbare Läsionen erfordern eine intensivere Nachsorge, zumeist in jährlichem Abstand. In allen anderen Fällen sollte das operative Verfahren bevorzugt werden.

Ein übliches Überwachungsprotokoll ist in Tab. 3.9 zusammengestellt.

Methodik
• Coloskopie in der Remissionsphase • Bei allen Endoskopiearten: Biopsie aller makroskopisch verdächtigen Läsionen • Konventionelle Weißlichtendoskopie mit zusätzlich Stufenbiopsien alle 10 cm; 2-4 Partikel pro Stelle; genaues Entnahmeprotokoll *oder* • Hochauflösende Weißlichtendoskopie *oder* • Chromoendoskopie
Überwachungszeitplan nach 8 J. Laufzeit der CU *und* Befall über das Rektum hinaus
• hohes Risiko (Stenose, IEN innerhalb der letzten 5 J., ausgedehnte Colitis mit ausgeprägter Entzündung oder Verwandten I° mit colorektalem Karzinom <50 J.): jährlich • intermediäres Risiko (milde oder mäßige Entzündung, viele Pseudopolypen, Verwandter I° mit colorektalem Karzinom ≥50 J.): alle 2-3 J. • niedriges Risiko (keine der genannten Faktoren): alle 4 J. • bei Proktitis keine besondere Vorsorge erforderlich • bei PSC von Beginn an jährlich
Klinische Konsequenzen
• bei hochgradiger intraepithelialer Neoplasie (high grade IEN) (bestätigt): Colektomie bzw. Colektomie und Proktocolektomie mit ileoanalem Pouch • bei Adenom endoskopische Abtragung, wenn möglich • bei leichten Dysplasien Kontrolle in 3 Monaten, bei Bestätigung Wiederholung in 1-2 Jahren vs. Colektomie

Tab. 3.9: Schema der coloskopischen Überwachung zur Karzinomprophylaxe bei C. ulcerosa.

Bei MC ist besonders das Risiko für Dünndarmkarzinome drastisch erhöht (ca. 200-fach). Da diese Tumoren jedoch grundsätzlich sehr selten sind kann keine Empfehlung zu regelmäßigen Kontrolle ausgesprochen werden. Anders verhält es sich bei einem MC des Dickdarms, der ebenfalls mit einem erhöhten Colonkarzinomrisiko einher geht. Die epidemiologischen Erhebungen sind jedoch deutlich schlechter als bei der CU, dennoch sollte eine endoskopische Überwachung in Analogie zur CU erfolgen.

Zur Überwachung der Patienten mit PSC werden ERC- oder MRCP-Untersuchungen im Abstand von etwa 2 Jahren vorgeschlagen. Da hier der unmittelbare Vergleich mit den Ergebnissen der Voruntersuchung essenziell ist, sollten diese Maßnahmen nur von erfahrenen Zentren und möglichst vom gleichen Untersucher durchgeführt werden.

3.2.3.4. Additive endoskopische Techniken

Doppelballonendoskopie

Zur Untersuchung des Dünndarms ist mit diesem Verfahren mittlerweile die Möglichkeit gegeben, diesen entlegenen Abschnitt zu inspizieren und Proben zu gewinnen. Zur Verfügung stehen Gerätschaften zur Doppelballon- oder Singleballon-Enteroskopie, neuerdings auch das Verfahren der Spiralendoskopie. Hierzu bedient man sich im Falle der ersten beiden Verfahren eines raupenartigen Endoskopvorschubs *("push and pull")*, in welchem ein Übertubus wahlweise unabhängig oder gemeinsam mit dem Endoskop bewegt werden kann oder eines einzelnen Ballons an der Gerätespitze der einen entsprechenden Vorschub gewährleistet.

Unschlagbarer Vorteil gegenüber dem unten genannten Verfahren, der Kapselendoskopie, ist die Möglichkeit zur Biopsie und ggf. auch zur Intervention, z.B. Ballondilatation von Stenosen. Es bleibt aber ein Verfahren, welches Problemsituationen vorbehalten ist, z.B. wenn mit der bisherigen Diagnostik von oberem und unterem GI-Trakt keine Diagnose erstellt werden kann oder interveniert werden muss.

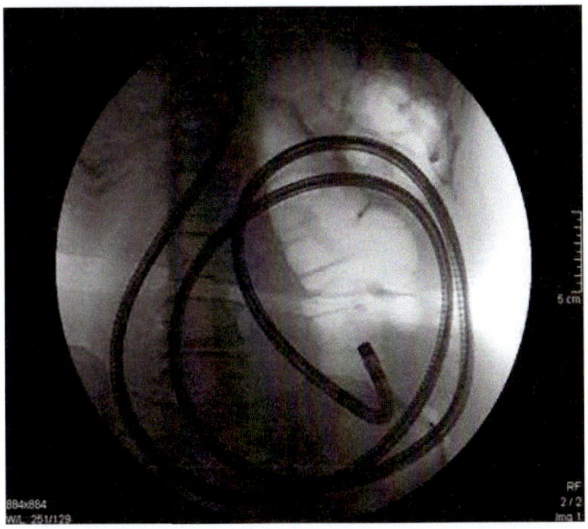

a

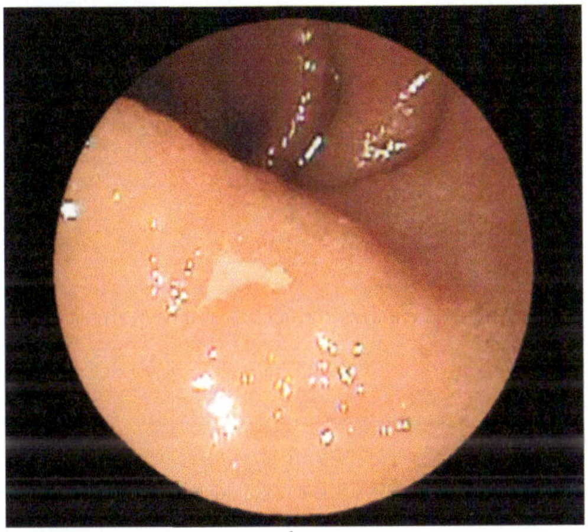

b

Abb. 3.5a+b: Komplette Enteroskopie von oral. **a:** Radiologische Dokumentation; **b:** Endoskopisches Bild einer kleinen Ulceration.

Kapselendoskopie

Dieses Verfahren eignet sich zur Darstellung des gesamten Dünndarms. Hierbei wird eine CCD-Kamera in der Größe einer großen Filmtablette geschluckt und durch die physiologische Peristaltik durch den Darm transportiert. Die Bilder werden an einen Datenrekorder gesendet und im Anschluss ausgewertet, neuere Modelle gewährleisten auch eine Echtzeiterfassung. Der Stellenwert dieser Methode zur Diagnose einer CED ist allerdings limitiert. Auch wenn die Sensitivität dieser Methode diejenige anderer Verfahren in Bezug auf einen Dünndarmbefall übertrifft, stellt dieses kein Standarduntersuchungsverfahren bei CED dar. In den seltenen Fällen eines isolierten Dünndarmbefalls beim MC, welche nicht endoskopisch gesichert werden können (<10 % aller Patienten mit MC), kann es aber eine Alternative zu anderen bildgebenden Verfahren darstellen. Nachteil ist die Unmöglichkeit einer bioptischen Sicherung des Befundes. Dies ist problematisch, da suspekte Befunde auch bei gesunden Individuen erhoben werden können, die sich nicht sicher von Crohn-Läsionen abgrenzen lassen. Diese Zahlen werden noch einmal deutlich durch Einnahme nicht steroidaler Antirheumatika gesteigert. Eine Kontraindikation ergibt sich bei Hinweisen auf eine stenosierende Erkrankung, da die Kapsel bei 1/10 der Patienten stecken bleibt und operativ oder auch endoskopisch entfernt werden muss.

Bei bekanntem MC überzeugt die Kapselendoskopie mit einer Sensitivität in der Aufdeckung von Veränderungen, welche diejenige der Dünndarmdoppelkontrastuntersuchung oder der MRT übersteigt. Keine Indikation für die Kapselendoskopie ergibt sich bei der CU.

3.3. Histologie

Zur Diagnosestellung einer CED gehört die feingewebliche Untersuchung. Bei Erstdiagnose sollte aus jedem endoskopisch eingesehenen Abschnitt des GI-Trakts eine Probe entnommen werden.

- Bei einer vermuteten CU sind Stufenbiopsien oder Serienschnitte des Dickdarms ausreichend. Dabei sollte auch immer das Rektum, bei einer Pancolitis oder einer unklassifizierten Form einer Entzündung das terminale Ileum ebenfalls biopsiert werden.
- Im Falle eines MC sind auch der Magen und das Duodenum zu untersuchen, um fokale Entzündungen zu belegen. Aus der Verteilung der Entzündung lassen sich Rückschlüsse auf die Entität ziehen. Zudem sollte der Pathologe Angaben zu der Aktivität der Erkrankung machen, auch wenn die Korrelation mit der klinischen Aktivität eher dürftig ist.

Ebenso wie bei der Endoskopie spricht eine kontinuierliche Entzündung mit Befall des Rektums eher für eine CU, eine segmentale Ausprägung mit abwechselnd befallenen und gesunden Abschnitten eher für einen MC. Die alleinige Information aus der histologischen Aufarbeitung ist aber nicht ausreichend verlässlich, eine Diagnose zu erstellen. Hierzu bedarf es immer der Zusammenschau mit klinischen Befunden, der Endoskopie und Bildgebung (Radiologie/Ultraschall). Nichtdestotrotz haben auch validierte histologische Bewertungsskalen wie der Nancy-Index oder der Robarts-Score zumindest in Studien Einzug gehalten.

Es gibt histologische Kennzeichen, die eher auf die eine als auf die andere Diagnose hindeuten. So wird immer wieder das Auftreten epitheloidzelliger, nicht verkäsender Granulome als Beweis für einen MC genannt. Das Fehlen schließt aber einen solchen nicht aus. So ist nur bei zwei Drittel aller Resektionspräparate von Patienten mit einem etablierten MC ein derartiger Nachweis zu führen. Weitere Elemente, die eher für einen MC sprechen sind das Auftreten von Aphthen, Fissuren oder auch kleinen Fisteln in der Schleimhaut, hingegen sprechen ein Becherzellverlust, eine Panethzell-Metaplasie oder basale Plasmozytose eher für das Vorliegen einer CU. Die einzelnen Befunde die sich bei chronisch entzündlichen Erkrankungen finden lassen sind in der Tab. 3.10 zusammengefasst, dazu exemplarisch zwei Hämatoxylin-Eosin-Färbungen (☞ Abb. 3.6+3.7).

Pathologisch-anatomische Merkmale	MC	CU
Befallsmuster	diskontinuierlich	kontinuierlich
Ausdehnung	transmural	mukosal
Irreguläre Drüsenarchitektur	+/–	++
Reduzierte Becherzellzahl	+	++
Panethzell-Metaplasie	++	++
Granulome	++	(+)
Aphthen	+++	–
Erosionen	(+)	++
Ulcera	++	++
Kryptenabszesse	+	++
Fissuren	++	+
Fisteln	+++	–
Fibrose	++	(+)

Tab. 3.10: Histologische Unterscheidungsmerkmale bei C. ulcerosa und M. Crohn.

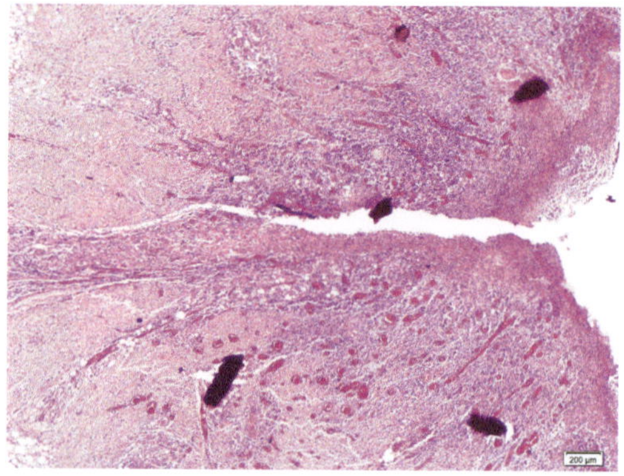

Abb. 3.6: Schleimhautfissur bei M. Crohn (HE-Färbung).

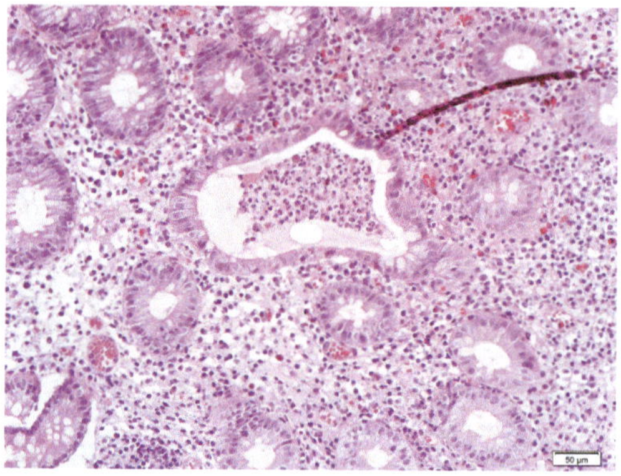

Abb. 3.7: Kryptenabszess bei C. ulcerosa (HE-Färbung).

3.4. Bildgebung bei CED

3.4.1. Allgemeines

Neben der Endoskopie bieten sich als primäre diagnostische Verfahren die Sonographie und das MRT an, da diese Untersuchungen ohne Röntgenstrahlen auskommen. Das CT des Abdomens sollte, wenn möglich, für Akutsituationen reserviert bleiben (z.B. bei akutem Abdomen oder zur gezielten Drainage eines größeren Abszesses). Konventionelle Röntgenverfahren wie die Abdomen-Übersichtsaufnahme spielen nur noch in der Akutdiagnostik eine Rolle, andere Verfahren mit intraluminal appliziertem Kontrastmittel, wie z.B. Colon-Doppelkontrasteinlauf oder Dünndarm-Kontrasteinlauf werden heute nicht mehr praktiziert.

3.4.2. Transabdomineller Ultraschall

Die abdominale Ultraschalluntersuchung kann Verdickungen der Darmwand, Einengungen und Dilatationen des Darmlumens, Konglomerattumoren, Abszesse und Phlegmone, freie Flüssigkeit in der Bauchhöhle, Fisteln, Veränderungen der Darmmotilität bei Ileus und, bei Anwendung von Doppler-Verfahren, auch entzündungsbedingte Hyperämien der Darmwand bzw. von Abszesswänden nachweisen.

Damit eignet sie sich als nichtinvasives, ohne großen Aufwand auch am Krankenbett durchführbares und beliebig oft wiederholbares Verfahren ohne jede Strahlenbelastung vor allem für Verlaufsuntersuchungen und für die Detektion der oben erwähnten Komplikationen. Durch Einsatz von hochwertigen Geräten gelingt es zumeist, die einzelnen Schichten der Darmwand zu identifizieren, vor allem bei schlankeren Patienten. Allerdings sind die Befunde am Darm unspezifisch und ihre Qualität sehr stark von der Erfahrung des Untersuchers und seiner Sorgfalt abhängig; darüber hinaus besteht eine starke Variabilität der Befunde von Patient zu Patient.

Die Untersuchung bei CED beginnt in der Regel mit der Darstellung des Zoekalpols und des terminalen Ileums. Vom Zoekalpol aus wird der gesamte Verlauf des Colons untersucht. Ist die Harnblase gut gefüllt, kann oft auch das Rektum beurteilt werden. Dünndarmläsionen lassen sich zumeist durch systematisches "Durchscannen" mit der Ultraschallsonde auffinden, wobei neben der Standardsonde auch höherfrequente Sonden mit besserer Auflösung verwendet werden sollten. Bei noch unklarer Einordnung deutet eine kontinuierliche Darmwandverdickung (vom Rectum aus betrachtet) auf eine Colitis ulcerosa, bei M. Crohn lässt sich häufig der diskontinuierliche Befall *("skip lesions")* auch im Ultraschall darstellen. Es ist aber zu beachten, dass auch infektiöse Erkrankungen, Karzinome oder Lymphome das sonographische Bild eines M. Crohn oder einer Colitis vortäuschen können.

Frühe Zeichen einer CED, besonders des MC, sind eine ödematöse Verdickung der Darmwand unter Erhaltung der Schichtung sowie eine Einengung des Lumens (☞ Abb. 3.8). In der Nachbarschaft solcher entzündicher Stenosen finden sich oft dilatierte Dünndarmsegmente (☞ Abb. 3.9). Im Querschnitt imponieren die abwechselnd echoreichen und echoarmen Schichten wie eine Zielscheibe (*"Target"*-Läsion), ein Beispiel für Colitis ulcerosa ist in Abb. 3.10 dargestellt, lokale echoarme Verdickungen der Wand deuten auf eine intramurale Abszedierung hin. Bei längerer Entzündungsdauer nimmt die Darmwandverdickung zu, die Echogenität ab, die Schichtung geht verloren. Die entzündliche Imbibierung des Mesenteriums bzw. Mesocolons führt zu einer Hyperechogenität des Umgebungsgewebes, die im Querschnitt als Halo um die befallene Darmschlinge sichtbar wird.

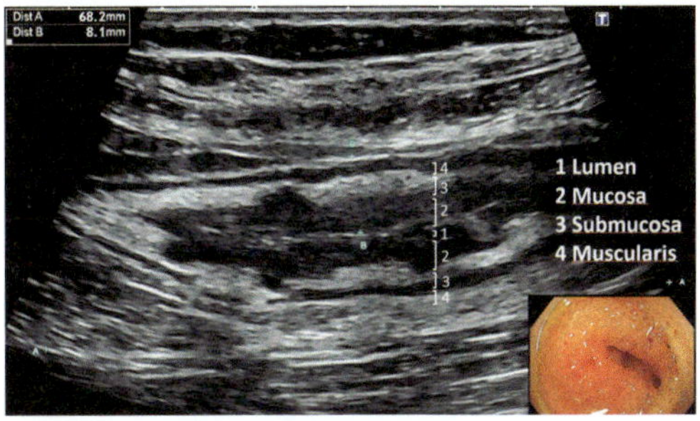

Abb. 3.8: Darmsonographie: Chronisch stenosierte Ileitis terminalis (Länge der Stenose 7 cm, Wanddicke 8 mm). Zum Vergleich das endoskopische Bild.

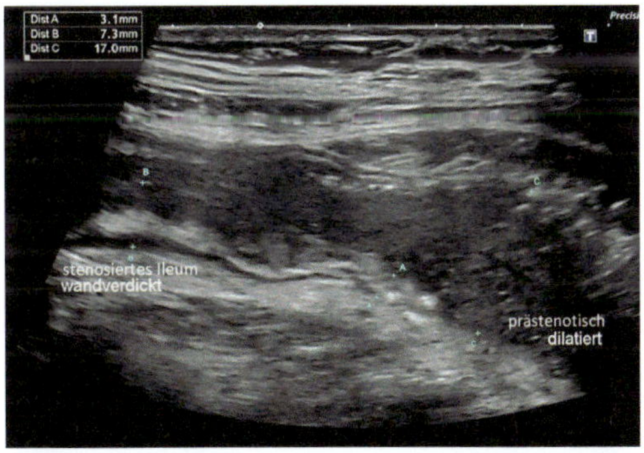

Abb. 3.9: Stenosiertes terminales Ileum (links), prästenotische Dilatation (rechts).

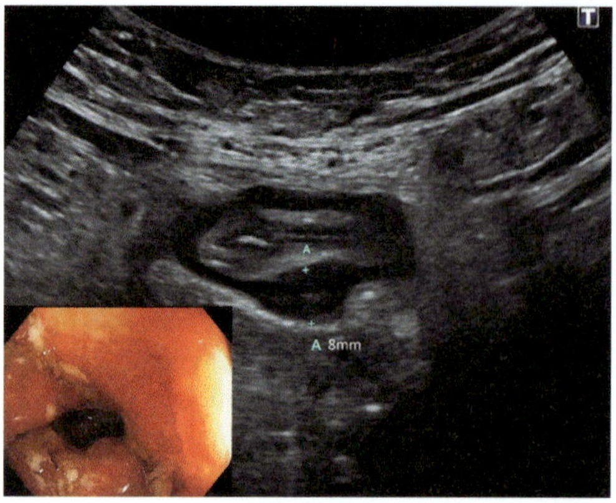

Abb. 3.10: Target-Läsion bei C. ulcerosa mit beginnendem intramuralen Abszess und pericolischer Imbibierung (Endoskopie: verschwollenes Lumen).

Fisteln werden abhängig von ihrem Inhalt (Flüssigkeit, Luft) hyperechogen mit Schallschatten oder als hypoechogene Flüssigkeitsstraße dargestellt und sind oft in Nachbarschaft von echoarmen Abszessen darstellbar (☞ Abb. 3.11). Abszesse können nicht nur diagnostiziert, sondern auch durch ultraschallgesteuerte Punktion oder Drainage therapiert werden. Neuere Verfahren wie der Kontrastmittel-verstärkte Ultraschall oder moderne mikrovaskuläre Dopplerverfahren (z.B. das *"superb microvascular imaging"*) erlauben eine Darstellung der Durchblutung weit besser als die herkömmliche farbkodierte Doppleruntersuchung (☞ Abb. 3.12). Neben der Erkennung einer verstärkten Durchblutung bei entzündlichen Darmwandveränderungen können durch diese Methoden auch narbige von entzündlich bedingten Stenosen abgegrenzt werden.

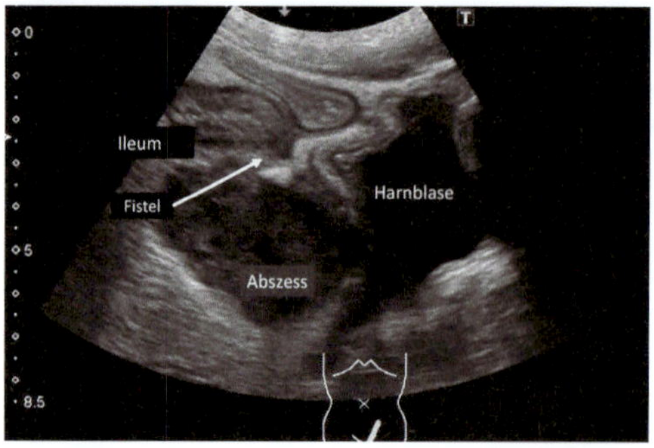

Abb. 3.11: M. Crohn mit Komplikationen: Abszess zwischen Dünndarm und Harnblase mit Fistelverbindung zum Ileum.

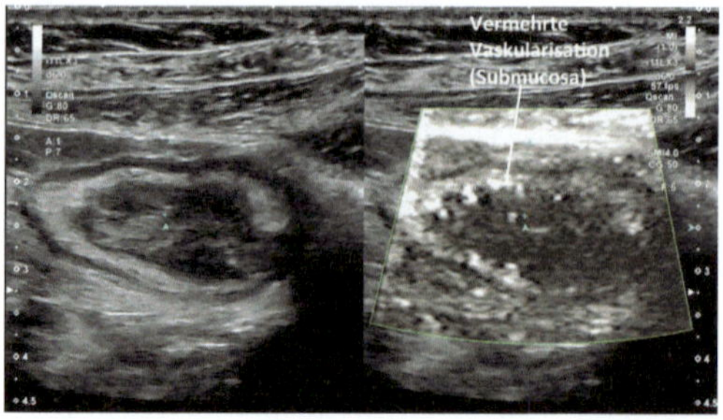

Abb. 3.12: Dopplersonographische Darstellung der Vaskularisation mit *"superb microvascular imaging"* (SMI) als Indikator für aktive Entzündung v.a. in der Submucosa.

Charakteristische Befunde sind in Beziehung zum Krankheitsverlauf in Tab. 3.11 aufgeführt. Insgesamt kann der abdominelle Ultraschall bei Beachtung der Limitationen wichtige Ergänzungen zur endoskopischen und radiologischen Diagnostik beitragen. In der Diagnostik von Komplikationen wie Abszessen, Konglomerattumoren und Fisteln kann er in vielen Fällen CT oder MRT ersetzen. Darüber hinaus bietet er einfache Möglichkeiten der Verlaufsbeobachtung, insbesondere bei Patienten, bei denen endoskopische oder radiologische Verfahren unerwünscht oder kontraindiziert sind wie z.B. bei fulminantem Schub oder Ileus, sowie bei Kindern und schwangeren Frauen.

Ultraschallzeichen	MC	CU
Target-Läsion	++	++
Wandverdickung (echoarm)	+++	++
Aufgehobene Wandschichtung	+++	(+)
Lumeneinengung	++	(+)
Verringerte Peristaltik	++	++
Haustrienverlust	segmental	kontinuierlich
Abszesse/Fisteln	++	–

Tab. 3.11: Ultraschallbefunde bei CED.

Die Effektivität des Ultraschalls in der Diagnostik von Gallenblasen- und Nierensteinen als extraintestinale Komplikationen der CED ist hinlänglich bekannt. Bei der primär sklerosierenden Cholangitis, vor allem der extrahepatischen Gallenwege, fallen häufig die Wandverdickungen der extrahepatischen Gallenwege auf.

3.4.3. Rektale Sonografie

Mit der rektalen Ultraschallsonde kann die Perianalregion gut untersucht werden: selbst kleine Abszesse werden zuverlässig dargestellt. Fisteln können gut in Beziehung zu den Sphinktersystemen gebracht werden. Die begrenzte Eindringtiefe und insbesondere die gerade bei Rektumbefall und perianalen Komplikationen erhebliche Schmerzhaftigkeit der Untersuchung schränken ihren Wert allerdings erheblich ein, wenn sie nicht unter Propofol durchgeführt wird. Die MRT bietet hier eindeutige methodische Vorteile. Einzige Ausnahme ist die ultraschallgezielte Punktion von Abszessen, die mit der MRT erheblich aufwendiger abläuft.

3.4.4. Magnetresonanztomographie (MRT) und Computertomographie (CT)

MRT und CT erlauben eine ausgezeichnete Beurteilung der Darmwanddicke und helfen, die Ausdehnung des Krankheitsbefalls abzuschätzen. Die Untersuchungen werden meist nach oraler oder auch peranaler Gabe eines verdünnten Kontrastmittels durchgeführt, kombiniert mit intravenöser Kontrastmittelapplikation. Im Vergleich zur Sonographie sind diese Verfahren unabhängiger vom Untersucher und erlauben auch eine bessere Beurteilung von zentraler gelegenen Darmanteilen, was vor allem bei adipöseren Patienten von Vorteil ist.

Abszesse stellen sich in der CT als umschriebene Läsion mit herabgesetzter Strahlendichte dar, in nicht wenigen Fällen finden sich Luft- bzw. Gasblasen. Bei i.v.-Kontrastmittelgabe nimmt die umgebende Abszesswand verstärkt Kontrastmittel auf.

Effektiver und vor allem auch ohne Strahlenbelastung ist bei der Diagnostik solcher Veränderungen die MRT. Sie ist inzwischen insbesondere zur Darstellung von Fisteln, die als stehende Flüssigkeitssäulen im T2-Bild ohne Kontrastmittelgabe sehr signalintensiv zur Darstellung kommen, die Methode der Wahl (☞ Abb. 3.13). Der schlagende Vorteil der MRT ist die Möglichkeit zusätzlicher Schnittebenen und der exakten Darstellung des Fistelverlaufs in Beziehung zu den Strukturen des Beckenbodens, insbesondere vor operativen Maßnahmen.

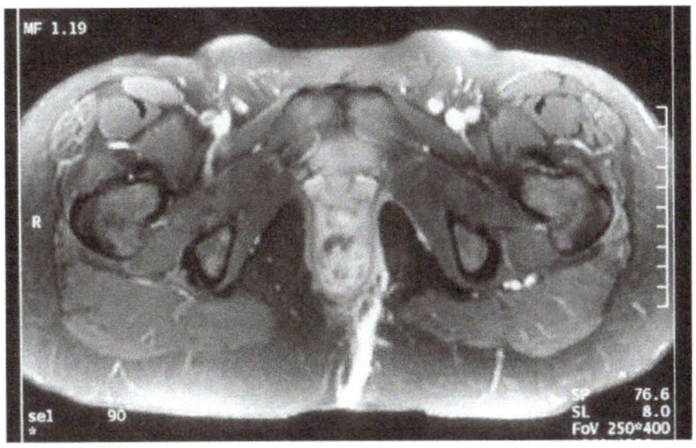

Abb. 3.13: Darstellung eines perianalen Fistelsystems mit der MRT (signalintense Darstellung der flüssigkeitsgefüllten Fistel im T2-Bild).

Zur Darstellung des Dünndarms sollte eine MR-Enterographie (MR-Sellink) erfolgen (☞ Abb. 3.14). Hierzu muss der Patient eine ausreichende Menge Kontrastmittel trinken (Enterografie), alternativ wird dieses über eine radiologisch gelegte Duodenalsonde dem Patienten verabreicht (Enteroklysma). Zusätzlich wird intravenös Gadolinium-haltiges Kontrastmittel verabreicht. Entzündete Darmabschnitte sind durch eine Wandverdickung mit vermehrter Kontrastmittelaufnahme zu erkennen.

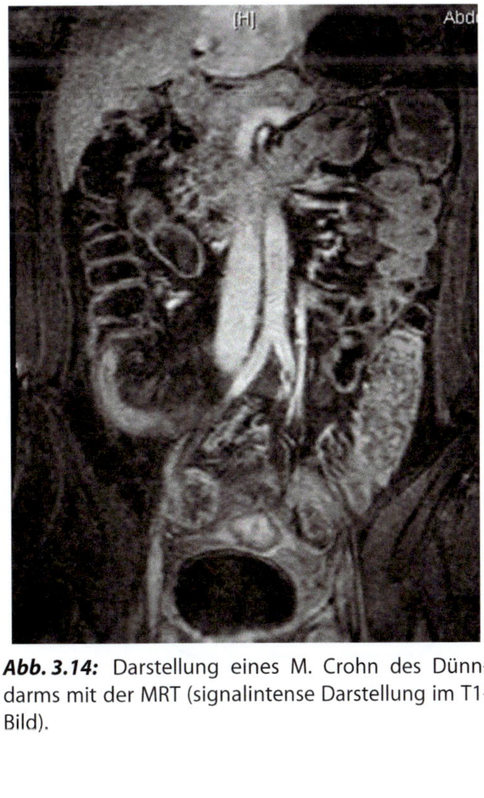

Abb. 3.14: Darstellung eines M. Crohn des Dünndarms mit der MRT (signalintense Darstellung im T1-Bild).

Durch verstärkte Auswertung sogenannter diffusionsgewichteter Aufnahmen eröffnet sich auch die Möglichkeit, eine Entzündungsbeurteilung auch ohne Verwendung von Gadolinium-Kontrastmittel vorzunehmen, das wegen Ablagerung im Gehirn z.T. kritisch beurteilt wird. Neben Veränderungen der Dünndarmwand lassen sich auch Fisteln oder Abszesse akkurat darstellen sowie weitere Informationen zu extraluminalen Veränderungen gewinnen, wie z.B. Verdickungen des mesenterialen Fetts, Sakroiliitis oder Gallensteine. Das MRT nach Sellink ist eine sehr sensitive Untersuchung und wird in der Beurteilung der Darmentzündung nur noch von der Kapselendoskopie übertroffen.

Während das MRT ein Gewinn bei der Diagnostik des MC des Dünndarms darstellt, ist die Aussagekraft bei der CU beschränkt. Geringgradige Veränderungen werden hier regelhaft übersehen, so dass dieses Verfahren sicher keine Alternative zur endoskopischen Exploration darstellt.

3.5. Zusammenfassung: Rationeller Einsatz der diagnostischen Verfahren in verschiedenen klinischen Situationen

Ein Algorithmus mit einer Übersicht über das diagnostische Vorgehen findet sich in Abb. 3.15. Basis der Erstdiagnostik einer CED sind nach gründlicher Anamnese und klinischer Untersuchung die bildgebenden Verfahren, vor allem die Endoskopie des Dickdarms und des terminalen Ileums. Die Histologie bietet ergänzende Informationen, allerdings fehlen in der Erstdiagnostik oft noch die CED-typischen Architekturstörungen. Ist die Diagnose einer CU eindeutig, kann die Untersuchung des oberen Gastrointestinaltraktes unterbleiben. Bei Verdacht auf MC und in zweifelhaften Fällen müssen auch eine Ösophagogastroduodenoskopie und eine Magnetresonanz-Untersuchung des Dünndarms erfolgen, bei perianalen Fisteln auch ein MR-Becken. Das Labor mit CRP und fäkalen Markern wie Calprotectin zeigt das Ausmaß der Entzündung und gibt Hinweise auf Komplikationen wie Anämie und Mangelzuständе. Ergänzend wird immer eine sonografische Untersuchung erfolgen, auch um den Ausgangsstatus zu kennen und den Therapieerfolg nicht-invasiv zu beurteilen.

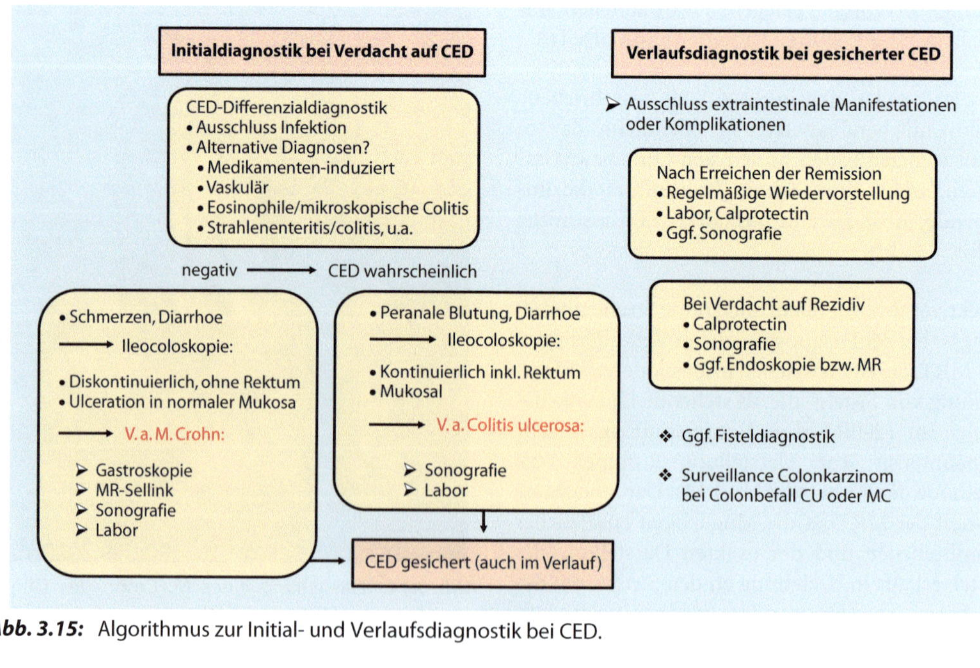

Abb. 3.15: Algorithmus zur Initial- und Verlaufsdiagnostik bei CED.

Die Verlaufskontrolle und Steuerung der Therapie erfolgt weitgehend anhand der Klinik, d.h. des individuellen Beschwerdebildes. Darüber hinaus eignen sich hierfür vor allem der Ultraschall und laborchemische Entzündungsparameter wie Calprotectin. Neuerliche endoskopische Untersuchungen sind nach Erreichen einer klinischen Remission bei CU und MC nicht zwingend erforderlich, eine Abheilungskontrolle wird aber im Rahmen des *"Treat-to-target"*-Konzepts empfohlen und in Kap. 5. diskutiert. Bei CU ist sie oft nur als Rektosigmoidoskopie nötig. Bei fehlenden therapeutischen Konsequenzen ist eine endoskopische Kontrolle nicht sinnvoll. Erneute Endoskopien sind jedoch bei erneuten Schüben und beim Auftreten neuer Symptome angezeigt. Die oben ausgeführte leitliniengerechte endoskopische Überwachung zur Karzinomprophylaxe sollte bei Dickdarmbefall im Rahmen einer CED erfolgen.

Bei Cholestasezeichen muss eine primäre sklerosierende Cholangitis durch MRC ausgeschlossen werden, bei negativem Befund ggf. auch durch Leberpunktion. Komplikationen wie Abszesse und Fisteln werden am besten durch den perkutanen Ultraschall und die MRT erfasst. Mangelsituationen im Rahmen einer Malabsorption werden meist nicht durch aufwändige Funktionstests, sondern durch Blutspiegelbestimmung bei entsprechendem Verdacht und Substitution (*ex juvantibus*) diagnostiziert. Da die meisten Patienten mit CED lebenslang betreut werden müssen, muss bei ihnen ganz besonders darauf geachtet werden, einerseits erforderliche diagnostische Maßnahmen nicht zu unterlassen, diese andererseits aber auch strikt auf das für eine gute therapeutische Führung notwendige Maß zu beschränken.

3.6. Literatur

Baron JH, Connell AM, Lennard-Jones JE. Variation between observers in describing mucosal appearances in proctocolitis. Br Med J 1964;1:89-92.

Jakob M, Backes M, Schaefer C et al. MR Enterography in Crohn's Disease: Comparison of contrast imaging with diffusion-weighted imaging and a special form of color coding. Fortschr Röntgenstr 2022.

Kucharzik T, Dignass AU, Atreya R et al. Updated S3-Guideline Ulcerative Colitis. German Society for Digestive and Metabolic Diseases (DGVS). Z Gastroenterol 2019;57:162-241.

Lewis JD. The utility of biomarkers in the diagnosis and therapy of inflammatory bowel disease. Gastroenterology 2011;140:1817-1826.

Lodhia N, Rao S. Updates in therapeutic drug monitoring in inflammatory bowel disease World J Gastroenterol 2022;28(21):2282-2290

Maaser C, Sturm A, Vavricka SR et al. ECCO-ESGAR Guideline for Diagnostic Assessment in IBD Part 1: Initial diagnosis, monitoring of known IBD, detection of complications. J Crohns Colitis 2019;13:144-164.

Modigliani R, Mary JY. Reproducibility of colonoscopic findings in Crohn's disease: A prospective multicenter study of interobserver variation. Dig Dis Sci 1987;32: 1370-1379.

Preiß JC, Bokemeyer B, Buhr HJ et al. Diagnostik und Therapie des M. Crohn. Z Gastroenterol 2014;52:1431-84.

Sturm A, Maaser C, Calabrese E et al. ECCO-ESGAR Guideline for Diagnostic Assessment in IBD Part 2: IBD scores and general principles and technical aspects. J Crohns Colitis 2019;13:273-284.

Vilela EG, Torres HO, Martins FP et al. Evaluation of inflammatory activity in Crohn's disease and ulcerative colitis. World J Gastroenterol 2012;18:872-81.

Extraintestinale Symptome und deren Therapie

4. Extraintestinale Symptome und deren Therapie

Sowohl die Colitis ulcerosa (CU) als auch der Morbus Crohn (MC) sind Systemerkrankungen, die auch Organe außerhalb des Gastrointestinaltrakts betreffen können. Diese extraintestinalen Symptome können der Diagnosestellung einer chronisch entzündlichen Darmerkrankung (CED) zeitlich vorausgehen, können parallel nebeneinander bestehen oder erst nach operativer Entfernung der erkrankten Darmabschnitte auftreten und praktisch jedes Organ betreffen. Die extraintestinalen Symptome bestimmen den klinischen Verlauf der Grunderkrankung wesentlich mit, sind manchmal schwierig zu erkennen bzw. zu behandeln (☞ Tab. 4.1 und Abb. 4.1) und können belastender als die Grunderkrankung selbst sein.

Extraintestinale Symptome werden in zwei Gruppen eingeteilt:

- extraintestinale Manifestationen (EIM)
- extraintestinale Komplikationen (EIK)

	MC (n=279)	CU (n=113)
Arthralgien	29,2 %	27,7 %
Fieber	24,7 %	20,5 %
Hautveränderungen	14,2 %	15,2 %
Appetitlosigkeit	18,7 %	11,6 %
Ophthalmopathien	3,8 %	7,1 %

Tab. 4.1: Extraintestinale Symptome als Initialsymptome von CED.

Beide unterscheiden sich wesentlich dadurch, dass die Ursachen der EIM wie die der Grunderkrankung oft ungeklärt, die der EIK aber als direkte oder indirekte Folge der langjährigen chronischen Darmentzündung meist erklärt sind. Da die EIM größtenteils äußere Organe wie Haut, Augen oder Gelenke betreffen, sind sie leichter zu erkennen. Hingegen verlaufen die sekundär auftretenden EIK, wie z.B. Gallen- und Nierensteine, Mangelernährung oder Anämie oft schleichend und werden erst spät diagnostiziert. Während die Therapie der EIM wie die der Grunderkrankung rein antiinflammatorisch und immunmodulierend ist, können die EIK aufgrund ihrer klaren Pathogenese überwiegend kausal behandelt werden. Osteoporose und Fatigue werden als eigenständige extraintestinale Symptome aufgeführt, da sie eher eine Kombination aus EIM und EIK darstellen.

Die Kenntnis der extraintestinalen Symptome hilft, die Lebensqualität der Patienten zu verbessern; es sollte daher bei allen Patienten regelhaft darauf geachtet werden.

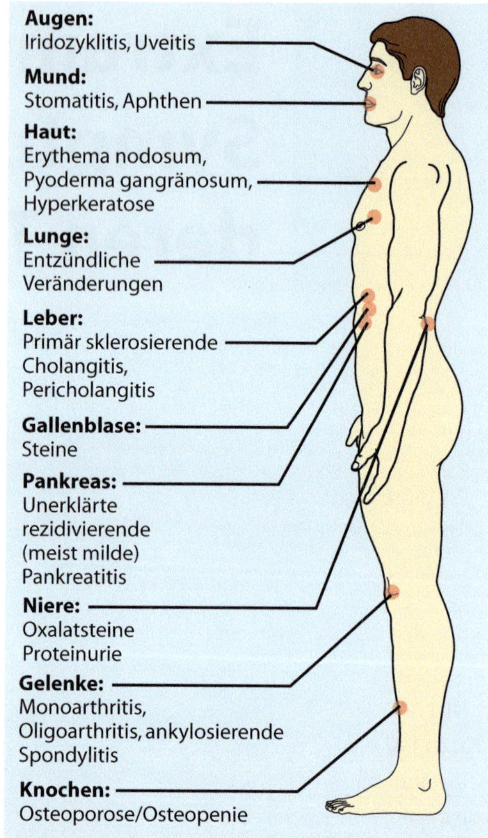

Abb. 4.1: Extraintestinale Symptome bei Patienten mit CED.

4.1. Extraintestinale Manifestationen

Die EIM bei CED betreffen vorwiegend Gelenke, Haut und Augen, aber auch eine Vielzahl anderer Organe. Neben Leber, Pankreas und Lunge können auch Niere, Herz, das Nerven- oder Gerinnungssystem betroffen sein. Bemerkenswert ist, dass das Auftreten einer einzigen EIM die Anfälligkeit für das Auftreten weiterer EIM begünstigt.

Diese grundsätzliche Veranlagung der betroffenen Patienten wird größtenteils genetisch determiniert sein, unterliegt vermutlich auch Umwelteinflüssen. Vor allem Frauen mit MC und Colonbefall haben ein erhöhtes Risiko, EIM zu entwickeln.

4.1.1. Häufigkeit und klinische Bedeutung

Extraintestinale Manifestationen (EIM) treten bei etwa 30 % der Patienten mit CED auf, wobei die Angaben zur Häufigkeit zwischen 6-47 % variieren. EIM treten häufiger bei MC, bei Frauen, bei ausgedehntem Befallsmuster (☞ Tab. 4.2) und bei bei Colonbefall auf. Trotzdem verschwinden nach einer Kolektomie vorbestehende EIM aber nicht, bleiben zu ca. 50 % bestehen und können in ca. 14 % sogar neu auftreten, wie kürzlich eine Studie aus der Schweiz gezeigt hat. EIM können Hinweise auf die Krankheitsaktivität der CED geben. Die am häufigsten betroffenen Organe sind Haut, Augen, Gelenke und das hepatobiliäre System (☞ Tab. 4.2). Man kann grundsätzlich EIM, die mit der Aktivität der der zugrundeliegenden CED korrelieren (z.B. Erythema nodosum, pauciarticuläre periphere Typ 1 Arthritis), von solchen unterscheiden, die einen eigenständigen Verlauf nehmen (primär sklerosierende Cholangitis [PSC], Pyoderma gangraenosum, Ankylosierende Spondylitis). Je nachdem bessert sich durch die Therapie der CED dann auch die EIM. Die EIM beeinflussen die Lebensqualität der Patienten erheblich.

Dies gilt insbesondere für die PSC, die in eine Leberzirrhose übergehend kann und mit einem erhöhten Risiko für das cholangiozelluläre Karzinom und das Colonkarzinom assoziiert ist. Sehr viel seltenere EIM sind Pankreatitis, Vaskulitis, Perikarditis, autoimmunhämolytische Anämie und kardiovaskuläre Komplikationen, können aber zu lebensbedrohlichen Zuständen führen und müssen daher erkannt werden.

	MC n=279	CU n=113	Signifikanz
Hautläsionen	12,5 %	15,9 %	n.s.
Erythema nodosum	8,6 %	8,0 %	n.s.
Pyoderma gangraenosum	0,4 %	7,1 %	p<0,0001
Aphthen	4,3 %	6,2 %	n.s.
Perianale Läsionen	43,7 %	13,3 %	p<0,0001
Fisteln	35,0 %	4,5 %	p<0,0001
Fissuren	7,8 %	6,2 %	n.s.
Abszesse	24,3 %	2,7 %	p<0,0001
Ulcera	0,4 %	0,9 %	n.s.
Augenläsionen	9,3 %	9,7 %	n.s.
Konjunktivitis	7,3 %	5,3 %	n.s.
Iritis	3,0 %	4,4 %	n.s.
Uveitis	0,4 %	0,9 %	n.s.
Gelenkmanifestationen	39,8 %	39,0 %	n.s.
Arthralgien	38,0 %	29,4 %	n.s.
Arthritiden	9,0 %	11,3 %	n.s.
HLA-B27-assoziierte Spondarthropathie	3,6 %	0,8 %	n.s.
Leber- und Pankreasbeteiligung	9,3 %	16,8 %	p<0,05
Fettleber	2,2 %	10,6 %	p<0,0005
Hepatitis	3,3 %	1,8 %	n.s.
Pericholangitis/PSC	0,8 %	3,5 %	n.s.
Pankreasfunktionsstörung	1,8 %	2,7 %	n.s.

Tab. 4.2: Häufigkeit extraintestinaler Manifestationen bei CED im Verlauf der Erkrankung.

4.1.2. Pathogenese

Die Entstehung der EIM ist multifaktoriell bedingt, wobei vor allem genetische und immunologische Faktoren eine große Rolle spielen, aber auch Umwelteinflüsse und das Mikrobiom. Eine sehr ausführliche Übersicht wurde 2019 von der *European Crohn's and Colitis Organisation* (ECCO) veröffentlicht.

Genetische Faktoren

Das gehäufte Auftreten von EIM bei Zwillingen und Verwandten ersten Grades spricht für einen gemeinsamen genetischen Hintergrund, ebenso die Tatsache, dass das Vorhandensein einer einzigen EIM das Auftreten weiteren EIM begünstigt. Die genaue Rolle der genetischen Assoziation bei der Entstehung oder dem Verlauf der EIM ist aber bislang nicht bekannt. Vermutlich beeinflussen entsprechende Variationen des Genotyps den klinischen Phänotyp der Erkrankung wie es auch für den *NOD2 (CARD15)*-Genpolymorphismus (auf Chromosom 16q12) gezeigt werden konnte, der bei MC gehäuft mit Ileocoecalbefall einhergeht und mit den EIM Sakroiliitis und Uveitis assoziiert ist. Auch das humane Leukozyten Antigen (HLA) HLA*B27 wird neben der genetischen Prädisposition für Sakroiliitis in Verbindung mit dem Auftreten von peripherer (Typ-1) Arthritis, Erythema nodosum sowie Uveitis gebracht. Weitere mit EIM assoziierte, identifizierte Gene in der HLA-Region von Chromosom 6 sind z.B. für die PSC: HLA-B8/DR3; für die periphere, pauciartikuläre (Typ 1) Arthritis: HLA-DRB1*0103, HLA-B*35 und HLA-B*27, für die periphere polyartikuläre (Typ 2) Arthritis: HLA-B*44 und MHC-I-Gen-A-Nachweis. Des Weiteren treten EIM an Gelenken, Haut und Augen häufiger bei Nachweis von HLA-B*58 und HLA-DRB1*0103 auf. Genomweite Assoziationsstudien (GWAS) haben darüber hinaus zahlreiche Risikogen-Loci identifiziert, die für CED und bestimmte EIM prädisponieren. Die Risikogene spielen in der klinischen Routine weder diagnostisch noch therapeutisch eine Rolle (☞ auch Kap. 1.3. Genetik).

Immunologische Faktoren

Wie in Kap. 1.5. der Pathophysiologie ausgeführt konnte bei CED im Rahmen der Barrierestörung eine gesteigerte Permeabilität des Darms gegenüber Mikrobiota nachgewiesen werden. Die dadurch begünstigte Absorption verschiedenster Antigene könnte bei der Vermittlung lokaler und extraintestinaler immunpathologischer Prozesse eine Rolle spielen. Durch Kreuzreaktivität der Antigene, Ablagerung von Antigen-Antikörper-Immunkomplexen (außerhalb des Darmes) und Translokation von Antigenen oder Toxinen können dann Entzündungen außerhalb des Gastrointestinaltrakts auftreten. So werden zum Beispiel als eine mögliche Ursache der häufigen hepatobiliären Veränderungen bei CED rezidivierende Pfortaderbakteriämien diskutiert. Des Weiteren konnten bei der CU Antikörper gegen eine körpereigene Isoform des Tropomyosins nachgewiesen werden, das nicht nur in der Dickdarmschleimhaut, sondern auch im Auge, im Gallengangepithel, in Keratinozyten und in Chondrozyten als sogenanntes *"shared antigen"* vorkommt. Dadurch wäre das gehäuft und überlappende Auftreten der EIM in Gelenken (periphere Arthritis), Haut (Erythema nodosum), Gallengängen (PSC) und Auge (Uveitis) erklärt. Ferner wurden bei der PSC Antikörper gegen Gallengangepithel nachgewiesen, die ihrerseits Zytokin-vermittelt eine verstärkte lokale Entzündungsreaktion auslösen können. Auch zirkulierende Immunkomplexe spielen eine Rolle wie beispielsweise durch den Nachweis einer Immunkomplexglomerulonephritis bei Patienten mit MC gezeigt werden konnte. Weiter erwähnenswert ist die Assoziation positiver ANCA (p-ANCA) mit dem Auftreten von Erythema nodosum und Uveitis. Darüber hinaus konnte gezeigt werden, dass *"memory cells"* (Gedächtnis-Lymphozyten) aus dem entzündeten Darmepithel im Körper zirkulieren und an spezifische Adhäsionsmoleküle binden können, um dann außerhalb des Darmes lokale Entzündungsreaktionen hervorzurufen.

Umwelteinflüsse

In einer holländischen Studie war das Zigarettenrauchen sowohl zeitlich als auch dosisabhängig mit dem vermehrten Auftreten von EIM bei CED assoziiert. Das Mikrobiom, das maßgeblich durch Umweltfaktoren (Ernährung, Antibiotikatherapie, Stillen etc.) beeinflusst wird, spielt ebenfalls eine Rolle. Bei der Ankylosierenden Spondylitis und bei der PSC wurde eine verminderte Diversität des intestinalen Mikrobioms festgestellt.

4.1.3. Einzelne Organmanifestationen

4.1.3.1. Muskuloskelettale Manifestationen

Die enteropathischen Arthritiden sind die häufigsten EIM bei CED und treten geschlechtsunspezifisch in ca. 30 % der Fälle auf. Sie gehören zur Gruppe der Spondyloarthritiden. Bei bis zu 10 % der Patienten sind die Symptome seitens der Gelenke die initialen Zeichen der Erkrankung. Die Spondyloarthritiden werden in periphere Arthritis und axiale Spondyloarthritis (aSpA) unterteilt.

	CU	MC
	n (%)	n (%)
Periphere Arthropathie Typ 1 *	35 (3,6)	29 (6,0)
Periphere Arthropathie Typ 2 **	24 (2,5)	20 (4,0)
Arthralgie	52 (5,3)	62 (14,3)
Ankylosierende Spondylitis	9 (0,9)	6 (1,2)
Entzündliche Rückenschmerzen	34 (3,5)	42 (8,7)
Gesamt	154 (15,8)	159 (34,2)

Tab. 4.3: Gelenkmanifestationen bei CED (nach Orchard).

* Typ 1 (pauciartikulär): <5 Gelenke; akute selbstlimitierende Attacken; Koinzidenz mit CED-Schub; assoziiert mit anderen EIM.

** Typ 2 (polyartikulär): ≥5 Gelenke; anhaltende Symptome für Monate oder Jahre; unabhängig von CED-Aktivität; mit Uveitis assoziiert.

Während bei bis zu 30 % der Patienten (☞ Tab. 4.1) unspezifische Arthralgien ohne Rötung, Schwellung oder Überwärmung vorherrschen, finden sich periphere Arthritiden bei 5-10 % der Patienten. Zu den **axialen Spondyloarthritiden** gehören der "entzündliche Rückenschmerz", der sich im Gegensatz zum verschleißbedingten Rückenschmerz bei Ruhigstellung verstärkt und durch körperliche Bewegung bessert, die isolierte Sakroiliitis und die seltenere Ankylosierende Spondylitis (AS, Morbus Bechterew; ☞ Tab. 4.3 und Abb. 4.2).

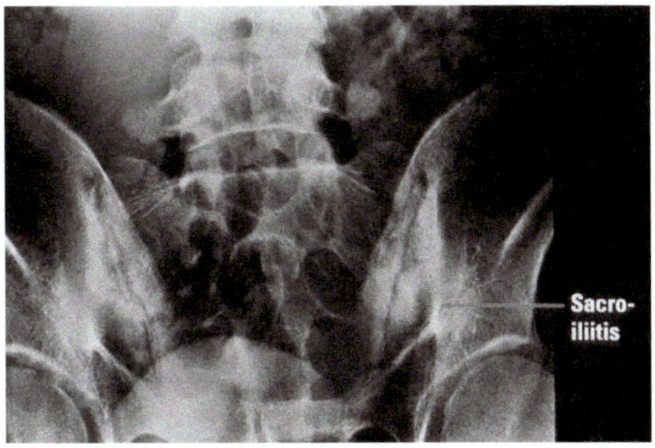

Abb. 4.2: Sakroiliitis bei C. ulcerosa.

Zu den **peripheren Arthritiden** gehören die gehäuft bei einem Schub des MC auftretenden Arthralgien (ohne Entzündungszeichen), sämtliche periartikulären Entzündungen (Enthesiopathien, Tendinitis, Myositis, Daktylitis, Synovitis, hypertrophe Osteoarthropathie mit Uhrglasnägeln), seltene granulomatöse Gelenk-/Knochenläsionen (bei MC) sowie die klassischen peripheren Arthritiden (☞ unten). Enthesiopathien lassen sich sehr gut sonografisch darstellen. Ein gehäuftes Vorkommen von Polymyositis/Dermatomyositis mit Muskelschwäche, Myalgien, erhöhten Muskelenzymen (CK), charakteristischem Muskelbiopsie- und EMG-Befund und Fibromyalgie bei CED ist ebenfalls beschrieben.

Wichtige Differenzialdiagnosen der extraintestinalen Arthritiden sind Osteoporose-bedingte Frakturen, aktivierte Arthrose, (Pseudo-)Gicht, Osteomalazie-bedingte Knochenschmerzen (bei Vitamin D-Mangel), septische Arthritiden und medikamentös bedingte muskuloskelettale Beschwerden (Chinolon-bedingte Tendinitis, Steroidmyopathie, Steroidentzugs-Arthralgien, avaskuläre Osteonekrose unter Steroidtherapie, Arthralgien/Myopathien oder Serumkrankheit unter Infliximab, Arthralgien unter Mesalazin, Azathioprin, TNFα-Blocker, Vedolizumab).

Periphere Arthritis

Die Diagnose der peripheren (seronegativen) Arthritis bei CED wird rein klinisch gestellt. Normalerweise tritt keine Gelenkdestruktion auf und in der bildgebenden Diagnostik zeigen sich allenfalls minimale Veränderungen. Typischerweise sind die Gelenkbeschwerden pauciartikulär, asymmetrisch, wandernd, episodisch, nicht-deformierend und gehen häufig mit Enthesiopathie bzw. Tendopathie einher. Sonografisch lassen sich verdickte, echoarme und verstärkt vaskularisierte Sehnenansätze darstellen. Die Patienten beklagen Gelenkschmerzen mit Schwellung und Bewegungseinschränkungen. Bei persistierenden Gelenkbeschwerden sollte eine CCP-Antikörper- bzw. Rheumafaktorbestimmung erfolgen, um eine rheumatoide Arthritis auszuschließen.

Die peripheren Arthritiden treten beim MC, insbesondere bei der Colitis Crohn, häufiger auf als bei der CU. Sie werden in zwei Typen unterteilt.

Die **pauciartikuläre Typ 1-Arthritis** betrifft weniger als fünf große Gelenke und bevorzugt die untere Extremität. Der Gelenkbefall ist in der Regel asymmetrisch, teilweise auch wandernd. Die Gelenkschwellung tritt akut auf, verläuft meist parallel mit der Aktivität der Grunderkrankung, bessert sich innerhalb weniger (<10) Wochen und hinterlässt keine bleibenden Gelenkschäden. Eine diagnostische Gelenkpunktion ist nicht notwendig, außer wenn bei akuter, febriler Gelenkschwellung eine septische Arthritis oder ein akuter (Pseudo-) Gichtanfall ausgeschlossen werden muss. Ungefähr 25-40 % der Patienten haben wiederholte Arthritisschübe. Da die Typ 1-Arthritis mit der Krankheitsaktivität der CED korreliert, ist die Therapie der Wahl immer die Therapie der Grunderkrankung. Zur Beschwerdelinderung wird eine rein symptomatische Analgetikatherapie mit Paracetamol oder Metamizol sowie physikalische Maßnahmen empfohlen, sofern verträglich auch kurzfristig (niedrigdosiert) nichtsteroidale Antiphlogistika (<2 Wochen). Bei sehr schmerzhaften Gelenkschwellungen kann im Einzelfall eine intraartikuläre Steroidinjektion Linderung bringen. Bei wiederholten Arthritis-Schüben empfiehlt sich die Umstellung einer bestehenden 5-ASA-Therapie auf Sulfasalazin (☞ unten). Auch Steroide tragen rasch zu einer Linderung bei.

Die **polyartikuläre Typ 2-Arthritis** tritt symmetrisch auf und befällt ≥5 kleine Gelenke, insbesondere die Fingergrundgelenke. Der Verlauf der Typ 2-Arthritis ist unabhängig von der Aktivität der zugrundeliegenden Darmerkrankung und kann sich über viele Monate ziehen. Deshalb ist häufig eine Langzeittherapie notwendig. Bei persistierenden Gelenkbeschwerden wird zunächst Sulfasalazin in einer Anfangsdosis von 2 × 500 mg/Tag verabreicht, das dann alle 2 Wochen um 1.000 mg/Tag gesteigert wird in Abhängigkeit von der Symptomlinderung bis zum Erreichen der maximalen Erhaltungsdosis von 3 × 1.500 mg Sulfasalazin. Erst nach 12-wöchiger Therapie in Erhaltungsdosis kann die Effektivität beurteilt werden. Begleitend zur Sulfasalazin-Therapie wird eine Folsäuresubstitution empfohlen sowie regelmäßige Blutbildkontrollen. Bei fehlender Besserung sollte eine immunsuppressive Therapie mit Methotrexat (MTX, Anfangsdosis 7,5 mg 1 ×/Woche p.o.) begonnen werden. Die Dosis von MTX kann in monatlichen Intervallen um je 2,5 mg pro Woche auf die Maximaldosis von 25 mg 1 ×/Woche erhöht werden. Begleitend sollte Folsäure (5 mg p.o. nach 24-48 h) substituiert werden. Bei persistierender, therapierefraktärer Arthritis ist eine systemische Steroidgabe oder eine TNFα-Blocker-Therapie wirksam. Auch Ustekinumab und Tofacitinib sind wirksam.

Ankylosierende Spondylitis

Leitsymptom der axialen Spondyloarthritis (aSpA) ist der entzündliche Rückenschmerz. Die ASAS-Klassifikation *(Assessment of Spondyloarthritis International Society)* unterscheidet zwischen nicht-röntgenologischer SpA und klassischer, röntgenologischer Ankylosierender Spondylitis (AS, Morbus Bechterew). Die Unterschiede bestehen nur in der Krankheitsdauer und im Ausmaß struktureller (im konventionellen Röntgenbild erkennbarer) Veränderungen. Die ankylosierende Spondylitis befällt das Achsenskelett (Wirbelsäule, Iliosakralgelenke, Schambeinfugen, kleine Wirbelgelenke; ☞ Abb. 4.2). Der Verlauf ist unabhängig von der CED. Die Prävalenz der AS bei CED ist mit 1-10 % höher als in der Normalbevölkerung (0,25-1 %), wobei Männer etwas häufiger als Frauen betroffen sind. Die AS bei CED ist nicht so häufig mit HLA-B*27 assoziiert (nur 50-80 % positiv) wie die idiopathische AS (94 %). Die Patienten beklagen Schmerzen und Morgensteifigkeit des Rückens, insbesondere der Lendenwirbelsäure (LWS) mit Ausstrahlung in das Gesäß. In Ruhe sind die Beschwerden typischerweise stärker ausgeprägt als bei Bewegung. In der körperlichen Untersuchung fallen neben einem positiven Mennell-Zeichen eine eingeschränkte LWS-Beweglichkeit (Schober-Zeichen) und eine reduzierte Thoraxexkursion auf. Wenn die Sakroiliitis weiter zur AS fortschreitet, lassen die Schmerzen häufig nach. Durch die verminderte Thoraxexkursion kann es sekundär zur Lungenfibrose und vorzeitigen Osteoporose kommen.

Typische radiologische Veränderungen sind unioder bilaterale Erosionen mit (subchondraler) Sklerosierung der Iliosakralgelenke und gelenknahe Usuren. Die Kernspintomografie ist mit einer deutlich höheren Sensitivität und der fehlenden Strahlenbelastung mittlerweile Goldstandard in der Diagnostik und kann bereits im frühen Stadium ein Knochenmarksödem nachweisen. Im fortgeschrittenen Stadium fallen röntgenologisch eine lumbale Steilstellung, eine ausgeprägte Brustkyphose mit Ankylose sowie die radiologisch typische Bambusstabwirbelsäule mit Syndesmophyten auf.

Die Diagnosestellung erfolgt nach den Kriterien der ESSG (*European Spondyloarthropathy Study Group)*, gebräuchlich sind auch noch die modifizierten New York-Kriterien von 1984.

Die AS ist zu 30 % mit peripherer Arthritis (Typ 1) und zu 25 % mit Uveitis/Iritis assoziiert.

Oberstes Ziel der Therapie der AS ist die Erhaltung der Wirbelsäulen- und Thoraxbeweglichkeit.

Deshalb sind physiotherapeutische Übungen (Bechterew-Gymnastik, Atemübungen, Schwimmen, aufrechte Gangschulung, regelmäßige Rehabilitationsmaßnahmen) und – sofern seitens der Aktivität der CED vertretbar – ausreichende Analgesie mit NSAR (Indometacin, Naproxen) oder COX2-Hemmern essenziell. Unter kontinuierlicher 2-jähriger Celecoxib-Einnahme war ein günstiger Einfluss auf die Röntgenprogression an der Wirbelsäule nachweisbar. Bei starken LWS-Schmerzen kann eine MRT-gesteuerte Steroidinjektion ins Iliosakralgelenk hilfreich sein. Bei anhaltenden Beschwerden einer isolierten AS (und unzureichendem Ansprechen auf eine 4-wöchige NSAR-Therapie) wird primär die Therapie mit einem TNFα-Blocker empfohlen. Sulfasalazin oder Methotrexat sind ineffektiv bzw. haben nur noch einen Stellenwert bei gleichzeitiger peripherer Arthritis. Die TNFα-Blocker-Therapie wirkt schnell, ist meist dauerhaft effektiv und führt zu einer Verbesserung der Entzündung in der Wirbelsäule. Als günstiger Nebeneffekt ist unter TNFα-Blocker-Therapie auch eine Besserung der häufig schon früh einsetzenden Osteoporose bei AS beschrieben. Ustekinumab wirkt nicht. Tofacitinib ist seit 11/2021 zur Therapie zugelassen, der Zusatznutzen zur bewährten TNFα-Blocker-Therapie fehlt.

4.1.3.2. Mukokutane Manifestationen

Die Hautveränderungen bei CED lassen sich in reaktive Dermatosen (Erythema nodosum (☞ Abb. 4.3), aphthöse Stomatitis, vaskulitische Veränderungen) sowie neutrophile Dermatosen (Pyoderma gangraenosum (☞ Abb. 4.4), Sweet-Syndrom und vesikulo-pustulöse Erosionen) einteilen. Ähnlich wie bei den Gelenkmanifestationen ist die erste Gruppe mit der Krankheitsaktivität und anderen EIM assoziiert, während dies bei der zweiten Gruppe nicht der Fall ist.

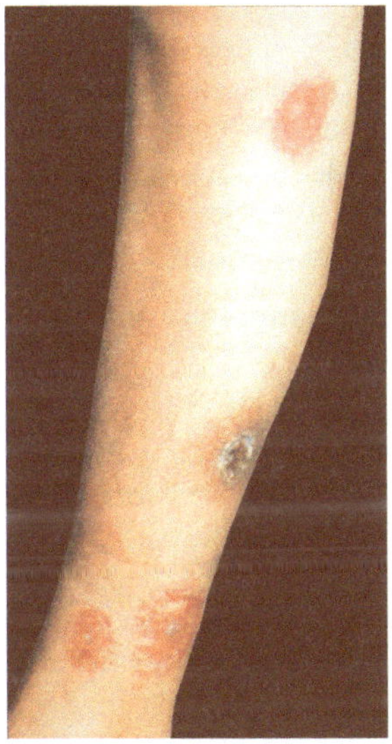

Abb. 4.3: Erythema nodosum.

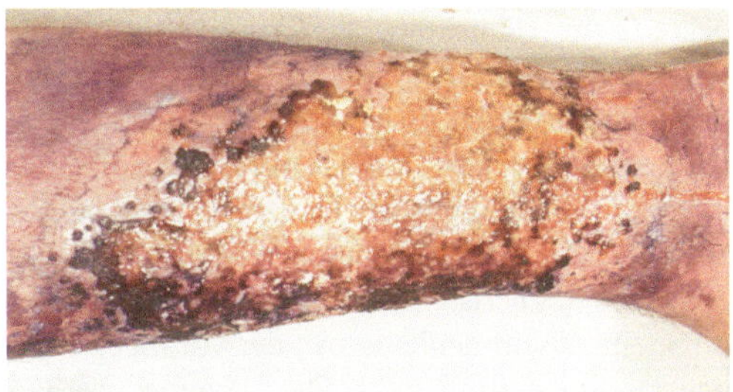

Abb. 4.4: Pyoderma gangraenosum.

Erythema nodosum

Das Erythema nodosum ist die häufigste EIM der Haut und tritt bei 15 % aller Patienten mit MC auf.

Die akut entzündliche Hauterkrankung äußert sich durch kutan-subkutane, rötlich-livide, schmerzhafte, münzgroße, leicht erhabene, derbe Knoten vorwiegend an den Streckseiten der (unteren) Extremität (☞ Abb. 4.3). Das klinische Bild ist typisch, so dass meist keine Biopsie notwendig ist. Histologisch zeigen sich akut entzündliche, perivaskuläre Infiltrate sowie eine septale Pannikulitis in der Subkutis. Das Erythema nodosum heilt ohne Narben- oder Ulkusbildung ab und hat eine gute Prognose. Erythema nodosa spiegeln oft die Aktivität der CED wider, so dass sich mit Therapie der Grunderkrankung auch das Erythema nodosum bessert. Eine spezifische Therapie existiert nicht, zur symptomatischen Therapie werden NSAR, Kompressionstherapie und ggf. eine systemische Steroidtherapie (40 mg Prednisolon/Tag) empfohlen. In besonders therapierefraktären Fällen oder bei Rezidiven ist auch eine Therapie mit Azathioprin, Anti-TNF oder Ustekinumab effektiv. Auch eine Behandlung mit hochdosiertem Kaliumjodid p.o. (Dosis bis 1.500 mg/Tag), Dapson oder Thalidomid wurde als wirksam beschrieben.

Pyoderma gangraenosum

Das Pyoderma gangraenosum (PG, ☞ Abb. 4.4) tritt bei 0,5-2,5 % aller Patienten mit CED auf, stellt eine schwere EIM der CED dar und bedarf einer eigenständigen Therapie, da es sich um eine nicht krankheitsassoziierte EIM handelt. Die Genese dieser herdförmig, anfangs oft mit einer rötlich-lividen Blase einhergehenden, dann zentral nekrotisierenden und weiter tief ulzerierenden, entzündlich hyperergen Dermatose ist unklar. Klinisch zeigen sich ein oder mehrere, sehr schmerzhafte Ulzera von unterschiedlicher Größe mit düsterrot unterminiertem, irregulär und scharf begrenztem Ulkusrand, die bevorzugt an den unteren Extremitäten, jedoch auch an beliebig anderer Stelle, speziell auch peristomal, auftreten. Es wird ein Pathergiephänomen mit Induktion eines PG nach vorangegangener Hautverletzung bei bis zu 30 % aller Patienten beschrieben, so dass das Auftreten des peristomalen PG möglicherweise in direktem Zusammenhang mit der vorangegangenen Darmoperation steht. Die Diagnose des PG wird klinisch gestellt, eine Biopsie sollte wegen des Pathergiephänomens möglichst vermieden werden, und zeigt lediglich unspezifische, diffuse Infiltration neutrophiler Granulozyten. Die Therapie sollte frühzeitig und aggressiv erfolgen, um weiter fortschreitende Gewebedestruktion und Chronizität zu vermeiden. Trotz klassischer lokaler Ulkusbehandlung (Hydrokolloidverbände, mildes Wunddébridement), topischer hochpotenter Steroid- und Tacrolimus-Applikation ist meistens erst durch die systemische Steroidtherapie (Dosierung von 0,5-1 mg/kg KG/Tag), ggf. auch Steroidpulstherapie (1 g Methylprednisolon i.v. über max. 5 Tage) eine Besserung zu erzielen. Bei Nichtansprechen oder Steroidunverträglichkeit ist eine systemische, immunsuppressive Therapie mit Tacrolimus, Cyclosporin oder Anti-TNF erforderlich, langfristig bzw. bei häufigen Rezidiven auch Azathioprin. Ustekinumab und Tofacitinib haben sich auch als effektiv erwiesen. Andere Therapien mit Dapson (50-200 mg/Tag) oder Minocyclin (100 mg/2 × tägl.) bei milderen Verläufen sind auch erfolgreich. Eine Colektomie ist nicht hilfreich.

Bis zur Abheilung des PG vergehen im Durchschnitt drei Monate. Bei 35 % der Patienten mit PG tritt ein Rezidiv auf.

Orale Ulzerationen

Orale Ulzerationen kommen bei mindestens 10 % aller Patienten mit CU und bei 20-30 % der Patienten mit MC vor, treten während akuter Schübe auf und heilen erfahrungsgemäß rasch ab, wenn die zugrundeliegenden CED in Remission geht. Crohn-spezifischen Läsionen im Mundbereich (längliche Ulzerationen, Fissuren), die denen im übrigen Gastrointestinaltrakt ähneln, sind eher selten. Bei aphtöser Stomatitis werden antiseptische Mundspülungen, topische Steroide (auf Wattestäbchen) sowie Lokalanästhetika zur Symptomlinderung empfohlen. Die unter der Therapie mit MTX auftretende Stomatitis/Mukositis ist eine Medikamentennebenwirkung und muss ebenso wie die viral bedingte Stomatitis (Herpes simplex) davon unterschieden werden.

Bei der Cheilitis granulomatosa handelt es sich um eine chronische Lippenschwellung auf dem Boden einer granulomatösen Entzündung unbekannter Ursache. Andere seltene orale Manifestationen sind Pyostomatitis vegetans und die orofaziale Granulomatose.

Sweet-Syndrom (akute febrile neutrophile Dermatose)

Das Sweet-Syndrom, erstmals 1964 beschrieben, ist durch schmerzhafte, düsterrote, entzündlich veränderte Noduli und Papeln vorwiegend im Gesicht und den Streckseiten der Extremitäten charakterisiert. Typischerweise bestehen hohes Fieber und eine Leukozytose. Histologisch finden sich neutrophile Leukozyteninfiltrate und eine Leukozytoklasie. Es tritt gehäuft bei bakteriellen Infekten und hämatologischen Erkrankungen auf und wird erst seit wenigen Jahren als EIM bei CED angesehen. Das Sweet-Syndrom tritt v.a. bei Frauen (87 %) und bei Colonbefall (100 %) auf, gehäuft zusammen mit anderen EIM (77 %). Die Hautveränderungen treten krankheitsassoziiert (67-80 %) auf, können gelegentlich (21 %) auch dem Krankheitsausbruch der CED vorangehen. Die Erkrankung spricht gut auf eine systemische Steroidtherapie an.

Andere (seltenere) Hautmanifestationen

Andere, seltenere Hautveränderungen, die in Zusammenhang mit CED gebracht werden, sind die leukozytoklastische Vaskulitis, Psoriasis, Epidermolysis bullosa aquisita, Periarteriitis nodosa cutanea benigna, Vitiligo, Lupus erythematodes, Rosazea, Lichen planus, Alopezia areata und Akne inversa. Die Akne inversa tritt vor allem bei Adipositas und bei Rauchern auf. Auch Crohn Granulome der Haut müssen beachtet werden. Die Angaben zur Prävalenz der Psoriasis bei CED variieren stark; in einer italienischen Studie beträgt die Psoriasishäufigkeit bei MC sogar 25 %. Die Psoriasis bei CED hat einen eigenständigen Krankheitsverlauf. Nicht immer kann zwischen echter EIM und zufälliger Koinzidenz unterschieden werden.

Differenzialdiagnostisch müssen medikamentös bedingte Nebenwirkungen an der Haut beachtet werden. Einige Beispiele sind die akneiforme Dermatitis/Steroidakne, Follikulitis, maculopapulöse Arzneimittelexantheme, DRESS-Syndrom *(Drug Reaction with Eosinophilia and Systemic Symptoms)* unter Sulfasalazin-Therapie und von zunehmender Bedeutung die TNFα-Blocker bedingten Nebenwirkungen an der Haut: psoriasiforme Hautveränderungen (bei bis zu 10 % der Behandelten), Hautinfektionen, Ekzeme oder Lupus-like-Syndrom.

4.1.3.3. Augenmanifestationen

Augenmanifestationen werden bei bis zu 10 % der Patienten mit CED beschrieben und treten etwas häufiger beim weiblichen Geschlecht auf. Konjunktivitis und Episkleritis stellen eher milde Irritationen dar, während Iritis, Skleritis und Uveitis (= Iridozyklitis, ☞ Abb. 4.5) rasch behandlungsbedürftig sind. Die Uveitis ist, ähnlich wie die Sacroiliitis, mit HLA-B-27, HLA-B*58 und HLA-DRB1*0103 assoziiert.

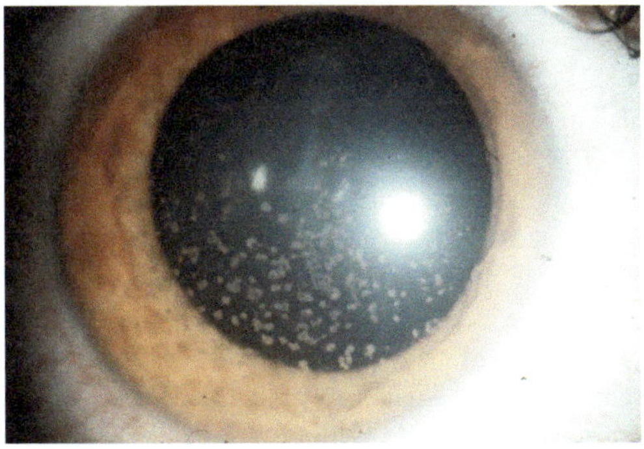

Abb. 4.5: Iridozyklitis (Uveitis) am weit getropften Auge mit Hornhautpräzipitaten.

Episkleritis

Die Episkleritis präsentiert sich in Form von akuter Rötung infolge vermehrter Gefäßinjektion von Skleren und Konjunktiven, Fremdkörpergefühl, vermehrtem Tränen, Jucken, Brennen und Druckempfindlichkeit des Auges. Schmerzen treten in der Regel nicht auf. Sie ist mit 3-5 % die häufigste EIM am Auge. Oft verläuft die Episkleritis parallel zur Darmerkrankung und bedarf – abgesehen von der Therapie der zugrundeliegenden CED – keiner spezifischen Therapie. Beschwerdelinderung bringen neben Nachbenetzungs- und Tränenersatzmitteln vor allem topische NSAR. Bei starkem Leidensdruck kann eine topische Steroidbehandlung und die Einnahme von NSAR rasch Linderung bringen, zuvor sollten aber sowohl (schmerzhafte Herpes-)Infektionen, Ulzerationen und Uveitis ausgeschlossen worden sein. Bei häufigen Rezidiven muss immunsuppressiv behandelt werden.

Skleritis

Die Skleritis ist seltener als die Episkleritis und verläuft unabhängig von der zugrundeliegenden CED. Sie geht mit starken Augenschmerzen (mit Verschlimmerung nachts und bei Augenbewegungen) und Visusminderung einher. Zusätzlich können Kopfschmerzen, Augentränen, Augenrötung und Lichtempfindlichkeit vorliegen. Eine ophthalmologische Mitbetreuung ist immer notwendig.

Zur Therapie kommen je nach Schweregrad systemische NSAR, Steroide oder Immunsuppressiva in Frage. Bei der nekrotisierenden Skleritis ist eine aggressive Steroidpuls- oder Cyclophosphamid-Therapie erforderlich.

Uveitis

Die Uveitis ist eine intraokuläre, akut auftretende Augenentzündung der tieferen Schichten, die sowohl vordere (Regenbogenhaut und Ziliarkörper) als auch hintere Augenkammer (Glaskörper und Aderhaut) betreffen kann. Sie ist seltener (0,5-3 %) als die Episkleritis, tritt sowohl uni- als auch bilateral auf, kann schwerwiegende Folgen haben und sehr lange andauern bzw. rekurrieren. Typische Symptome sind schlagartiger Beginn, Augenschmerzen, Miosis (Pupillenspasmus), Visusverschlechterung, Lichtempfindlichkeit und Kopfschmerzen. Da mit weiterem Fortschreiten der Uveitis ein Visusverlust einhergehen kann, empfiehlt sich eine sofortige Konsultation durch einen Augenarzt mit raschem Therapiebeginn. In der Spaltlampen-Untersuchung wird die Diagnose bestätigt, wobei zwischen anteriorer Uveitis (Iritis/Iridozyklitis), intermediärer Uveitis (z.B. Pars Planitis, Vitritis) und der selteneren hinteren Uveitis (Chorioiditis, Chorioretinitis) unterschieden werden kann.

> Die sofortige Therapie mit topischen (stündlich applizierten) und systemischen Steroiden ist essenziell, da ansonsten bei der Uveitis eine Erblindung eintreten kann.

Durch "Ruhigstellung" der Pupille sollen Komplikationen wie Synechien (Verwachsung der Iris mit der Hornhauthinterfläche), Katarakt, Glaukom, Makulaödem oder Hypopyon verhindert werden. Gelegentlich ist bei der posterioren Uveitis eine intraokuläre Steroidinjektion notwendig. Die Therapie mit Azathioprin, Methotrexat, Cyclosporin oder Infliximab/Adalimumab bleibt therapierefraktären Fällen vorbehalten.

Die Uveitis geht nicht mit der Aktivität der CED einher und tritt häufiger bei Frauen (4:1) und bei Patienten mit Gelenkmanifestationen auf.

Weitere **seltenere Augenmanifestationen** (EIM) bei CED können z.B. Retinitis, Optikusneuritis, Chorioretinitis, Keratopathie und Retinopathie bis hin zum Zentralarterienverschluss (EIK) sein.

Der Katarakt wird unter extraintestinalen Komplikationen (☞ Kap. 4.2.3.8.) aufgeführt.

Unter höherdosierter Steroidtherapie kann es zu akuter Visusminderung, bedingt durch ein Makulaödem (idiopathische Chorioretinopathia centralis serosa), kommen; dann sollte die Therapie rasch beendet werden.

4.1.3.4. Hepatobiliäre Manifestationen

Leber- und Gallenwegerkrankungen sind relativ häufige EIM bei CED. Bei bis zu 30 % aller Patienten mit CED werden erhöhte Leberwerte festgestellt (☞ Abb. 4.6). Insbesondere die primär sklerosierende Cholangitis (PSC) ist mit eine der wichtigsten und spezifischsten EIM bei CU (☞Abb. 4.7, Kap. 3.2.2.3, Abb. 3.4a+b). Weitere, gehäuft mit CED assoziierte Leber- und Gallenwegerkrankungen sind:

- Die *"small duct"*-primär sklerosierende Cholangitis (PSC) oder Frühform der PSC befällt nur die kleinsten Gallengänge und schreitet deutlich langsamer voran als die PSC. Die Diagnose wird histologisch durch die Leberpunktion gestellt, da ERCP oder MRC nicht richtungsweisend sind.
- Eine Steatosis hepatis tritt bei 23 % aller Patienten mit CED auf und scheint neben dem metabolischen Syndrom eine Assoziation mit der Krankheitsaktivität der CED, Malnutrition, längerfristiger parenteraler Ernährung und manchen medikamentösen Therapien (Steroide, MTX) zu haben.
- Die Autoimmunhepatitis (AIH) wird überwiegend in Assoziation mit der CU beobachtet. Serologisch lassen sich ANA, SAM, LKM1 und ein erhöhtes IgG nachweisen. Da histologisch aufgrund des gemeinsamen Auftretens einer "Interphasen-Hepatitis" *(piecemeal hepatitis)* nicht immer zwischen AIH und PSC unterschieden werden kann, muss neben der Biopsie zur Sicherung der AIH und zum Ausschluss einer PSC immer eine MRC oder ERCP durchgeführt werden. Es kommen auch *Overlap*-Syndrome (PSC-AIH) vor. Die Patienten sprechen unter Umständen gut auf eine Steroidtherapie an.
- Seltenere mit CED assoziierte hepatobiliäre Erkrankungen sind: die primär biliäre Cholangitis (AMA positiv) v.a. in Zusammenhang mit der CU, die granulomatöse Hepatitis als ungewöhn-

liche Manifestation des MC oder als Nebenwirkung einer Sulfasalazin-Therapie. Selten wird die Diagnose einer Leberamyloidose gestellt (EIK). Auch die IgG4-assoziierte-Cholangitis (ebenso wie die Autoimmunpankreatitis) wird in Verbindung mit CED, insbesondere CU, gebracht, die gut auf eine Steroidtherapie anspricht. Das Risiko für eine Pfortaderthrombose ist besonders nach Darmresektionen erhöht.

Nicht immer kann sicher zwischen EIM und EIK unterschieden werden. Differenzialdiagnostisch muss immer eine potenzielle Hepatotoxizität der Medikamente in Betracht gezogen werden (DILI, drug induced liver injury mit Transaminasenerhöhung oder nodulär regenerative Hyperplasie unter Purinanaloga, Leberschädigung unter MTX (dosisabhängig), Hepatotoxizität oder Hepatitis B-Reaktivierung unter Infliximab, hepatosplenisches T-Zell-Lymphom oder akutes Leberversagen unter TNFα-Blockern etc.).

Die Ultraschalluntersuchung ist zur weiteren Differenzierung zwischen Cholezystolithiasis, Choledocholithiasis, Steatosis hepatis, Leberzirrhose, Leberabszess und Pfortaderthrombose wichtig. Anhand serologischer Untersuchungen sollten infektiöse oder Autoimmunerkrankungen der Leber ausgeschlossen werden (z.B. chronische Hepatitis B/C, CMV, EBV, ANA, SMA, LKM1, AMA).

Hat eine dieser Erkrankungen bereits zu einer Zirrhose geführt, ist die Gabe von Budesonid wegen der bei portalen Shunts erhöhten Bioverfügbarkeit kontraindiziert.

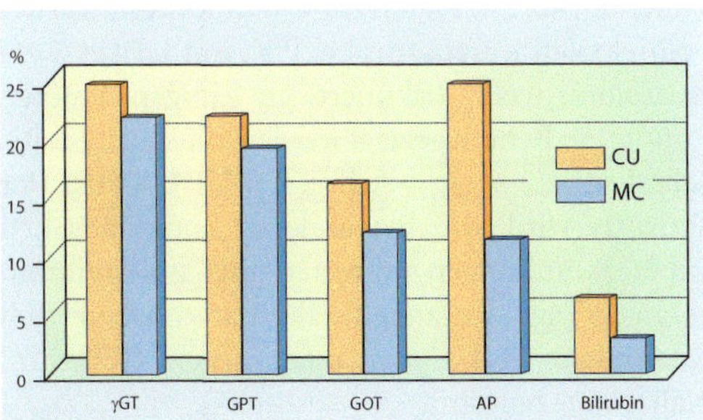

Abb. 4.6: Häufigkeit erhöhter Leberfunktionswerte bei CED im Verlauf.

Primär sklerosierende Cholangitis (PSC)

Die Symptome der PSC sind unspezifisch (Abgeschlagenheit und Gewichtsverlust); Ikterus und Juckreiz treten erst später auf. Bei vielen Patienten wird die PSC bei der Abklärung erhöhter Cholestasewerte im asymptomatischen Stadium entdeckt. Laborchemisch fällt eine erhöhte AP auf, die Transaminasen sind oft (noch) im Normbereich. Bei symptomatischen Patienten ist eine Hyperbilirubinämie häufig. Veränderungen der Synthesefunktion der Leber finden sich erst im fortgeschrittenen Stadium; ein erniedrigter Quickwert ist v.a. durch eine Malabsorption fettlöslicher Vitamine bedingt. Serologisch finden sich neben erhöhten p-ANCA (75 %), eine Hypergammaglobulinämie (30%) und eine IgM-Erhöhung (50%). Bei unauffälliger Sonografie muss besonders an die PSC gedacht werden, da abnorme Gallenwege selten in der Sonografie detektiert werden. Zur weiterführenden Diagnostik der PSC wird eine MRCP (Magnetresonanz-Cholangiopancreaticografie, ☞ Kap. 3.2.2.3, Abb. 3.4b) durchgeführt, die charakteristische irreguläre, perlschnurartige, teils dilatierte, teils strikturierte Gallengänge aufzeigt. Wenn die MRCP normal ausfällt, ist eine Leberbiopsie sinnvoll zur Sicherung bzw. Ausschluss der PSC der kleinen Gallengänge *(small duct pancreatitis)*. Die Leberhistologie zeigt typischerweise eine periportale Hepatitis mit Duktopenie, konzentrischer, periduktulärer Fibrose ("Zwiebelschalen"-Läsionen) und Gallengangsproliferation (☞ Abb. 4.7). Die ERCP (☞ Abb. 4.8), die mit einem erhöhten Cholangitisrisiko einhergeht und deshalb immer unter Antibiotikaprophylaxe erfolgen muss, sollte nur zu therapeutischen Zwecken (Dilatation von Gallengangstenosen, Histologiegewinnung eines cholangiozellulären Karzinoms) durchgeführt werden. Wichtige Differentialdiagnosen sind die IgG4-assoziierte Cholangitis und die sekundär sklerosierende Cholangitis.

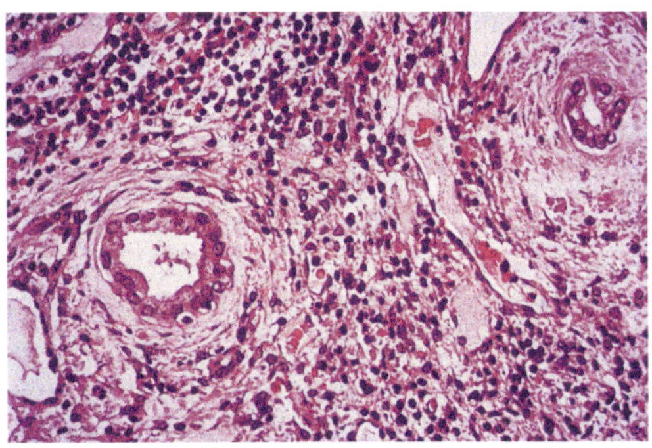

Abb. 4.7: Histologie bei primär sklerosierender Cholangitis.

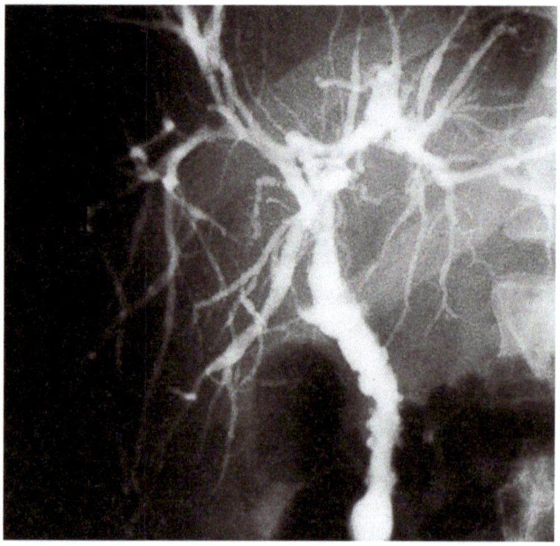

Abb. 4.8: ERCP bei primär sklerosierender Cholangitis. Typischer Befund mit extra- und intrahepatischen Gallenwegsveränderungen: Kaliberschwankungen, Aussackungen und Stenosen im Wechsel.

Etwa 70 % aller PSC-Patienten sind an einer CED erkrankt, überwiegend an der Colitis ulcerosa, viel seltener an einem MC (meist Crohn-Colitis), wobei die CED oft inaktiv oder mild verläuft. Umgekehrt haben nur 2-8 % der CED-Patienten eine PSC. Männer erkranken häufiger an PSC als Frauen (2:1).

Bezüglich der Ätiologie der PSC werden zahlreiche Mechanismen diskutiert, u.a. eine chronische portale Bakteriämie, toxische Gallensäuremetaboliten, enterische Bakterienprodukte, das Mikrobiom, Schädigung kleiner Gefäße der Gallengänge und konsekutive lokale Ischämie. Es besteht eine genetische Prädisposition aufgrund der Assoziation mit HLA-Antigenen (HLA-B8, HLA-DR3, HLA-DRw52a) und verschiedenster Risikogene. Das Vorhandensein lokaler Lymphozyteninfiltration, einer hohen Dichte an aktivierten, transmembranösen *("toll-like")*-Rezeptoren, einer hohen, proinflammatorischen Zytokinkonzentration, verschiedener Antikörper gegen Colon- und Gallenganggewebe und das Auftreten von p-ANCA deuten auf eine komplexe Immunpathogenese mit konsekutiv verminderter epithelialer Barriereschutzfunktion hin.

Die PSC geht langsam, aber progredient in eine Leberzirrhose über, und die Lebertransplantation ist die einzige kausale Behandlung. Das transplantatfreie Überleben liegt bei 85 % nach 5 Jahren und bei 75 % nach 10 Jahren. Für PSC-Patienten ist eine frühzeitige Vorstellung in einem Lebertransplantationszentrum wichtig; bei der Listung zur Lebertransplantation werden in Deutschland Sonderpunkte vergeben (gesonderte Regelung: matchMELD-Score). Die häufigsten Todesursachen sind Leberversagen und das cholangiozelluläre Karzinom (CCC). Das Risiko für colorektale Karzinome ist bei der PSC (und gleichzeitig bestehender CU) erhöht, weshalb jährliche *Surveillance*-Coloskopien bestmöglich mit auf Chromoendoskopie basierten gezielten Biopsien (alternativ Stufenbiopsien) empfohlen werden.

Die Behandlung der PSC ist schwierig. Bislang existiert keine gesicherte Therapie, die die Progression der PSC aufhält. Ursodesoxycholsäure (UDCA) ist zur Therapie der PSC nicht zugelassen, es führt nur zu einer Verbesserung der Leberwerte; eine Verbesserung des Überlebens oder des Zeitraums bis zur Lebertransplantation konnte aber nicht nachgewiesen werden. Neuere Studien haben allerdings gezeigt, dass PSC-Patienten, deren Leberwerte sich normalisieren (spontan oder unter UDCA-Therapie), eine bessere Prognose haben. Deshalb wird die UDCA-Therapie in der amerikanischen Leitlinie der PSC auch wieder aufgeführt. In einer moderaten Dosierung von 13-20 mg/kg ist eine Verbesserung der Prognose plausibel, aber nicht gesichert. Von einer höherdosierten UDCA-Therapie (>28 mg/kg KG) ist wegen des Auftretens schwerwiegender unerwünschter Ereignisse abzuraten. Die neuere britische Leitlinie von 2019 empfiehlt UDCA nicht, rät aber vom Absetzen bei "gut mit UDCA eingestellten" PSC-Patienten ab. Die Daten zur Chemoprävention des colorektalen Karzinoms bei PSC mit UDCA werden kontrovers diskutiert, in einigen Studien konnte ein Benefit gezeigt werden, die neuere britische Leitlinie spricht sich gegen UDCA aus. Der Pruritus wird wie bei anderen cholestatischen Lebererkrankungen am besten mit Cholestyramin (4-16 g/Tag) behandelt, alternativ haben sich Rifampicin und Opioidantagonisten (Naloxon, Naltrexon) bewährt.

▶ Komplikationen

Die chronische Cholestase kann zur Fettmalabsorption und zum Mangel an fettlöslichen Vitaminen führen. Die Gabe von fettlöslichen Vitaminen bei PSC ist daher sinnvoll. Auch ein Screening auf Osteoporose wird empfohlen. PSC-spezifische

Komplikationen sind biliäre Strikturen, akute bakterielle Cholangitiden und das CCC. Zur Überwachung wird in der deutschen Leitlinie alle 6-12 Monate eine Abdomen-Sonografie (Zeichen der Leberzirrhose/-raumforderung, Gallenwegveränderungen, Gallenblasenpolypen, Milzgröße), eine MRT-Untersuchung alle 1-2 Jahre empfohlen, Bei V.a. Leberzirrhose wird eine Screening Gastroskopie auf Ösophagus-/Fundusvarizen empfohlen. Dominante Gallengangstrikturen können schwer vom CCC unterschieden werden. Sie müssen daher aggressiv mit ERCP (Bürstenzytologie oder Biopsie per Cholangioskopie) untersucht werden. Ihre Behandlung kann endoskopisch durch Ballondilatation, ggf. auch kurzzeitige Stenteinlage erfolgen. Chirurgische Maßnahmen sollten angesichts einer möglichen Transplantation unterbleiben. Die Behandlung des CCC folgt den Regeln der onkologischen Therapie, sie ist meist wenig erfolgreich. Selbst bei Patienten, bei denen ein CCC zufällig in der explantierten Leber gefunden wird, ist die Prognose ungünstig.

4.1.3.5. Thrombembolische Ereignisse

Patienten mit CED haben ein erhöhtes Risiko für arterielle und venöse thrombembolische Komplikationen (6-8 %). Das gehäufte Auftreten von tiefer Beinvenenthrombose und Lungenarterienembolie ist mit ein Grund für die erhöhte Mortalität bei Patienten mit CED. Andere thrombembolische Komplikationen (A. carotis interna-Verschluss, Mesenterialvenen-, Milzvenen- und Pfortaderthrombose – insbesondere nach Colektomie, Budd-Chiari-Syndrom, Zentralarterienverschluss, retinaler Venenverschluss, KHK, Myokardinfarkt, apoplektischer Insult, Sinusvenenthrombose) sind ebenfalls beschrieben. Obwohl bekannte Risikofaktoren für die Entstehung einer Thrombose wie z.B. Bettlägerigkeit, Hospitalisierung, Sepsis, Therapie mit Steroiden oder Tofacitinib, Darmoperationen und die Anlage zentralvenöser Katheter häufiger bei Patienten mit CED als bei Gesunden vorkommen, ist das Vorhandensein einer CED an sich bereits ein eigenständiger Risikofaktor für die Entwicklung einer Thrombose. Thrombembolische Komplikationen treten häufiger im akuten Schub der CED auf, höchstwahrscheinlich multifaktoriell getriggert durch die systemische Inflammation, endotheliale Dysfunktion, eine reaktive Thrombozytose bzw. Aktivierung von Thrombozyten, eine Hyperkoagulabilität, die Anämie, aber auch die gestörte Darmbarriere mit zirkulierenden Lipopolysachariden und das veränderte Mikrobiom werden als ursächlich in Betracht gezogen. Im Vergleich mit anderen chronisch entzündlichen Erkrankungen wie der rheumatoiden Arthritis und der Zöliakie besteht bei Patienten mit CED immer noch ein 3,6-fach höheres Risiko für ein thrombembolisches Ereignis.

Bisherige Untersuchungen zur Häufung bekannter genetischer Defekte (Faktor V Leiden, Protein-S- oder Protein-C-Mangel) bei CED sind nicht eindeutig richtungsweisend. Die gehäuft bei CED-Patienten festgestellte Hyperhomozysteinämie kann zu einer Thrombophilie beitragen. Ursache der Hyperhomozysteinämie kann ein Mangel an Vitamin B_6, B_{12} und Folsäure (z.B. infolge einer MTX-Therapie) sein.

Generell wird **allen hospitalisierten** Patienten mit CED (auch bei blutiger Diarrhoe) unabhängig von der Aktivität der Grunderkrankung eine Thromboseprophylaxe empfohlen, da das Thromboserisiko während des Krankenhausaufenthalts zusätzlich erhöht ist. Sie sollte bei entsprechender Krankheitsaktivität oder nach ausgedehnten Darmoperationen auch ambulant fortgesetzt werden. Eine Therapie mit Steroiden oder Tofacitinib kann auch Auslöser einer Thrombose sein. Hohes Alter, die Einnahme oraler Kontrazeptiva, Schwangerschaft, das Rauchen und längere Reisen/Immobilität sind zusätzliche Risikofaktoren für thrombembolische Ereignisse, die berücksichtigt werden sollten.

In der Behandlung der Thrombembolien ist zu beachten, dass eine Lysetherapie bei florider CED kontraindiziert ist.

4.1.3.6. Pulmonale Manifestationen

Die Lungenveränderungen bei CED sind nur wenig untersucht und können verschiedenste Ausmaße annehmen, von asymptomatischen, pathologischen Lungenfunktionstests bis hin zur schwersten Lungenfibrose (☞ Abb. 4.9 + 4.10).

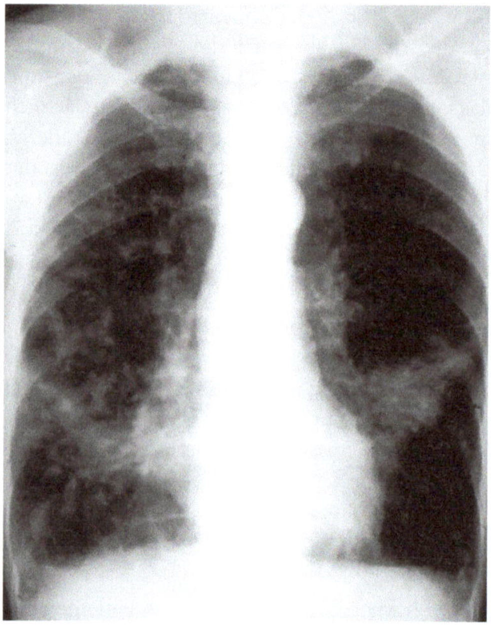

Abb. 4.9: Ausgeprägte Veränderungen der Lunge bei einer Patientin mit C. ulcerosa.

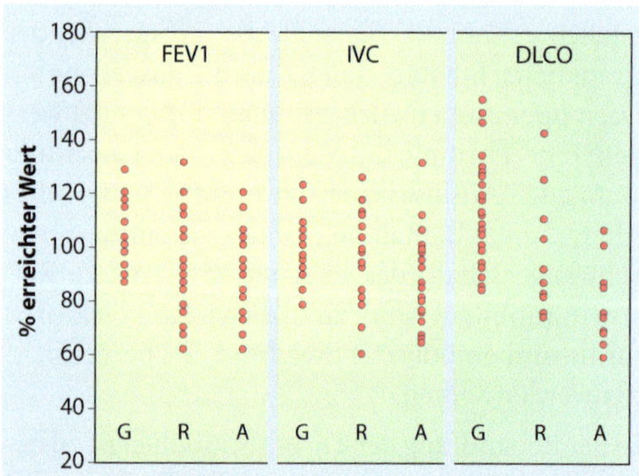

Abb. 4.10: Beziehung zwischen Krankheitsaktivität und Lungenfunktionstests.
FEV1 = Einsekundenkapazität, **IVC** = inspiratorische Vitalkapazität, **DLCO** = Diffusionskapazität für CO_2, **G** = gesunde Kontrollen, **R** = Patienten in Remission, **A** = Patienten mit aktiver Erkrankung (nach Herrlinger).

Insbesondere die klinische Bedeutung subklinischer Lungenveränderungen, die sich nur in Form pathologischer Lungenfunktionstests äußern, bleibt unklar. So fanden sich bei 28 % signifikante Veränderungen vorwiegend im Sinne einer reduzierten Diffusionskapazität oder bronchialen Hyperreagibilität. Andere Arbeiten berichten über höhere Zahlen von Lungenbeteiligungen und konnten zeigen, dass diese auch während der Remission der Grunderkrankung persistieren. In einer großen kanadischen bevölkerungsbasierten Studie waren Asthma und Bronchitis neben Arthritis mit eine der führenden Komorbiditäten von Patienten mit CED.

Für gewöhnlich treten Atemwegsbeschwerden erst nach Ausbruch der CED auf. Manche Lungenmanifestationen, wie z.B. die Serositis, verlaufen parallel zur Aktivität der zugrundeliegenden CED, während interstitielle Lungenerkrankungen normalerweise einen eigenständigen Krankheitsverlauf entwickeln. Interessanterweise scheint die Colektomie ein unabhängiger Risikofaktor für das Auftreten pulmonaler Symptome zu sein, die früh schon in der postoperativen Phase auftreten können, fast 50 % aller CED-Patienten mit Atemwegserkrankungen sind colektomiert.

Tab. 4.4 zeigt die relative Häufigkeit verschiedener, klinisch fassbarer Lungenveränderungen.

Beteiligung	Relative Häufigkeit (%)
Chronische Bronchitis	20,3
Subglottisstenose	6,7
Chronisch suppurative Bronchitis	7,8
Bronchiektasen	22,6
Chronische Bronchiolitis	3,4
Bronchiolitis obliterans/BOOP/COP	12,4
Interstitielle Lungenkrankheit	17,9
Pulmonales Eosinophilie-Syndrom	3,3
Nekrobiotische Knoten	5,6
Perikarditis	36
Pleuroperikarditis	31
Myokarditis	24
Pleuraerguss	9

Tab. 4.4: Relative Häufigkeit einer klinischen manifesten Lungenbeteiligung bei CED (nach Camus).

Die pulmonalen Manifestationen werden anatomisch in drei Gruppen unterteilt: Erkrankung der unteren Atemwege (Trachea, Bronchien und Bronchioli), des Lungenparenchyms und der Pleura. Am häufigsten kommen Bronchiektasen, chronische Bronchitis und die Serositis vor. Seltener sind colobronchiale/-pleurale Fisteln oder ösophagobronchiale Fisteln.

Erkrankungen der unteren Atemwege

Subglottisstenose

Bei der obstruktiven Subglottisstenose tritt zunächst Husten und Heiserkeit auf, später Stridor, Hämoptoe und schwere Dyspnoe. Bronchoskopisch zeigt sich in der Trachea entzündliches, hyperplastisches Granulationsgewebe (Pseudotumor) mit Kontaktvulnerabilität. Bei ausgeprägtem Stridor bzw. Dyspnoe ist initial eine i.v., später eine inhalative Steroidbehandlung notwendig, gelegentlich hilft auch eine endoskopische Dilatation oder Laserbehandlung.

Bronchitis/Bronchiektasen

Bei den betroffenen Patienten tritt unerklärlicher Husten und purulentes Sputum (ohne Keimnachweis) auf ohne Besserung auf Antibiotika- oder inhalative Sympathomimetikatherapie. Konventionell radiologisch findet sich ein Normalbefund oder allenfalls eine geringe bronchiale Zeichnungsvermehrung. Die Computertomografie zeigt Bronchialwandverdickungen und milchglasartige Verdichtungen mit Schleimimpaktationen.

Bronchiolitis

Typischerweise treten (un-)produktiver Husten, Giemen und Brummen als Ausdruck der pulmonalen Obstruktion auf. In Lungenbiopsien wird eine unspezifische Entzündung und Einengung der Bronchioli beschrieben. Auch über granulomatöse Bronchiolitiden beim MC wurde berichtet. Therapeutisch werden inhalative Steroide eingesetzt.

Lungenparenchymerkrankungen

Die klinischen Beschwerden der CED-assoziierte interstitielle Lungenerkrankung sind unspezifisch: Dyspnoe, Rasselgeräusche in der Auskultation mit interstitiellen, basalbetonten Verschattungen im Röntgen-Thorax-Bild. Die kryptogene organisierende Pneumonie (COP, früher BOOP) tritt (sub-) akut auf in Form von Fieber, Dyspnoe, trockenem Husten und pleuritischen Beschwerden. In der Röntgen-Thorax-Aufnahme fallen fleckförmige, fokale Verdichtungen oder diffuse Infiltrate auf. Die Computertomografie zeigt pleuranahe Infiltrationen und ein positives Bronchoaerogramm. Die COP spricht gut auf eine systemische Steroidtherapie an. COP oder andere interstitielle Pneumonitiden können auch als medikamentöse Nebenwirkung von Sulfasalazin, Mesalazin, MTX, TNFα-Antikörpern, seltener Azathioprin und sogar Vedolizumab auftreten (☞ auch www.pneumotox.com). Bei den medikamentös bedingten interstitiellen Lungenerkrankungen besteht meist eine Eosinophilie.

Weitere, gehäuft mit CED assoziierte Lungenparenchymerkrankungen können sein: die nicht spezifische interstitielle Pneumonie (NSIP), die vor allem bei Rauchern auftretende desquamative interstitielle Pneumonie (DIP), die eosinophile Pneumonie, die gewöhnliche interstitielle Pneumonie (UIP) und die idiopathische Lungenfibrose. Zur Sicherung ist eine transbronchiale Biopsie erforderlich.

Obwohl es keine klare Assoziation zwischen CED und Sarkoidose gibt, existieren einige Fallberichte über Sarkoidose bei CED, insbesondere beim MC. Bei beiden Krankheitsentitäten treten nicht-verkäsende Granulome und eine Lymphozytose mit erhöhter T4/T8-Ratio in der BAL auf.

Das pulmonale Eosinophilie-Syndrom tritt als Komplikation einer Sulfasalazin-Therapie auf, gelegentlich auch unter 5-ASA-Therapie. Manchmal kann dieses Syndrom auch bei CED-Patienten ohne Medikamentenexposition vorkommen. Im Blutbild fällt eine Eosinophilie auf und radiologisch finden sich periphere pulmonale Infiltrate.

Nekrobiotische Knoten ähneln radiologisch septischen Lungenstreuherden oder Wegner-Granulomen. Histologisch zeigen sich sterile neutrophile Lymphozytenaggregate mit zentraler Nekrose, ähnlich wie beim Pyoderma gangraenosum.

Die fibrosierende Alveolitis wird (selten) in Zusammenhang mit CED (oder einer Sulfasalazin-Therapie) gebracht.

Wichtige Differenzialdiagnosen sind die gefürchteten opportunistischen Lungeninfektionen unter der immunsuppressiven Therapie mit TNFα-Antikörpern, z.B. mit *Mycobacterium tuberculosis, Aspergillus fumigatus, Nocardia asteroides, Pneumocystis jirovecii*, Zytomegalieviren etc.

Pleuraerkrankungen

Bei der Serositis handelt es sich eher um eine Komplikation (EIK) als um eine EIM. Die Serositis kann sich in Form von Pleuraergüssen, Pleuroperikarditis bis hin zur Myoperikarditis äußern. Meist liegt ein Pleuraexsudat mit einer geringen Leukozytose vor. Die Patienten beklagen thorakale Schmerzen. Therapeutisch kommen NSAR zum Einsatz (z.B. Ibuprofen 3 ×/Tag 400-800 mg), bei fehlendem Ansprechen Steroide. Von zunehmender Bedeutung ist das Lupus-ähnliche Syndrom (mit Serositis), das unter Therapie mit TNFα-Antikörpern auftreten kann. Typisch dafür ist der positive Nachweis von ANA und Histon-Antikörpern. Pleuraergüsse können auch als Nebenwirkung einer Therapie mit Sulfasalazin auftreten.

Therapie

Asymptomatische pulmonale Erkrankungen benötigen keine Therapie. Man sollte jedoch beachten, dass Patienten mit CED ein erhöhtes Mortalitätsrisiko bezüglich pulmonaler Erkrankungen haben. Je nach Art der pulmonalen Erkrankung kommen inhalative Steroide (manchmal hochdosiert, z.B. Beclomethason 1.500-2.000 µg/Tag), bei interstitiellen Lungenerkrankungen systemische Steroide (z.B. Prednisolon 0,5-1,0 mg/kg KG/Tag) und bei Therapieresistenz auch Immunsuppressiva zum Einsatz. Bei obstruktiver Subglottisstenose muss u.U. rasch die Intubation erfolgen sowie eine i.v. Steroidbehandlung (1 mg/kg KG/Tag Prednisolon) begonnen werden; nach Besserung können die Steroide inhalativ weitergeführt werden. Die meisten Patienten sprechen gut auf eine Steroidtherapie an.

Enterobronchiale Fisteln machen sich indirekt in Form rezidivierender Pneumonien bemerkbar. Häufig wird die Diagnose erst durch eine CT gestellt. Die Therapie beinhaltet neben einer antibiotischen Behandlung immer die chirurgische Sanierung.

4.1.3.7. Renale Manifestationen

Nieren- und Harnwegsbeteiligungen treten in 4-23 % der CED-Patienten auf. Sie verlaufen meist parallel zur Aktivität der Grunderkrankung wobei neben der Darmentzündung sicherlich auch sekundäre Faktoren wie Hypovolämie, Hypokaliämie (durch Diarrhoe), Hypalbuminämie (durch Malnutrition) und eine vermehrte Produktion inflammatorischer Zytokine eine Rolle spielen. Typische Nierenerkrankungen bei CED sind Nephrolithiasis, seltener die renale Amyloidose (☞ EIK, Kap. 4.2.3.6.), tubulointerstitielle Nephritis, Glomerulonephritis und medikamentös-toxische Nierenveränderungen (☞ Tab. 4.5).

CED – Nierenbeteiligung
• Albuminurie
• Glomerulonephritis
• Tubulopathie
• Interstitielle Nephritis (medikamenten-induziert?)

Tab. 4.5: Nierenbeteiligung bei CED.

Die tubulointerstitielle Nephritis kann einerseits medikamentös-toxisch bedingt sein (Salizylate, Cyclosporin, TNFα-Blocker), aber auch unabhängig davon mit der Krankheitsaktivität der CED auftreten (Nachweis von tubulären Markerproteinen, wie z.B. erhöhtes α_1/β_2-Mikroglobulin im Urin, ☞ Tab. 4.6). Eine große epidemiologische Studie konnte zeigen, dass das Auftreten einer Nierenerkrankung bei CED eher der Schwere der CED als einer 5-ASA-Behandlung zuzuschreiben war. Passend dazu konnte gezeigt werden, dass die häufig beobachtete tubuläre Proteinurie bei CED mit der Krankheitsaktivität korreliert und nicht mit der 5-ASA-Behandlung. Die klinische Bedeutung dieser tubulären Proteinurie bleibt jedoch unklar.

Bei den Glomerulonephritiden sind histologisch und klinisch die verschiedensten Formen angefangen von der *minimal change*-Glomerulonephritis (mit nephrotischem Syndrom) bis hin zur Rapid Progressiven Glomerulonephritis beschrieben. Ob es sich bei den Glomerulonephritiden um wirkliche extraintestinale Manifestationen von CED handelt bleibt jedoch umstritten. Durch die verstärkte Darmpermeabilität bei CED spielen möglicherweise (zirkulierende) Immunkomplexe eine Rolle in der Entstehung der Glomerulonephritis.

Es existieren mehrere Fallberichte über das Auftreten einer granulomatösen interstitiellen Nephritis beim MC, was einer echten EIM entspricht.

Eine systematische Studie zu Urinveränderungen bei 44 Patienten mit CED ergab eine hohe Anzahl pathologischer Veränderungen (☞ Tab. 4.6).

Abnormal %	CU (n=14)	MC (n=30)
β_2MG (>0,2 ng/ml)	21	23
PGE2 (>200 pg/100 µl)	14	23
THP (++)	28	50
TNFR (>10 ng/ml)	36	70
Mehr als zwei abnormal	36	50
Mindestens einer abnormal	43	83

Tab. 4.6: Häufigkeit des Nachweises unterschiedlicher Laborparameter im Urin bei Patienten mit CED. **β_2MG** = Beta-2-Mikroglobulin, **PGE2** = Prostaglandin E2, **TNFR** = Tumornekrosefaktor-Rezeptor, **THP** = Tamm-Horsefall-Protein.

Bei CED-Patienten tritt gehäuft eine Mikroalbuminurie auf, die mit der Krankheitsaktivität korreliert (☞ Abb. 4.11).

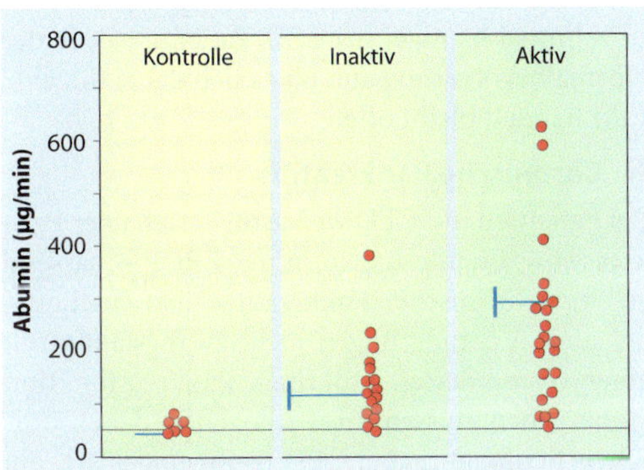

Abb. 4.11: Mikroalbuminurie bei Patienten mit M. Crohn (nach Mahmud).

Bei den extraintestinalen Manifestationen an der Niere kann es sich sowohl um glomeruläre als auch um tubuläre Schäden handeln. Wiederum besteht eine klare Korrelation zur Krankheitsaktivität; bei erfolgreicher Behandlung der CED reduziert sich das Ausmaß der Nierenveränderungen.

4.1.3.8. Neurologische Manifestationen

Die neurologischen Manifestationen bei CED-Patienten betreffen sowohl das periphere als auch das zentrale Nervensystem und sind vermutlich häufiger als bisher beschrieben, da sie meist unentdeckt bleiben.

Zentrales Nervensystem

Demyelinisierende Erkrankungen

In einer systematischen cranialen MRT (cMRT)-Auswertung fanden sich im Gehirn gehäuft asymptomatische, kleine *white matter lesions* bei MC (42 %) und CU (46 %) im Vergleich zu altersentsprechenden Kontrollen (16 %). Diese Veränderungen waren nicht mit der Krankheitsaktivität assoziiert. In einer weiteren Untersuchung aus 2012 von cMRTs konnten *white matter lesions* sogar bei 72 % der MC-Patienten nachgewiesen werden (im Vergleich zu 34 % in der Kontrollgruppe), einziger Risikofaktor dafür war das Alter. Eine weitere Studie aus 2013 konnte dies nicht bestätigen und fand keinen signifikanten Unterschied zwischen CED-Patienten und gesunden Kontrollen. Unbestritten hingegen ist eine Häufung der multiplen Sklerose (MS) bei CED, insbesondere bei der CU. Als Nebenwirkung der Anti-TNFα-Therapie sind mittlerweile verschiedenste demyelinisierende Erkrankungen (Multiple Sklerose, Optikusneuritis, Encephalitis, Myelitis, Guillain-Barré-Syndrom, Leukencephalopathie, Lewis-and-Sumner-Syndrom) beschrieben, so dass diese Therapie bei MS kontraindiziert ist. Unter Natalizumab traten Fälle einer fatalen progredienten multifokalen Leukencephalopathie, bedingt durch die Reaktivierung des JC-Virus. Als seltene Nebenwirkung von Ustekinumab ist das Auftreten eines posterioren reversiblen Encephalopathie-Syndroms beschrieben. Mit der Zulassung des selektiven Sphingosin-1-Phosphat-Rezeptormodulators Ozanimod steht erstmals eine Therapie sowohl für die Colitis ulcerosa als auch für die MS zur Verfügung.

Cerebrovaskuläre Erkrankungen

Bei CED treten infolge des erhöhten arteriellen und venösen Thrombembolierisikos gehäuft transitorisch-ischämische Attacken, Schlaganfälle, zentrale Retinaverschlüsse und Sinusvenenthrombosen auf. Meist besteht bei den thrombembolischen zerebrovaskulären Manifestationen eine Korrelation zur Aktivität der CED. Das Risiko für Schlaganfälle bei CED ist moderat erhöht, Frauen sind häufiger betroffen. Als Ursache werden die Krankheitsaktivität mit systemischer Inflammation, eine endotheliale Dysfunktion, Thrombozytose bzw. Aktivierung von Thrombozyten, Hyperkoagulabilität, Anämie, die gestörte Darmbarriere mit zirkulierenden Lipopolysachariden, das Mikrobiom angesehen, aber auch paradoxe Embolien, Endokarditis und vaskulitische Veränderungen sind beschrieben worden. Es existieren auch Fallberichte über histologisch gesicherte cerebrale Granulome bei MC, die sich klinisch als epileptischer Anfall manifestiert haben.

Es sind zudem mehrere Fallberichte über Optikusneuritis und (subklinischen) sensorischen Hörstörungen (sensorineuraler Hörverlust bei der CU) bekannt. Beim Melkersson-Rosenthal-Syndrom handelt es sich um eine orofaziale granulomatöse Erkrankung mit der Trias Cheilitis granulomatosa, Lingua plicata und peripherer Facialisparese. Es kann zusammen mit MC oder Sarkoidose auftreten.

Peripheres Nervensystem

Die Daten zur Häufigkeit extraintestinaler Manifestationen/Komplikationen am peripheren Nervensystem sind sehr variabel (zwischen 0-39 %), zumal Mangelzustände und medikamentös-toxische Nebenwirkungen als Ursache einer peripheren Polyneuropathie nicht immer ausgeschlossen wurden. In einer brasilianischen CED-Kohorte wurde bei immerhin 13,4 % aller Patienten eine Polyneuropathie festgestellt. Unter Therapie mit TNFα-Blockern, Tacrolimus/Cyclosporin oder Langzeittherapie mit Metronidazol können Polyneuropathien oder andere neurologische Nebenwirkungen (Tremor, Psychose, Parästhesien, Ataxie, Lähmungen) auftreten. Bei MC-Patienten mit Ileocoecalresektion sollte auf eine ausreichende Vitamin B_{12}-Substitution geachtet werden, da sonst eine funikuläre Myelose mit Hinterstrangataxie auftritt. Diesbezüglich ist das empfindlichste Frühsymptom ein(e) gestörte(s) Tiefensensibilität/Vibrationsempfinden, was im Stimmgabelversuch leicht detektiert werden kann. Das *Restless Legs*-Syndrom tritt mit einer Prävalenz von 30 % überraschenderweise häufig bei MC auf, es besteht ein Zusammenhang mit Eisenmangel. Zum Guillain-Barré-Syndrom und zur Myasthenia gravis existieren mehrere Fallberichte in Zusammenhang mit CED.

4.1.3.9. Pankreasmanifestationen

Patienten mit CED haben ein erhöhtes Risiko für eine akute und chronische Pankreatitis.

Akute Pankreatitis

Insbesondere die akute Pankreatitis lässt sich nicht eindeutig einer EIM zuordnen. Die medikamentös bedingte Pankreatitis (z.B. durch Salizylate, Purinanaloga, Metronidazol, seltener Steroide) verläuft normalerweise mild, tritt typischerweise einige Wochen nach Beginn der Medikamentenbehandlung auf und heilt schnell nach Absetzen des Medikaments aus. Als weitere Ursache für die Entstehung einer (mechanisch bedingten) akuten Pankreatitis beim MC sollte ein lokaler Crohn-Befall im Duodenum (Papillenregion) in Betracht gezogen werden. Trotzdem verbleibt nach Ausschluss bekannter extraintestinaler Komplikationen, die zu einer Pankreatitis führen können, insbesondere der biliären Pankreatitis, immer noch ein erhöhtes Restrisiko von 1-1,5 % für eine idiopathische Pankreatitis, was einer echten EIM entsprechen dürfte. Interessanterweise tritt die Autoimmunpankreatitis zehnmal häufiger bei CED-Patienten als in der Normalbevölkerung auf; ob es sich dabei um eine EIM handelt bleibt offen.

Chronische Pankreatitis

Bei Patienten mit CED wurde mehrfach über Pankreasgangveränderungen in der ERCP – passend zu einer chronischen Pankreatitis – berichtet, wobei diese Veränderungen nicht zwangsläufig mit einer verminderten exokrinen Pankreasfunktion einhergehen müssen. Die Pathogenese der chronischen Pankreatitis bei CED bleibt ungeklärt, ein vermehrter Alkoholkonsum konnte in den Studien jeweils ausgeschlossen werden. Bislang gibt es einige Fallberichte über granulomatöse Pankreatitiden beim MC. Bei bis zu 40 % aller MC-Patienten wurden Pankreas-Autoantikörper (PAB, anti-GP2 und anti-CUZD1) gefunden. In einer Untersuchung von 64 Patienten mit positiven PAB war der Anteil der Patienten, die an einer exokrinen Pankreasinsuffizienz litten, 27 % im Vergleich zu 8 % bei den Antikörper-negativen MC-Patienten.

4.1.3.10. Kardiale Manifestationen

Es gibt wenige Fallberichte über Perikarditis und Perimyokarditis bei Patienten mit aktiver CED. Nicht selten findet sich gleichzeitig ein Perikarderguss. Wiederum ist es kaum möglich zwischen potenziellen Medikamentennebenwirkungen (Salizylat-/TNFα-Blocker-Therapie) und eigentlicher EIM zu differenzieren. In einer kanadischen Bevölkerungsstudie wurde bei CED-Patienten ein er-

	Medikament	Axiale Spondylo-arthritis	Periphere Arthritis	Erythema nodosum	Pyoderma gangraeno-sum	Uveitis
TNFα-Blocker	Infliximab Adalimumab Golimumab (Certolizumab)	+	+	+	+	+
Anti-Integrine	Vedolizumab	–	–	–	–	–
JAK-Inhibitoren	Tofacitinib	(+)	+	(+)	(+)	(+)
Anti-IL-12/23	Ustekinumab	–	+	(+)	(+)	(+)
Steroide	Prednisolon	–	+	+	+	+

Tab. 4.7: Übersicht: Therapie der extraintestinalen Manifestationen bei chronisch entzündlichen Darmerkrankungen. + sollte, (+) kann, – keine Empfehlung.

höhtes Risiko für eine koronare Herzerkrankung und Perikarditis festgestellt. Die Karditis tritt meist in Phasen hoher entzündlicher Aktivität der CED auf. Rezidive sind möglich, kennzeichnend ist das gute therapeutische Ansprechen auf Steroide. Das erhöhte Risiko für eine koronare Herzkrankheit bei CED (*Risk Ratio* 1,35) liegt höchstwahrscheinlich an der chronischen Inflammation, einer endothelialen Dysfunktion und der Hyperkoagulabilität, (☞ auch Kap. 4.1.3.5.), denn die klassischen Risikofaktoren für die KHK fehlen meist. Die kardiovaskuläre Mortalität ist hingegen nicht erhöht bei CED.

Unter der Therapie mit TNFα-Blockern können Perikarditis, Myokarditis, Tachykardien, Arrhythmien, Herzinsuffizienz und sogar Myokardinfarkte bzw. akute Koronarsyndrome auftreten. Eine bestehende Herzinsuffizienz oder KHK ist eine Kontraindikation für eine Therapie mit einem TNFα-Blocker.

4.1.3.11. Andere seltene Manifestationen

Eine Vielzahl von Autoimmunerkrankungen wird in Zusammenhang mit CED gebracht. Sie spiegeln vielleicht nur eine Tendenz zur Autoimmunität wider und werden nicht als spezifische EIM angesehen. Der Vollständigkeit halber seien sie jedoch erwähnt: Alopezia areata, Kälteurtikaria, Hämolytische Anämie, Purpura Schönlein-Hennoch, Polymyositis, Myositis, Morbus Raynaud, seropositive rheumatoide Arthritis, Sjögren-Syndrom, Autoimmunthyreoiditis, Vitiligo, Takayasu-Arteriitis, Guillain-Barré-Syndrom.

4.2. Extraintestinale Komplikationen und Mangelzustände

Die extraintestinalen Komplikationen bei CED basieren im Wesentlichen auf einem Zuwenig, selten auf einem Zuviel exogener oder endogener Substanzen im Körper infolge Mangelernährung, Malabsorption, Maldigestion und vermehrtem Verlust über den Darm. Hierbei sind Vitamine, Elektrolyte, Eisen, Spurenelemente, Eiweiß, Gallensäuren, Bilirubin, Oxalsäure und Wasser von Bedeutung (☞ Tab. 4.8).

4.2.1. Häufigkeit, klinische Relevanz und Erfassung

Da die Aufnahme oder der Verlust verschiedener Vitamine, Elektrolyte und Spurenelemente im Wesentlichen durch den Dünndarm reguliert wird, ist verständlich, dass es bei MC sehr viel häufiger zu klinisch relevanten Mangelzuständen kommt als bei CU. Einzelne Mangelzustände, so insbesondere die Anämie und Elektrolytstörung, finden sich aber auch bei CU (☞ Abb. 4.12).

Komplikationen	MC	CU	Symptome
Vitaminmangel	+	–	• Osteopenie/-malazie • Nachtblindheit • Innenohrschwerhörigkeit • Geschmacksstörungen, Glossitis • Hyperkeratosen • Anämie • Polyneuropathie • Störung der Immunabwehr • Wundheilungsstörung
Mineralmangel	+	(+)	• Anämie • Osteopenie • Wachstumsstörung • Wundheilungsstörung • Oligospermie • Infektanfälligkeit • Haarausfall • Geschmackstörung • Neuromuskuläre Übererregbarkeit
Eiweißmangel	+	–	• Ödeme • Transportproteinmangel • Muskelatrophie
Hyperoxalurie	+	+	• Nierensteine
Wasserverlust	+	+	• Nierensteine
Gallensäuremangel Bilirubinreabsorption	+	–	• Gallensteine
Kompression anderer Organe	+	–	• Harnwegsobstruktion
Blutverlust	–	+	• Anämie • Kognitive Störungen
Eisenmangel	+	+	• Anämie • Infektanfälligkeit • Haarausfall • Kognitive Störungen

Tab. 4.8: Extraintestinale Komplikationen bei M. Crohn und C. ulcerosa.

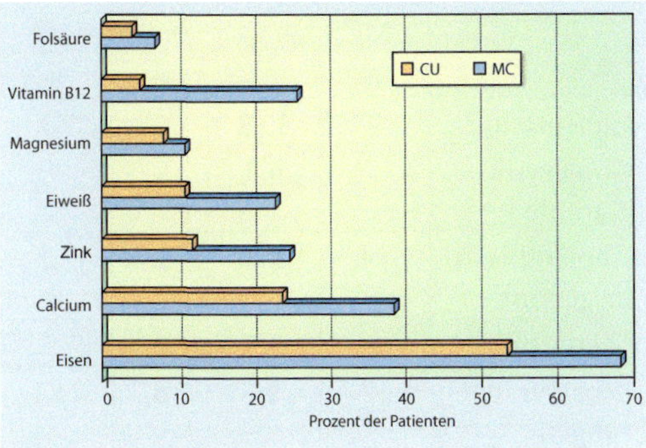

Abb. 4.12: Häufigkeit erniedrigter Serumkonzentrationen von Vitaminen und Spurenelementen im Verlauf von CED.

Die Beobachtung einer größeren Gruppe von 279 Patienten mit MC und 113 mit CU über 13 Jahre ergab, dass sich die niedrigsten beobachteten Werte für verschiedene Spurenelemente und Vitamine für alle untersuchten Parameter signifikant zwischen MC und CU unterschieden, die Mittelwerte lagen aber meist innerhalb des Normbereichs (☞ Tab. 4.9).

Verschiedene Formen der Anämie treten bei 50-70 % der Patienten mit MC unabhängig von der klinischen Krankheitsaktivität auf, während die typische Eisenmangel-/Blutungsanämie bei CU hauptsächlich im akuten Schub auftritt. Eine pathologische oder grenzwertige Absorption von Vitamin B_{12} ergibt sich bei 60 % der Patienten mit MC in einer Spezialsprechstunde, ein erniedrigter Serumspiegel aber nur bei wenigen dieser gut kontrollierten Patienten (☞ Abb. 4.13).

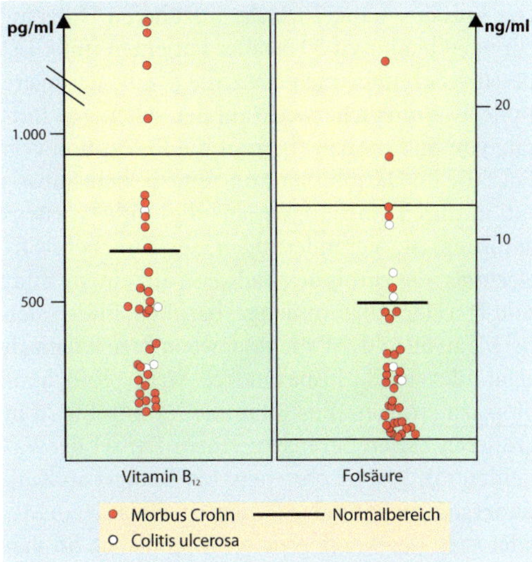

Abb. 4.13: Vitamin B_{12} und Folsäure im Serum bei kontrollierten und substituierten Patienten mit M. Crohn und C. ulcerosa.

Die **Mangelzustände** können eine Vielzahl von Symptomen hervorrufen (☞ Tab. 4.8), insbesondere die Anämie, die Knochenstoffwechselstörung und die Wundheilungsstörung sind dabei für die Prognose der Patienten von Bedeutung. Sensorische Störungen werden häufig nur bei gezielter Untersuchung gefunden, wobei die beobachteten Geschmacksstörungen möglicherweise einen Einfluss auf die Malnutrition haben. Wachstumsstörungen als Zeichen eines Protein- und Zinkmangels sind ebenso wie Störungen der Genitalentwicklung besonders bei jugendlichen Patienten von Bedeutung. Störungen der Spermiogenese und Gerinnungsstörungen sind beschrieben, sicher aber selten. Inwieweit eine Störung der Immunantwort durch Mangelzustände mitbedingt ist, ist nach wie vor unklar.

Parameter	Normwerte	MC (n=279)	CU (n=113)
Eisen	60-150 µg/dl	48,5 ± 33,6 µg/dl	59,2 ± 40,8 µg/dl**
Calcium	2,20-2,6 mmol/l	2,25 ± 0,17 mmol/l	2,31 ± 0,17 mmol/l**
Zink	60-120 µg/dl	81,4 ± 23,5 µg/dl	94,1 ± 28,2 µg/dl***
Magnesium	1,8-2,6 mg/dl	1,97 ± 0,27 mg/dl	2,10 ± 0,25 mg/dl*
Vitamin B_{12}	180-980 ng/l	297,9 ± 155,7 ng/l	365,8 ± 146,2 ng/l**
Folsäure	>2,5 µg/l	6,5 ± 4,8 µg/l	6,8 ± 3,9 µg/l***

Tab. 4.9: Niedrigste beobachtete Serumkonzentration einzelner Elektrolyte, Spurenelemente und Vitamine im Verlauf von CED über 10 Jahre. * $p<0{,}05$, ** $p<0{,}01$ *** $p<0{,}005$.

Der **Folsäuremangel** wurde in früheren Untersuchungen bei bis zu 50 % aller Patienten mit CED beschrieben und spielt heutzutage eine geringere Rolle, was möglicherweise auf den selteneren Einsatz von Sulfasalazin (hemmt die Resorption von Folsäure im Darmlumen) und eine bessere Substitution durch Nahrungsergänzungsmittel zurückzuführen ist. Veränderungen des Knochenstoffwechsels, die zumindest teilweise auf einem Vitamin D- oder Calciummangel beruhen, finden sich bei bis zu 60 % der Patienten, wenn gezielt danach gefahndet wird, insbesondere wenn Knochenbiopsien erfolgen. Ein Vitamin C-Mangel wird in größeren Serien bei bis zu einem Drittel der Patienten mit MC beschrieben. Ein Mangel an Zink findet sich meist nur bei Patienten mit aktivem MC oder nach Resektion, gleiches scheint auch für den Mangel an Vitamin A zu gelten. Beide Mangelzustände kommen häufiger bei jugendlichen Patienten vor.

Gallen- und Nierensteine finden sich gehäuft bei MC mit Entzündung oder Zustand nach Ileocoecalresektion. Daten aus einer Gruppe von 279 Patienten mit MC und 113 mit CU zeigten eine Prävalenz für Gallen- bzw. Nierensteine von 12 % bzw. 6 % bei MC und von jeweils 4 % bei CU. Eine frühere sonografische Studie fand höhere Zahlen (☞ Tab. 4.10). Interessanterweise findet sich bei Patienten mit CU nach Ileostomie und Proktocolektomie ein höheres Gallensteinrisiko von bis zu 28 %.

	MC (n=74)		CU (n=26)	
	n	%	n	%
Gallensteine	9	12,2	2	7,7
Cholezystektomie	5	6,8	–	–
Cholelithiasis insgesamt	14	20,0	2	7,7
Nierensteine	7	9,5	2	7,7
Leberveränderungen	17	23	6	23,1

Tab. 4.10: Sonografische Befunde bei Patienten mit M. Crohn und C. ulcerosa.

4.2.2. Pathogenese

Die Pathogenese der einzelnen Mangelzustände ist vielfältig (☞ Tab. 4.11). So finden sich bei Patienten mit MC und Anämie sowohl hypo-, normo- als auch hyperchrome Formen, und die Parameter des Eisenstoffwechsels variieren weit. Hier spielen unterschiedliche Nährstoffe wie Eisen, Vitamin B_{12}, Folsäure, Zink und andere Vitamine eine Rolle. Es finden sich zudem zahlreiche Interaktionen zwischen einzelnen Mangelzuständen (☞ Abb. 4.14).

Aufnahmestörung	Bedarfserhöhung	Verlust
• Eisen • Zink (?) • Magnesium • Calcium • Vitamin B_{12} • Folsäure • Vitamine A, D, E, K (?) • Riboflavin (?) • Biotin (?)	• Eisen • Zink • Folsäure • Vitamin C (?)	• Eisen • Kalium • Natrium • Calcium • Magnesium (?) • Zink (?) • Vitamin C (?) • Vitamin A (?)

Tab. 4.11: Derzeit angenommene Hauptursachen verschiedener Mangelzustände.

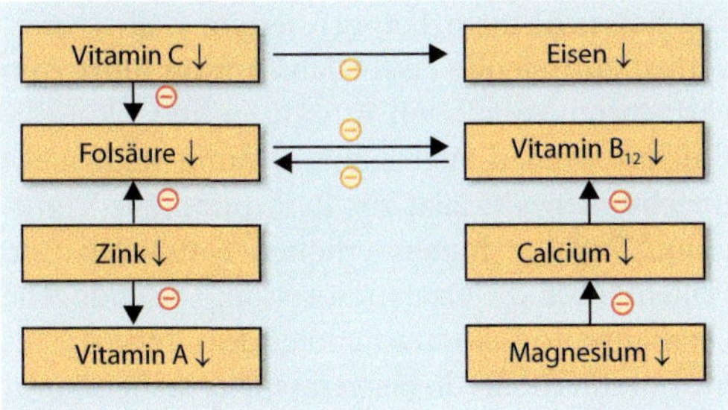

Abb. 4.14: Interaktionen von Vitaminen und Spurenelementen.

Eine oft übersehene Ursache von Mangelzuständen stellen Medikamenteneffekte dar (☞ Tab. 4.12). Auch einzelne vermutete Mangelsymptome wie Störungen der Spermiogenese können auf Medikamenteneinflüsse zurückgehen (z.B. Sulfasalazin).

Mangelzustände – Einfluss von Medikamenten	
Prednisolon	• Zink ↓ (Verlust) • Vitamin C ↓ (Verbrauch) • Vitamin B_6 ↓ (Verbrauch) • Vitamin D ↓ (Antagonismus)
Sulfasalazin	• Folat ↓ (Absorption ↓) • Eisen ↓ (Hämolyse)
Colestyramin	• Vitamin D ↓ (Absorption ↓) • Vitamin B_{12} ↓(Absorption ↓) • Eisen ↓ (Absorption ↓)

Tab. 4.12: Einfluss von Medikamenten auf Mangelzustände.

Eine verminderte Aufnahme der einzelnen Nährstoffe wird dennoch immer als primäre Ursache angesehen, insbesondere nach Resektion einzelner Darmabschnitte (☞ Tab. 4.13). Eine Fettmalabsorption nach ausgedehnter Dünndarmresektion mit konsekutivem Gallensäurenmangel, hat erheblichen Einfluss auf die Resorption von Spurenelementen und Calcium, das bei Vorhandensein von Fettsäuren gebunden (verseift) wird. Eine ausgedehnte Ileumresektion bedingt die Malabsorption von Calcium, Zink, Magnesium und insbesondere Vitamin B_{12} und führt zu einer vermehrten Fettsäurenkonzentration im Colon (☞ Abb. 4.15). So findet sich bei 100 % der Patienten mit mehr als 60 cm Resektat eine Vitamin B_{12}-Malabsorption, aber auch bei Resektion von nur 10 cm in 38 % der Fälle.

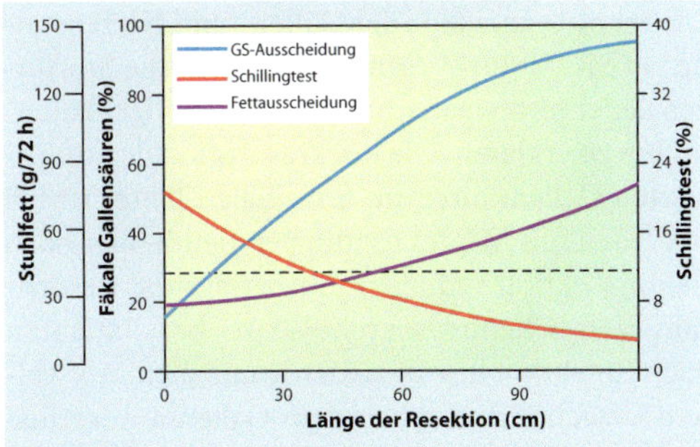

Abb. 4.15: Einfluss der Länge der Ileumresektion auf Schilling-Test und Gallensäuren- sowie Fettausscheidung im Stuhl (nach Behrend).

Andere Ursachen wie z.B. eine bakterielle Fehlbesiedlung des Dünndarms mit Colonkeimen, die Vitamin B_{12} verstoffwechseln (☞ Tab. 4.13), müssen auch berücksichtigt werden.

Malnutrition bei MC – Ursachen
• verminderte Nahrungsaufnahme • verstärkter Nährstoffbedarf (Katabolie) - aktive Entzündung, Fieber, Infektion - Kortikosteroide • Malassimilation von Nahrungsstoffen - Maldigestion - Malabsorption - bakterielle Fehlbesiedlung (Stenose, Fistel, Ileococcalresektion) - Medikamente (Steroide, Sulfasalazin, Colestyramin) • Störung der enterohepatischen GS-Zirkulation - GS-Malabsorption - bakterielle Fehlbesiedlung - Colestyramin • verstärkte Verluste - Eiweiß, Blut, Flüssigkeit, Elektrolyte, Mineralstoffe, Spurenelemente

Tab. 4.13: Ursachen der Malnutrition bei M. Crohn.

Bei chronischer Erkrankung ist ein vermehrter Verlust für Zink und Eisen bekannt. Die vorliegenden Daten zeigen, dass auch Vitamin A und das Retinol-bindende Protein (RBP) sich ähnlich verhalten.

Die **erhöhte Inzidenz der Gallen- und Nierensteine** bei MC ist im Wesentlichen durch die Störungen der enterohepatischen Zirkulation der Gallensäuren zu erklären. Die Rückresorption der konjugierten Gallensäuren im terminalen Ileum ist bei Patienten mit MC im terminalen Ileum oder nach Ileumresektion reduziert. So beträgt die Resorption von Chenodesoxycholsäure bei Patienten nach Resektion nur 25 % der Kontrollen. Als weitere Ursache wird neben dem Gallensäureverlust eine gesteigerte Reabsorption von Bilirubin mit konsekutiv erhöhter Zirkulation von Bilirubin angesehen. Dementsprechend bilden sich Pigment (Bilirubin-)steine aus. Möglicherweise ist dies der wesentliche Faktor in der Steinpathogenese. Weitere Faktoren, die zur Entstehung von Gallenblasensludge und Gallensteinen speziell bei Patienten mit CED beitragen können sind: Nahrungskarenz und parenterale Ernährung (fehlende Kontraktion der Gallenblase), Gewichtsverlust, Diarrhoe mit Verlust physiologischer Inhibitoren der Steinbildung (Citrat, Magnesium) sowie Langzeittherapie mit Somatostatinanaloga.

Bei der Entstehung der **Calciumoxalatsteine** in der Niere spielt die gestörte Gallensäurenresorption eine Hauptrolle (☞ Abb. 4.16).

Die bei nicht mehr kompensiertem Gallensäureverlust auftretende **Fettmalabsorption** führt zum vermehrten Anfall von Fettsäuren im Colon, die Calcium binden (Verseifung). Damit steht mehr ungebundenes Oxalat zur Resorption zur Verfügung. Darüber hinaus erhöhen Fettsäuren und Gallensäuren die Oxalatresorption. Die endogene Oxalsäureproduktion ist infolge des Glyzinabbaus im Colon erhöht, da bei vermehrter Gallensäureneusynthese mehr Glyzinkonjugate gebildet werden. Ein Zink- und Vitamin A-Mangel begünstigen die Kristallisation von Calciumoxalat im Urin. Das Risiko der Nephrolithiasis steigt daher verständlicherweise nach Ileumresektion und beträgt bei Patienten mit Ileumresektion und Steatorrhoe das 25-fache des Risikos bei Vergleichspatienten. Bei colektomierten Patienten treten am häufigsten Harnsäure-Nierensteine auf infolge von Volumenmangel (z.B. bedingt durch Diarrhoe oder *high output*-Ileostoma), aber auch schwerkranke Patienten mit metabolischer Azidose neigen zu Harnsäure-Nierensteinen.

Die Pathogenese dieser extraintestinalen Komplikationen ist somit komplex, bis auf wenige Ausnahmen aber gut erklärt (☞ Abb. 4.17).

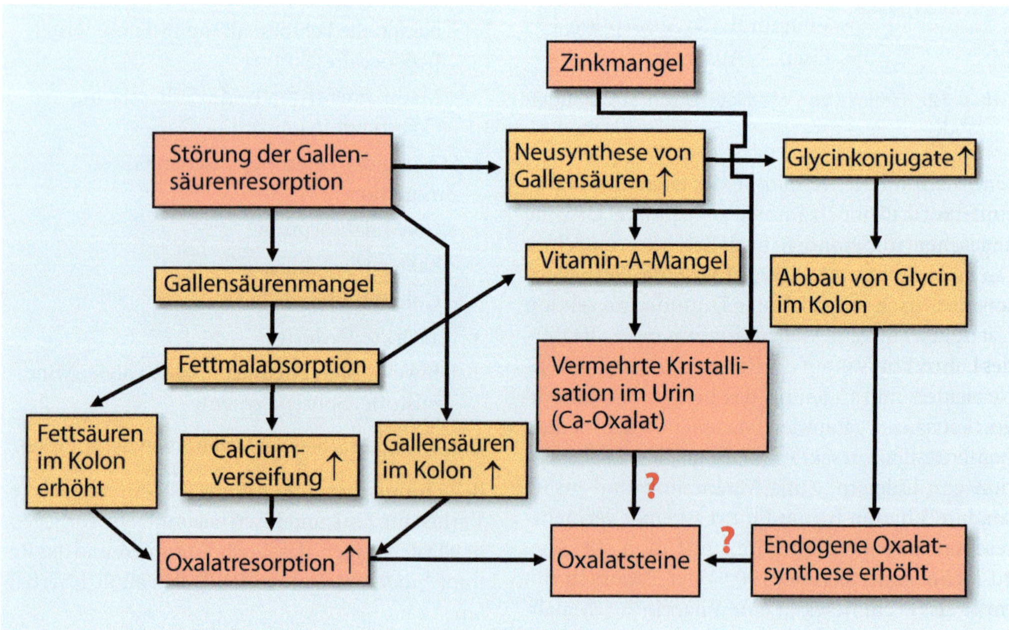

Abb. 4.16: Pathophysiologie der Calciumoxalatsteine bei M. Crohn.

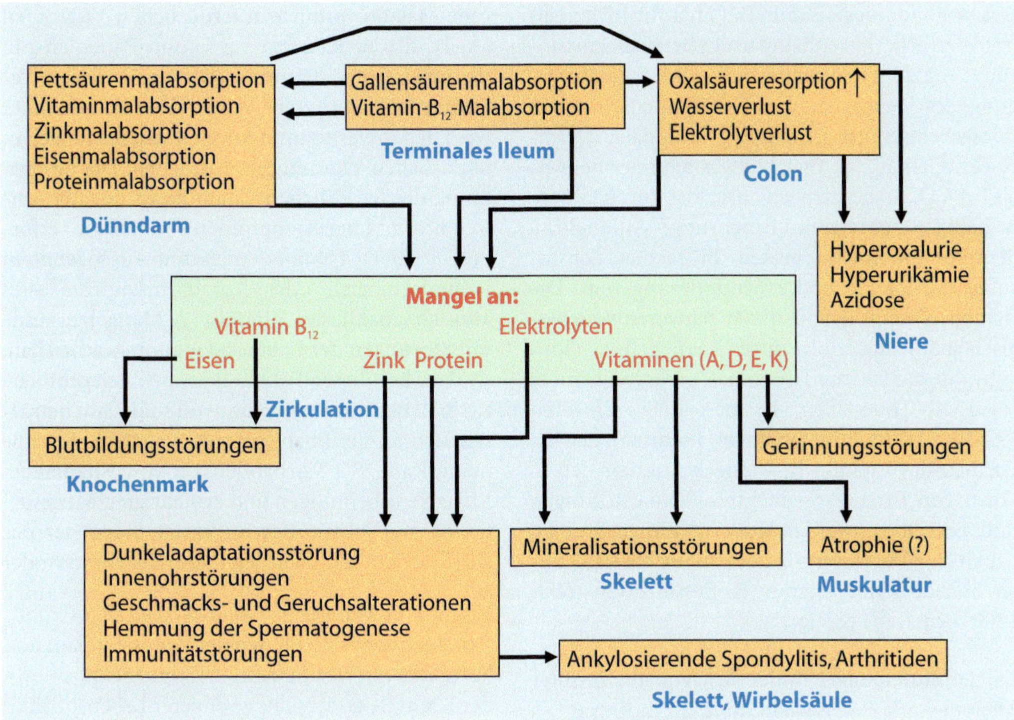

Abb. 4.17: Pathophysiologie der extraintestinalen Komplikationen bei M. Crohn.

4.2.3. Einzelne extraintestinale Komplikationen

4.2.3.1. Vitaminmangelzustände

Ein **Vitamin B_{12}**-Mangelfindet sich bei 20 % aller Patienten mit CED, insbesondere bei MC, und ist häufig Ursache einer hyperchromen, makrozytären Anämie; aber auch Gangstörungen, Polyneuropathie/Taubheitsgefühl und kognitive Störungen können daraus resultieren. Auslösende Faktoren können eine Entzündung oder Resektion des terminalen Ileums, eine Autoimmungastritis/ Gastrektomie oder eine bakterielle Fehlbesiedlung des Dünndarms sein. Auch bei Patienten mit Proktocolektomie wird gehäuft ein Vitamin B_{12}-Mangel beschrieben. Bei Ileitis terminalis oder bei Patienten nach Ileumresektion sollten deshalb regelmäßig (mindestens jährliche) Vitamin B_{12}-Serumbestimmungen durchgeführt werden. Ab Ileumresektionslängen von ≥30 cm ist mit einem Defizit zu rechnen. Die Bestimmung der Serumkonzentrationen ergibt nur einen punktuellen Wert, der angesichts der für 2 bis 4 Jahre ausreichenden Speicher in der Leber für Vitamin B_{12} nur bedingt hilfreich ist. Vitamin B_{12}-Spiegel können trotz bereits eingetretener funikulärer Myelose noch normal sein. Beim Vorhandensein klinischer Symptome und niedrig normalen Spiegeln wird die ergänzende Messung von Holotranscobalamin (aktive Form von Vitamin B_{12}) und Methylmalonsäure (bei Vitamin B_{12}-Mangel erhöht) empfohlen. Da die Genese des Vitamin B_{12}-Mangels meist bei MC-Patienten bekannt ist, wird der Schilling-Test heutzutage nur noch selten angewendet. Bei Vitamin B_{12}-Mangel muss eine dauerhafte parenterale Substitution erfolgen (initiale Therapie zur Speicherauffüllung: 1.000 µg Hydroxycobalamin s.c. oder i.m. täglich für eine Woche, Woche 2: 1000 µg 2 ×/Woche, Woche 3-6: 1000 µg 1 ×/Woche, Erhaltungstherapie: 1000 µg alle 1-3 Monate). Hydroxycobalamin wird nach Injektion besser aufgenommen als Cyanocobalamin. Bei Perniziöser Anämie kommt es unter der Therapie rasch zu einem Anstieg der Retikulozyten und einer Normalisierung der erhöhten LDH. Die Vitamin B_{12}-Serumbestimmung ist zur Kontrolle der ausreichenden Substitution zweckmäßig. Bei gut kontrollierten Patienten ist ein Mangel sehr selten (☞ Abb. 4.13).

Das Vollbild eines **Vitamin B_1 (Thiamin)-Mangels** mit Wernicke-Encephalopathie (Bewusstseinsstörung, Ataxie, Desorientiertheit und Augenbewegungsstörungen) tritt bei CED-Patienten selten infolge einseitiger Ernährung und nach Darmresektionen auf, demnach etwas häufiger bei MC als bei CU, sowie iatrogen ausgelöst durch Glucose-haltige, parenterale Ernährung. Anfängliche Symptome können Übelkeit, Erbrechen, Sehstörungen, Diplopie und Hörminderung sein. Die richtige Notfalltherapie dieser schweren neurologischen Störung erfolgt durch 3 × täglich i.v. Substitution von 500 mg Thiamin. Unerkannt kann es sogar zu Todesfällen, Beriberi oder schweren Residuen (Korsakow-Syndrom) kommen. Leichte Formen des Vitamin B_1-Mangels können sich in Form von Fatigue, Gedächtnis-/Schlafstörungen und Bauchbeschwerden äußern. Einige Studien haben eine Verbesserung der Fatigue bei CED unter hochdosierter Vitamin B_1-Substitution (600-1500 mg p.o./d) gezeigt.

Ein **Folsäuremangel** findet sich vor allem unter Therapie mit Sulfasalazin und Methotrexat, so dass diese Patienten eine Substitution erhalten sollten. Jährliche Kontrollen des Folsäurespiegels werden von der ECCO empfohlen und selbstverständlich auch beim Vorliegen einer Makrozytose. Bei adäquat kontrollierten und substituierten Patienten ist ein Mangel selten (☞ Abb. 4.13).

Auch ein klinisch nicht manifester **Niacin (Vitamin B_3)-Mangel** kommt gehäuft bei CED vor. In einer Untersuchung wurde bei bis zu 70 % aller MC-Patienten in Remission ein Niacinmangel festgestellt. Es existieren aber nur wenige einzelne Fallberichte über manifeste Zeichen einer Pellagra (phototoxische rauhe Dermatitis, Diarrhoe, Demenz/Depression) bei MC.

Ein Mangel an anderen wasserlöslichen Vitaminen wurde bislang lediglich für **Vitamin C** wiederholt beschrieben, wobei sich keine Beziehung zur Aktivität der CED oder Medikamenteneinnahme fand, so dass von einer verminderten Zufuhr auszugehen ist. Aufgrund der bisherigen Daten erscheint eine Substitution wasserlöslicher Vitamine bei normaler Ernährung nicht erforderlich, auch die Messung der Serumwerte ist – außer bei Patienten, die ausschließlich parenteral ernährt werden – verzichtbar.

Eine Malabsorption von **fettlöslichen Vitaminen (A, D, E und K)** kann bei Crohn-Patienten mit Ileumbefall bzw. Ileumresektion und konsekutiver Steatorrhoe auftreten. Auch Gallensäurebinder wie z.B. Cholestyramin können einen Mangel an fettlöslichen Vitaminen verursachen. Die Bestimmung der fettlöslichen Vitamine ist nur bei Auftreten von Mangelsymptomen (☞ Tab. 4.8) erforderlich. Bei Crohnpatienten mit ausgedehntem Dünndarmbefall oder Kurzdarmsyndrom sind klinisch manifeste **Vitamin A-Mangel**zustände mit Störungen der Dunkeladapation beschrieben, so dass bei dieser Patientengruppe gelegentliche Retinol-Bestimmungen sinnvoll sind. Falsch niedrige Retinol-Serumspiegel treten auch bei Eiweißmangel auf. Bei Vorhandensein von Vitamin A-Mangelerscheinungen und erniedrigten Messwerten ist eine Substitution angezeigt, Störungen der Dunkeladaptation wurden dadurch gebessert.

Vitamin D-Mangel tritt bei 60-70 % aller Crohn-Patienten (selbst in Phasen der Remission) auf und korreliert mit der Jahreszeit (Sonnenexposition), der Krankheitsaktivität, geringerer Lebensqualität und geringerer Knochendichte. Im Vergleich zu Gesunden wurde eine 30 % verminderte enterale Vitamin D-Resorption bei Crohn-Patienten nachgewiesen. Regelmäßige Serumbestimmungen und Vitamin D-Substitution bei nachgewiesenem Mangel oder begleitend zu einer Steroidbehandlung sind gerechtfertigt. Die Osteomalazie (Rachitis des Erwachsenen) ist schwierig zu sichern; derzeit stehen nur die verschiedenen Verfahren der Knochendichtemessung oder die -biopsie zur Verfügung. Bei Nachweis einer verminderten Knochendichte sollte eine Substitution mit Calcium (1.000 mg/Tag) und Vitamin D (1.000 IU/Tag) erfolgen. Eine gezielte Vitamin D-Substitution konnte eine bestehende Osteomalazie in einzelnen Fällen beseitigen. Da die Osteoporose häufig und nicht eindeutig den Komplikationen zuzuordnen ist, wird sie weiter unten (☞ Kap. 4.3.) detaillierter dargestellt. Neben einem gestörten Knochenmetabolismus wird der Vitamin D-Mangel auch in Zusammenhang mit einer verminderten Immunabwehr gebracht, so dass eine Substitutionsbehandlung zusätzliche positive Effekte auf den Krankheitsverlauf über den Knochenstoffwechsel hinaus haben könnte. In einer dänischen Studie konnte das Rezidivrisiko des MC unter Vitamin D-Substitution (1.200 IU/Tag) reduziert werden.

Weiter konnte gezeigt werden, dass eine Normalisierung von erniedrigten Vitamin D-Spiegeln mit einem reduzierten OP-Risiko bei MC einher geht. Größere klinische Studien dazu stehen noch aus. Der Vitamin D-Mangel wird auch in Zusammenhang mit einem verminderten Ansprechen auf die Therapie mit Vedolizumab und Infliximab gebracht. Da der Vitamin D-Spiegel unter einer Steroidtherapie abfällt, wird begleitend eine Supplementation von 1000 IE 25-OH-Vitamin D empfohlen.

Der **Vitamin E-Mangel** ist selten und tritt nur bei ca. 5 % aller CED-Patienten auf und sollte nicht regelhaft bestimmt bzw. nur in Ausnahmefällen substituiert werden.

In einer polnischen Untersuchung wurde bei 54 % der Kinder mit MC und 44 % der Kinder mit CU ein **Vitamin K-Mangel** festgestellt. Vitamin K ist ein Kofaktor in der Karboxylierung des Osteocalcins, ein wichtiges Calcium-bindendes Protein für den Knochen. Deshalb mag indirekt auch der Vitamin K-Mangel mit einer verminderten Knochendichte assoziiert sein. Bislang konnte nicht gezeigt werden, dass die Vitamin K-Substitution zu einer Verbesserung der Knochendichte oder zur Prävention der Osteoporose beitragen kann. Alle mangelernährten CED-Patienten mit erniedrigten Quick-Werten sollten selbstverständlich eine Vitamin K-Substitution erhalten.

4.2.3.2. Mineral- und Spurenelementmangelzustände

Der **Zinkmangel** ist relativ häufig und wurde bei 65 % aller Crohn-Patienten nachgewiesen. Der Mangel korreliert im Wesentlichen mit der Aktivität der Krankheit und ist vor allem durch einen vermehrten Verlust und Verbrauch, weniger durch eine gestörte Resorption erklärt. Veränderungen der Bindungsproteine (v.a. Albumin) spielen ebenfalls eine Rolle. Manifeste Zinkmangelerscheinungen sind selten. Ein Zinkmangel bei CED ist mit einem erhöhten Risiko für Hospitalisierung, Operationen und CED-assoziierten Komplikationen assoziiert und es konnte gezeigt werden, dass eine Substitution mit Normalisierung des Zinkspiegels zu einer Verbesserung führte. Folgende Symptome können Ausdruck eines Zinkmangels sein: Hyperkeratosen, fleckig-rötliche, plaque- oder blasenähnliche Hautveränderungen um die Körperöffnungen (Gesicht, anogenital) im Sinne einer Akrodermatitis enteropathica, Wundheilungsstörungen, Haarausfall, Störungen sensorischer Organe wie Geschmacksstörungen, Veränderungen des Gehörs, Dunkeladaptationsstörungen, vermehrtes Auftreten von Fisteln, Fertilitätsstörungen, Wachstumsstörungen und zahlreiche andere Symptome. Zur Diagnostik sind die Serumspiegel wenig zuverlässig; ein Wert <0,65 mg/l (nüchtern bestimmt) lässt aber einen Mangel wahrscheinlich werden. Leukozyten- und Haar-Zinkkonzentrationen sind genauer aber für die Routine zu aufwändig. Ein Zinkmangel zeigt sich manchmal indirekt durch eine erniedrigte Alkalische Phosphatase (AP) im Serum, da diese ein Zink-Metalloenzym ist. Es erscheint zweckmäßig, bei Auftreten der genannten Mangelsymptome eine Zinkbestimmung durchzuführen und bei niedrigen Serumwerten dann eine Substitution mit 15-30 mg elementarem Zink pro Tag vorzunehmen. Die Zinkgabe führte auch zur Normalisierung einer Vitamin A-refraktären Dunkeladaptationsstörung. Bei gleichzeitigem Vitamin A-Defizit ist die kombinierte Gabe sinnvoll.

Der **Eisenmangel** lässt sich am besten anhand des Blutbilds mit erniedrigtem MCV und MCH feststellen. Ein normales MCV schließt einen Eisenmangel nicht aus, da Patienten unter Therapie mit Purinanaloga oft ein erhöhtes MCV aufweisen. Die Serumeisenkonzentrationen sind bei aktiver Erkrankung immer erniedrigt, da das verfügbare Eisen in das RES transportiert wird. Das Eisenbindungsprotein Ferritin ist bei chronischer Entzündung wenig aussagekräftig, da es als Akutphaseprotein erhöht sein kann. Sinnvoller ist die Bestimmung der Transferrinsättigung oder des löslichen Transferrinrezeptors, der bei Eisenmangel erhöht ist. Eine Substitution von Eisen bei Anämie oder bei symptomatischem Eisenmangel ist sinnvoll und meist erfolgreich, vor allem wenn gleichzeitig die CED-Erkrankung adäquat behandelt wird. Unter der oralen Eisensubstitution treten bei ca. 25 % der CED-Patienten gastrointestinale Nebenwirkungen auf, teils mit Aktivitätszunahme der Grunderkrankung. Bei chronischer Entzündung ist aufgrund erhöhter Hepcidinspiegel die Eisenresorption über den Darm beeinträchtigt und die orale Substitution oft erfolglos. Deshalb sollte bei Entzündungsaktivität eher parenteral substituiert werden (☞ Tab. 4.14). Typische Symptome eines Eisenmangels können sein: Fatigue/Leistungsabfall, Konzentrationsstörungen, Schlafstörungen, Kopfschmerzen, *Restless Legs*-Syndrom, Unfruchtbarkeit, Perlèche, brüchige Nägel, Haarausfall, Störung der Wärmeregulation (Kältegefühl).

Ein **Magnesiummangel** wurde ebenfalls mehrfach beschrieben und findet sich bei 13-88 % der Patienten, hauptsächlich bedingt durch verminderte Zufuhr, Malabsorption oder vermehrte intestinale Verluste. Der Mangel korreliert potenziell mit der Aktivität der Erkrankung. Der Bedarf liegt bei 120 mg/Tag intravenös und bei bis zu 700 mg/Tag oral. Die Symptome sind vielfältig (Wundheilungsstörungen, Krämpfe, Knochenschmerzen, Tetanie, Müdigkeit, Motilitätsstörungen, Osteopenie). Der Mangel kann zur Genese der Nierensteine beitragen. Eine Substitution sollte bei Symptomen und Nachweis eines Mangels erfolgen, Überdosierungen sind zu vermeiden, eine verstärkte orale Zufuhr kann Durchfall auslösen.

Ein **Selenmangel** wurde bei Patienten mit MC, insbesondere nach ausgedehnter Dünndarmresektion (>2 m) oder bei ausschließlicher parenteraler Ernährung mitgeteilt. Die Selenbestimmung sollte idealerweise aus dem Vollblut erfolgen, die Serumbestimmung ist weniger aussagekräftig, die Messung in Leukozyten günstiger, aber in der Praxis nicht anwendbar. Über Häufigkeit des Mangels, klinische Bedeutung und Notwendigkeit einer Substitution liegen kaum Daten vor. Klinische Zeichen eines Selenmangels können eine Makrozytose, Muskeldysfunktionen, Kardiomyopathien, Encephalitis, Haarausfall oder brüchige weiße Nägel (Leukonychie) sein. Eine routinemäßige Bestimmung des Selenspiegels bei CED wird nicht empfohlen.

4.2.3.3. Anämie

Die Anämie ist eine derart häufige Begleiterscheinung bei CED, dass sie oft gar nicht als Komplikation der CED angesehen und meist unzureichend behandelt wird.

Eine Anämie tritt in bis zu einem Drittel aller CED-Patienten sowie in 66 % aller hospitalisierten CED-Patienten auf und ist somit die häufigste EIK; sie hat großen Einfluss auf die Lebensqualität und führt oft zur Einweisung ins Krankenhaus. Laut WHO-Definition liegt eine Anämie vor bei Männern mit einem Hb <13,0 g/dl, bei Frauen mit Hb <12,0 g/dl (Schwangere <11,0 g/dl). Die allgemein bekannte Adaptation an eine chronische Anämie ist vermutlich nur eine Anpassung an eine schlechtere Lebensqualität, deshalb sollte der Therapie eine größere Bedeutung beigemessen werden. Die Anämie kann Ursache für viele Beschwerden sein, angefangen von (Belastungs-)Dyspnoe, Tachykardie, Motilitätsstörungen, Übelkeit, Erbrechen, Anorexie, Malabsorption bis hin zur verminderten Belastbarkeit, was per se zu weiterem Gewichtsverlust und chronischer Erschöpfung beitragen kann. Bei Frauen können Menorrhagien, Amenorrhoe und Unfruchtbarkeit bei Männern Impotenz auftreten. Eine chronische Unterversorgung des Gehirns mit Sauerstoff kann zu Kopfschmerzen, Schwindel, Tinnitus oder Beeinträchtigung der kognitiven Leistung führen.

Die Eisenmangelanämie wird hauptsächlich durch intestinale Blutverluste oder durch Resorptionsprobleme ausgelöst, aber auch eine verminderte Zufuhr spielt eine Rolle. Typischerweise sind MCV, MCHC, Ferritin und Transferrinsättigung und Reticulozyten erniedrigt und der lösliche Transferrinrezeptor erhöht. Davon abzugrenzen ist die "Anämie bei chronischer Erkrankung" mit erhöhtem CrP, Ferritin >100 µg/l (Akute-Phase-Protein), normalem löslichen Transferrinrezeptor und normalen bzw. erniedrigtem MCV/Retikulozyten. Oft liegt ein Mischbild der beiden Anämieformen vor (Ferritin typischerweise <100 µg/l). Seltenere Ursachen der Anämie sind Folsäure- und Vitamin B12-Mangel, Medikamentennebenwirkungen (Knochenmarksuppression durch MTX, Purinanaloga oder Sulfasalazin, meist verbunden mit einer Panzytopenie), Hämolyse oder ein myelodysplastisches Syndrom.

Eine orale Eisensubstitution kann bei milder Anämie und klinischer Remission der CED erfolgen. Die orale Eisensubstitution wird meist schlecht vertragen, da die Eisensalze im Magen-/Darmlumen zu Sauerstoffradikalen oxidiert werden, die ihrerseits die Magen-/Darmschleimhaut angreifen und zu einer schlechten Resorption und Verschlechterung der Darmentzündung führen. Da die Nebenwirkungen dosisabhängig sind sollte nicht mehr als 100 mg elementares Eisen p.o. substituiert werden. Bei Unverträglichkeit kann eine Umstellung auf das besser verträglichere orale Eisenmaltol oder liposomales (sucrosomales) Eisen erfolgen. Bei fehlendem Anstieg des Hb trotz 14-

tägiger Substitutionstherapie sollte auf eine i.v. Eisensubstitution umgestellt werden (☞ Tab. 4.14). Die ECCO empfiehlt in ihrer Leitlinie bei aktiver CED oder bei Hb <10 g/dl die parenterale i.v. Eisensubstitution (☞ Tab. 4.14), ebenso bei Unverträglichkeit oraler Eisenpräparate oder notwendiger Erythropoetintherapie. Dextranhaltige Eisenprodukte finden aufgrund der Hypersensitivitätsreaktionen kaum noch Anwendung. Besser verträglich sind Eisengluconat, Eisensucrose, Eisen-Derisomaltose und Eisencarboxymaltose, letztere darf in der höheren Dosis von 1000 mg pro Einzelinfusion/Woche verabreicht werden. Bei niedrigen Erythropoetinspiegeln (<100 U/l), niedrigem löslichen Transferrinrezeptor (<50 nmol/l) und niedrigen Transferrinspiegeln (<2,9 g/dl) ist die alleinige i.v.-Eisensubstitution wenig hilfreich; dann wird eine zusätzliche Therapie mit rekombinantem Erythropoetin empfohlen. Die Kombinationsbehandlung mit Eisen i.v. und Erythropoetin s.c. ist fast immer erfolgreich. Ein Ziel-Hb von 12,0 g/dl bei Frauen und 13 g/dl bei Männern sollte angestrebt werden. Bluttransfusionen sollten nur in Ausnahmefällen erfolgen bei akuter Blutung mit hämorrhagischem Schock, extremer Anämie-bedingter Fatigue, Hb <7 g/dl, zusätzlichen Risikofaktoren (KHK mit Angina pectoris, Dyspnoe) oder bei ineffektiver medikamentöser Therapie.

Hämoglobin (g/dl)	Körpergewicht <70 kg	Körpergewicht >70 kg
Eisenmangel ohne Anämie	500-1000 mg	500-1000 mg
10-12 (Frauen)	1000 mg	1000 mg
10-13 (Männer)	1000 mg	1500 mg
7-10	1500 mg	2000 mg
<7	2000 mg	2500 mg

Tab. 4.14: Berechnung des Eisenbedarfs (FERGIcor-Tabelle) zur i.v. Eisensubstitution nach Evstatiev et al. und ECCO 2015. Bei akuten Infektionen (Abszess) oder bei Transferrinsättigung >50 % sollte keine Eisensubstitution erfolgen.

Die Rezidivgefahr der Anämie ist hoch, insbesondere bei anhaltender Entzündungsaktivität der CED, so dass die Therapie der Grunderkrankung oberste Priorität hat. Eine wiederholte Eisensubstitution sollte bereits frühzeitig bei Ferritinwerten <100 µg/l eingeleitet werden vor Eintreten einer erneuten Anämie.

Auch unter Therapie mit Infliximab bessert sich eine Anämie, insbesondere die "Anämie bei chronischer Entzündung"; einerseits durch die verbesserte Eisenaufnahme und Erythropoese infolge der TNFα-Blockade (proinflammatorisches Zytokin), andererseits durch weniger Blutverluste im Darm.

4.2.3.4. Praktische Regeln zur Diagnostik und Behandlung von Mangelzuständen

Mangelsymptome bei CED sind relativ häufig; sie sollten bei Verdacht bzw. Vorliegen von Symptomen durch geeignete Laboruntersuchungen gesichert werden (☞ Tab. 4.15).

Mangelzustände – Diagnostik bei MC
• Blutbild, Serumeisen, Ferritin, Transferrinsättigung
• Zink und AP im Serum
• Elektrolyte (Kalium, Calcium, Magnesium)
• Vitamin B_{12} im Serum (Holotranscobalamin, Methylmalonat)
• Folsäure
• Vitamin A (retinolbindendes Protein)
• Vitamin D, Alkalische Phosphatase
• Thromboplastinzeit, INR

Tab. 4.15: Mangelzustände bei Patienten mit M. Crohn.

Postoperativ muss nach Ileumresektion je nach Resektionsausmaß eine u.U. lebenslange parenterale Vitamin B_{12}-Resorption erfolgen. Mangelzustände können eine Vielzahl von Symptomen bedingen (☞ Tab. 4.8). Von besonderer Bedeutung sind Anämie und Osteomalazie, da diese Einfluss auf Lebensqualität und Prognose haben. Die Diagnostik folgt einfachen Regeln, eine Substitution ist meist sinnvoll (☞Tab. 4.16 und 4.17).

Mangelzustände – Kontrollen bei Risikopatienten
Jährliche Kontrollen bei Risikopatienten sind sinnvoll für: • Vitamin B_{12}, 25-OH-Vitamin D, Vitamin A - Substitution bei Mangel mit Symptomen absolut indiziert - Substitution bei nachgewiesenem Mangel ohne Symptome empfohlen • Zink (und AP), Ca - Substitution bei Mangel mit Symptomen absolut indiziert Unter Substitution Verlaufskontrollen o.g. Parameter.

Tab. 4.16: Mangelzustände: Empfehlungen.

Vitamin B_{12}	Ileumresektion, ausgedehnter Ileumbefall
Folsäure	B_{12}-refraktäre makrozytäre Anämie, Therapie mit Sulfasalazin-/MTX-Therapie
Ca/Phosphat	Osteopenie
25-OH-Vit. D	Steatorrhoe, Osteomalazie, wenig Sonnenlicht-exponierte Patienten, Osteoporose
Vitamin A	Steatorrhoe, Nachtblindheit
Zink und AP	Acrodermatitis, Nachtblindheit
Ferritin	Anämie in der Remission

Tab. 4.17: Risikopatienten für Mangelzustände – Laborkontrollen sinnvoll.

4.2.3.5. Gallensteine

Gallensteine werden bei bis zu 30 % der Patienten mit MC mit Ileumbefall, nach Ileocoecalresektion, und bei CU-Patienten nach Colektomie festgestellt, ebenso bei längerem Fasten oder parenteraler Ernährung. Die Ursachen wurden oben besprochen. Die Diagnosestellung bei Auftreten von Symptomen erfolgt primär durch die Sonografie und bei Gallengangsteinen ggf. durch die Endosonografie und die MRCP. Die Therapie unterscheidet sich wenig von der bei darmgesunden Patienten. Therapie der Wahl bei symptomatischer Cholezystolithiasis ist die laparoskopische Cholezystektomie.

Bei rezidivierender Choledocholithiasis trotz erfolgter Cholezystektomie und Papillotomie oder bei Patienten mit kleinen, nicht-kalkhaltigen Cholesterin-Gallensteinen (<5-10 mm) und hohem Operationsrisiko (für eine Cholezystektomie) kann in Ausnahmefällen eine Therapie mit Ursodesoxycholsäure zur Sekundärprävention oder zur oralen Litholyse erfolgen. Die empfohlene Dosis beträgt 10-14 mg Ursodesoxycholsäure/kg KG/Tag abends. Die Therapie sollte bis zur sonografischen nachgewiesenen Steinfreiheit und 3 Monate darüber hinaus erfolgen, ist jedoch mit einem hohen Rezidivrisiko verbunden.

4.2.3.6. Nierensteine und andere Komplikationen am Urogenitaltrakt

Die gängigsten Komplikationen sind die Nephrolithiasis sowie Obstruktion bzw. Fistelbildung im Urogenitaltrakt, die bei 6-23 % aller Patienten mit CED auftreten können.

Nephrolithiasis und Urolithiasis

Nierensteine sind häufiger bei kombinierter Dünn- und Dickdarmentzündung (9-17 %) als bei alleiniger Dünn- (6-8 %) oder Dickdarmerkrankung (3-5 %), somit auch häufiger beim MC als bei der CU anzutreffen. Meist handelt es sich um Harnsäure- und Calciumoxalat-Nierensteine. Die Ursachen wurden oben besprochen. Generell gilt, dass die meisten Nierensteine bei Patienten mit noch vorhandenem Dickdarm aus Calciumoxalat bestehen, während bei Patienten mit Ileostoma häufiger Harnsäure-Nierensteine auftreten. Eine Hyperoxalurie kann ihrerseits eine chronische, tubulointerstitielle Nephritis auslösen. Zur Metaphylaxe von Oxalatnierensteinen wird neben ausreichender Flüssigkeitszufuhr (mindestens 2 Liter Harnvolumen täglich!), oxalsäurearmer Diät (Meidung von Spinat, Nüssen, Schokolade, Kakao, Rhabarber, Rote Beete, Colagetränken) eine orale Calciumsubstitution (1-2 g/Tag) empfohlen. Bei Hochrisikopatienten kommen auch Alkalicitrate zum Einsatz. Harnsäure-Nierensteine entstehen als Folge von Volumenmangel (durch Diarrhö, *high output*-Ileostomata) und Hypermetabolismus bei schwerkranken Patienten (z.B. infolge eines niedrigem Urin-pH bei metabolischer Azidose). Zur Therapie und Prophylaxe wird ausreichende Flüssigkeitszufuhr, purinarme Kost, ggf. Harnalkalisierung empfohlen. In der Akuttherapie der Nephrolithiasis kommen neben der ESWL auch invasive urologische Verfahren (Blasenspiegelung, Ureterorenoskopie) zum Einsatz.

Obstruktive, extrinsische Uropathie

Beim MC kann infolge entzündlicher, retroperitonealer Prozesse oder bereits eingetretener retroperitonealer Fibrose eine obstruktive Uropathie auftreten. Die Klinik der Ureterobstruktion bietet ein breites Spektrum an Symptomen, z.B. Kolikschmerzen mit vegetativer Begleitsymptomatik bis hin zur Hydronephrose. Als Komplikation kann eine Pyelonephritis oder Urosepsis auftreten, dann sollte neben einer Antibiotikatherapie eine rasche Harnableitung entweder durch eine perkutane Nephrostomie oder eine innere Harnleiterschienung (Doppel-J-Schiene) erfolgen. Zur Diagnostik werden neben der Sonografie auch CT-Urographie, MRT oder Nierenszintigrafie durchgeführt.

Enterovesikale Fisteln

Beim MC treten innere Darmfisteln in bis zu 30 % aller Patienten auf. Eine Fistelausbildung zum Urogenitaltrakt, bevorzugt zur Harnblase, ist wesentlich seltener (2-2,5 %). Die typischen Symptome sind Pneumaturie, Dysurie, rekurrierende komplizierte Harnwegsinfekte (mit >3 verschiedenen Keimen) oder Fäkalurie. Neben der Therapie der Crohn-Erkrankung sollte immer eine chirurgische Sanierung angestrebt werden.

Renale Amyloidose

Die seltene sekundäre (AA-)Amyloidose bei CED äußert sich oft primär durch eine Niereninsuffizienz oder ein nephrotisches Syndrom. Die Amyloidose tritt überwiegend beim MC, insbesondere der Crohn-Colitis, auf. In einer 2007 publizierten *Follow-up*-Studie an über 374 Patienten mit systemischer AA-Amyloidose wurde insbesondere bei den 17 eingeschlossenen Crohn-Patienten ein 4-fach erhöhtes relatives Risiko für das Fortschreiten in eine terminale Niereninsuffizienz festgestellt im Vergleich zu anderen, chronisch entzündlich bedingten Amyloidose-Erkrankungen. Vor allem Patienten mit hohen zirkulierenden SAA-Serumspiegeln sind Risikopatienten für Nierenversagen, Herzinsuffizienz, Darmperforationen und gastrointestinale Blutungen. Die Diagnose wird histologisch (Kongorotfärbung), z.B. durch Nierenpunktion, tiefe Rektumbiopsie oder Bauchfettaspirat gesichert.

Die Therapieoptionen sind limitiert auf eine intensive Therapie der Grunderkrankung zur Eindämmung der chronischen Entzündung. Zur medikamentösen Therapie stand jahrelang nur Colchizin zur Verfügung, das lediglich ein Fortschreiten verhindern konnte. Unter der Therapie mit TNFα-Antikörpern kann eine Stabilisierung und Verbesserung der Nierenfunktion bei Amyloidose erreicht werden. Ein weiterer Therapieansatz, der gezielt auf die Destabilisierung der Amyloidfibrillen abzielt, ist die Therapie mit Eprodisate, die in einer doppelblind, randomisierten, placebokontrollierten Studie eine Verschlechterung der Nierenfunktion aufhalten konnte. Ein weiterer Therapieansatz ist die IL-6-Blockade durch Tocilizumab. Ultima ratio bleibt die Hämodialyse oder eine Nierentransplantation.

4.2.3.7. Fertilität

> Die Fertilität bei inaktiver CED ist normalerweise nicht eingeschränkt.

Patientinnen mit CU oder MC in stabiler Remission haben grundsätzlich keine verminderte Fertilität. Viele CED-Patientinnen verzichten aber freiwillig auf Kinder aus Angst vor Vererbung der CED oder Auslösung eines erneuten Schubs durch eine Schwangerschaft. Deshalb ist eine frühzeitige Beratung hinsichtlich dieser Sorgen wichtig.

Bei Crohn-Patientinnen kann durch lokalen Befall der Ovarien/Eileiter oder postoperative Verwachsungen Unfruchtbarkeit entstehen. Der perigenitale Befall mit Fisteln und *vessel-loop*-Einlagen führt häufig zu einer Dyspareunie. Darüber hinaus wurde bei Crohn-Patientinnen mit aktiver Erkrankung und Alter >30 Jahren eine verminderte Ovarialreserve (anhand reduzierter Anti-Müller-Hormonspiegel) nachgewiesen.

Bei der CU kann die Fruchtbarkeit nach ausgedehnter Operation vermindert sein, insbesondere nach offener Proktocolektomie mit ileoanaler Pouchanlage, vermutlich durch Verwachsungen. In Studien konnte gezeigt werden, dass auch noch 5 Jahre nach einer solchen OP nur etwa 40 % der Frauen mit Kinderwunsch auf natürlichem Wege schwanger wurden. Das Risiko der verminderten Fertilität ist nach laparoskopischer Proktocolektomie geringer. Eine Proktocolektomie mit Rektumentfernung kann beim Mann zu Impotenz oder

Ejakulationsstörungen führen. Bei bestehendem Kinderwunsch sollte frühzeitig eine Kryokonservierung von Eizellen/Spermien oder In-vitro-Fertilisation in Erwägung gezogen werden. Auch Abszesse oder Fisteln im kleinen Becken können zu Erektions- und Ejakulationsstörungen führen.

Schwere Krankheitsverläufe mit Kachexie oder ausgeprägter Anämie können bei der Frau zu einer sekundären Amenorrhoe, beim Mann zu Impotenz führen.

Unter der Therapie mit Sulfasalazin und Methotrexat kann ein pathologisches Spermiogramm mit (reversibler) Azoospermie oder Oligospermie auftreten, das sich 2 Monate nach Absetzen aber wieder bessert. Methotrexat wirkt teratogen und sollte 3-6 Monate vor einer geplanten Schwangerschaft abgesetzt werden. Azathioprin wirkt sich nicht auf die Fertilität aus. Inwieweit Mangelzustände mitverantwortlich sind, ist bei Patienten mit MC nicht untersucht. Bei der Planung einer Schwangerschaft ist eine optimale Versorgung mit Folsäure, Eisen, Zink und Vitamin D sinnvoll.

4.2.3.8. Katarakt

Eine Steroiddauertherapie kann zur Ausbildung einer Katarakt führen, die unter Langzeittherapie (>15 mg Prednison über 1 Jahr) bei bis zu 25 % aller Patienten festzustellen war. Alle Patienten, bei denen sich eine längerfristige Steroideinnahme partout nicht vermeiden lässt, sollten sich deshalb jährlichen Spaltlampenuntersuchungen unterziehen.

4.3. Osteoporose und Osteopenie

Die Osteoporose ist durch eine verminderte Knochenmasse infolge gesteigerten Knochenabbaus bzw. verminderten Knochenanbaus begleitet von einer Störung der Mikroarchitektur des Knochens gekennzeichnet. Die Osteoporose ist abzugrenzen von einer altersentsprechenden Abnahme des Knochengewebes (Osteopenie) und der Osteomalazie, einer Vitamin D-Mangel bedingten, schmerzhaften Knochenerweichung beim Erwachsenen (Rachitis des Erwachsenen).

4.3.1. Häufigkeit und klinische Bedeutung

Osteopenie (35-40 %) und Osteoporose (15 %) kommen häufig bei Patienten mit CED vor.

Crohn-Patienten mit einer verminderten Knochendichte weisen in 22 % bereits Zeichen einer Fraktur auf, wenn systematisch danach gesucht wird, wobei die Frakturen klinisch inapparent sind und überraschend häufig junge Patienten betreffen, was sich enorm auf die weitere Lebensqualität dieser Patienten auswirkt. Insbesondere Patienten mit langjähriger Steroidtherapie und ältere Patienten sind frakturgefährdet.

4.3.2. Pathogenese

Anders als bei postmenopausaler Osteoporose besteht hier nicht nur ein Ungleichgewicht zwischen Knochenauf- und abbau, sondern auch eine Mineralisationsstörung. Neben der Vitamin D- und Calciummalabsorption spielen Zytokine und damit assoziierte Störungen des Osteoprotegerin (OPG)- und des RANK *(Receptor Activator of Nuclear Factor)*-Liganden/Rezeptor-Systems eine Rolle. Der von Osteoblasten gebildete RANK-Ligand bindet an seinen Rezeptor RANK auf den Osteoklasten, was zu deren Aktivierung und Knochenabbau führt. Bei chronischer Entzündung sind RANK-Ligand und die Zytokine IL-1, IL-6, IL-17 und TNFα erhöht, was zu vermehrtem Knochenabbau führt. Das ebenfalls von Osteoblasten gebildete OPG stellt den Antagonisten von RANK-Ligand dar. OPG wird von proinflammatorischen Zytokinen gehemmt. Ein "gesunder" Knochenumbau funktioniert nur bei ausgewogener Ausschüttung von OPG und RANK-Ligand. Durch Bindung von OPG an RANK-Ligand wird der osteokatabole Prozess geblockt und der Knochenabbau gehemmt. Glucocorticoide fördern die Osteoporoseentstehung durch Induktion von RANK-Ligand und gleichzeitige Reduktion der Expression von OPG.

Hypogonadismus (als Folge aktiver CED oder einer Steroidtherapie, die über die Hemmung von Gonadotropin eine Verringerung des Testosteronspiegels verursachen kann) kann eine zusätzliche Ursache der Osteoporose sein. Somit stellt die Osteoporose bei CED eine Kombination aus einer entzündungsassoziierten Störung im Sinne einer

EIM und einem Mangelzustand im Sinne einer EIK dar, die u.U. durch die Medikation noch weiter verstärkt wird.

4.3.3. Diagnostik

Bei besonders Osteoporose-gefährdeten Patienten mit hoher Lebenszeitsteroiddosis, Darmresektion, chronischer Entzündungsaktivität oder zusätzlichen allgemeinen Risikofaktoren für eine Osteoporose (Alter >70, postmenopausale Frauen, Rauchen, Bewegungsmangel, frühere osteoporotische Frakturen, niedriger BMI (<20), Therapie mit Antikonvulsiva oder Cyclosporin, Gewichtsverlust >10 %) ist eine Knochendensitometrie (*Dual-Energy X-ray Absorptiometry*, DEXA-Scan) indiziert. Zur Abschätzung des 10-Jahres-Frakturrisikos wird bei Patienten >40 Jahren empfohlen, den FRAX-Score (*Fracture Risk Assessment Tool*) zu erheben (http://www.shef.ac.uk/FRAX). Ab einem T-Score <–2,5 in der Knochendensitometrie liegt eine Osteoporose vor, die mit einem erhöhten Frakturrisiko einhergeht und behandlungsbedürftig ist. Eine Osteopenie liegt ab einem T-Score <–1,0 vor. Die Osteopenie stellt ein erhöhtes Risiko für die spätere Entwicklung einer Osteoporose dar, so dass regelmäßige Knochendichtemessungen gerechtfertigt sind. Bei allen CED-Patienten mit o.g. Risikofaktoren und mit erhöhter Krankheitsaktivität wird auch die Bestimmung des Vitamin D-Spiegels empfohlen.

4.3.4. Prophylaxe und Therapie

> Die beste Prophylaxe ist eine konsequente Therapie der Entzündung, Vermeidung systemischer Steroide, Verzicht auf Zigarettenrauchen und regelmäßige körperliche Aktivität.

Alle Risikopatienten sollten eine prophylaktische Calcium- (1-1,5 g/Tag) und Vitamin D-Substitution (1.000 IE/Tag) erhalten. Auf eine ausreichende natürliche Calciumzufuhr (1.000 mg/Tag) in der Ernährung (insbesondere bei Lactoseintoleranz oder Veganern) ist zu achten. Wenn immer möglich, sollte eine systemische Steroidtherapie vermieden werden. Regelmäßige körperliche Aktivität (Krafttraining, Treppensteigen, Physiotherapie etc.) wird ebenfalls empfohlen. Rauchen und Alkoholexzesse sollten vermieden werden.

Bei **Osteopenie** oder T-Score von <–1,5 in der Knochendensitometrie sollte eine Therapie mit Calcium, Vitamin D und Bisphosphonaten in Erwägung gezogen werden. Kürzlich publizierte Metaanalysen haben jedoch gezeigt, dass die orale Calciumsubstitution (± Vitamin D) bei Nicht-CED-Patienten praktisch keinen Nutzen hat. Eine Metaanalyse von CED-Patienten mit geringer Knochendichte hat nur einen Nutzen für die Bisphosphonat-Therapie ergeben, nicht aber für die Calcium-/Vitamin D-Substitution. Für Crohn-Patienten mit Osteopenie (T-Score <1) konnte in der Studie unter 35 mg Risedronat 1 ×/Woche eine signifikante Zunahme der Knochendichte im Vergleich zur alleinigen Substitution mit Vitamin D und Calcium gezeigt werden.

Alle CED-Patienten >65 Jahre sollten zusätzlich zu einer Steroidtherapie Bisphosphonate erhalten. Ist in der Anamnese eine frühere Fraktur (ohne Trauma oder nach Minimaltrauma) bekannt, sollte auch bei normalem T-Score eine Therapie erfolgen. Eine postmenopausale Hormonersatztherapie bei Frauen wird nicht empfohlen. Zur Therapie der **Osteoporose** wird die regelmäßige Einnahme von Bisphosphonaten (z.B. Risedronat 35 mg oder Alendronat 70 mg jeweils 1 ×/Woche oral, bei Unverträglichkeit Ibandronat 3 mg i.v. alle 3 Monate oder Zoledronat 4 mg i.v. 1 × jährlich) empfohlen. Am effektivsten ist die Therapie mit dem monoklonalen Antikörper gegen RANK-Ligand Denosumab (60 mg s.c. alle 6 Monate), der aber nur die Zulassung für die Therapie der postmenopausalen Osteoporose der Frau (bzw. des Mannes nach Hormonablationstherapie eines Prostatakarzinoms) hat. Unter Denosumab und Bisphosphonaten können Kieferosteonekrosen oder Hypocalciämien auftreten. Unter Therapie mit TNFα-Blockern (bei CED und bei Ankylosierender Spondylitis mit/ohne CED) sind auch Verbesserungen der Knochendichte beschrieben. Bei fehlender Besserung, Unverträglichkeit oder nach über 5-jähriger Bisphosphonattherapie sollte wahlweise auf eine Therapie mit rekombinantem Parathormonhormonrezeptoragonisten (Teriparatid s.c.) oder Romosozumab s.c. (monoklonaler IgG_2-Antikörper zur Blockade des Glykoproteins Sclerostin) umgestellt werden. Bei Männern kann neben einer Bisphosphonattherapie ggf. bei erniedrigtem Testosteronspiegel eine Hormonsubstitution erfolgen.

4.4. Fatigue

CED Patienten sollten aktiv nach Fatigue befragt werden, da Fatigue viel häufiger ist als angenommen und unzureichend behandelt wird.

Anhaltende Müdigkeit, chronische Erschöpfung, Lethargie, Energiedefizit und mangelnde Fähigkeit, den Alltag zu bewältigen zeichnen die Fatigue aus. Sie tritt bei fast 50 % aller CED-Patienten auf und hat einen erheblichen Einfluss auf die Lebensqualität. Die Patienten haben Schwierigkeiten oder sind unfähig, Aktivitäten zu beginnen oder sie fortzusetzen und leiden unter Konzentrationsschwierigkeiten und emotionaler Instabilität. Erholungsphasen oder Schlaf bessern die Erschöpfung nicht. Dauern die Beschwerden über 6 Monate an liegt definitionsgemäß eine chronische Fatigue vor. Frauen sind häufiger betroffen. Obwohl Fatigue bei CED häufig vorkommt, wird ihr wenig Beachtung geschenkt und die Therapiemöglichkeiten sind unzureichend. Die Ursachen von Fatigue sind vielfältig, multifaktoriell und wenig verstanden. Zunächst sollte die Diagnose Fatigue systematisch anhand eines Fragebogens (*IBD-Fatigue Scale*: IBD-F, *UK Inflammatory Bowel Disease Questionnaire*: UK IBDQ, *Fatigue Assessment Scale*: FAS, *Functional Assessment of Chronic Illness Therapy – Fatigue*: FACIT-F, *Multidimensional Fatigue Inventory*: MFI etc.) erfasst werden.

Beinflussbare Faktoren wie chronische Entzündungsaktivität, Mangelzustände (Mangelernährung, Eisen-/Elektrolyt-/Spurenelementmangel, Vitamin D/B_1/B_{12}-Mangel, Anämie), Medikamentennebenwirkungen (in 6-9 % der Fälle, insbesondere Steroide und Immunmodulatoren, Cannabis), Schmerzen, Schilddrüsenunterfunktion, Schlafstörungen, psychosomatische Ursachen (z.B. Krankheitsverarbeitung), Alkoholabusus, Medikamentenmissbrauch, Nikotinabusus und Bewegungsmangel müssen abgeklärt bzw. behandelt und verbessert werden. Neben diesen potenziell "korrigierbaren" Faktoren spielen auch das Mikrobiom mit verminderter Bakteriendiversität, inflammatorische Zytokine, erhöhte zirkulierende T-Zell-Spiegel, verminderte Tryptophanspiegel und eine veränderte Darm-Hirn-Achse mit neuralen und endokrinen Dysregulationen eine Rolle. Die Substitution von Tryptophan hat keine signifikante Besserung gezeigt. Zwei kleinere Studien haben eine Verbesserung der Fatigue bei CED unter hochdosierter Vitamin B_1-Substitution (600-1500 mg p.o./d) gezeigt, der Effekt war aber in der niedrigdosierteren Erhaltungstherapie nicht anhaltend.

Auch seelische Belastungen, Depressionen oder Angststörungen können Fatigue beeinflussen, sind aber davon abzugrenzen. Die Behandlung stellt Ärzte oft vor eine Herausforderung und gewisse Hilflosigkeit. Die Betreuung der Patienten wird oft zusammen mit CED-Fachpflegekräften durchgeführt.

4.4.1. Therapeutische Ansätze

Persistiert Fatigue trotz Intensivierung/Umstellung der CED-Therapie und Korrektur von Mangelerscheinungen wird ein individuell angepasstes körperliches Training (Ausdauer- und Krafttraining) und nicht-pharmakologische Interventionen wie z.B. *Mind-Body*-Verfahren oder eine kognitive Verhaltenstherapie empfohlen.

Insbesondere bei Fatigue-Patienten sollte die klinische und endoskopische Remission (*"deep remission"* und *"mucosal healing"*) der CED oberstes Therapieziel sein. In der primären diagnostischen Abklärung müssen die oben genannten sekundären Fatigue-Ursachen diagnostiziert und adäquat behandelt werden, die Dauermedikation ggf. überprüft und eine Präparateumstellung vorgenommen werden. Angststörungen und Depressionen sollten professionell psychiatrisch mitbetreut werden. Schlafstörungen korrelieren zwar mit der Krankheitsaktivität, sind aber auch bei CED-Patienten in Remission noch häufiger als in der Normalbevölkerung; sie sollten adäquat diagnostiziert und behandelt werden, da sie Tagesmüdigkeit auslösen und Fatigue verschlechtern können. Zur Verbesserung der Schlafqualität können einfache Interventionen beitragen wie z.B. die Beachtung der Schlafhygiene-Regeln und *Mind-Body*-Verfahren, wozu Entspannungsverfahren wie z.B. autogenes Training, progressive Muskelentspannung nach Jacobsen, Meditation, Achtsamkeitsübungen, Yoga, Tai-Chi, Qi Gong oder Atemübungen zählen. Zur medikamentösen Behandlung von Schlafstörungen werden Benzodiazepine und Melatonin empfohlen, aber auch Mirtazapin bei gleichzeitig bestehender Depression mit Schlafstörung kann hilfreich sein.

Leider leidet ein erheblicher Anteil der CED-Patienten, trotz adäquater Behandlung der sekundären Ursachen, anhaltend unter chronischer Fatigue. Aktuell gibt es kein für die Behandlung der Fatigue zugelassenes Medikament. Einzig unter TNFα-Blockern sind Besserungen der Fatigue beschrieben, so dass v.a. nicht-pharmakologische Interventionen zur Therapie der Fatigue in Frage kommen. Wichtig ist zunächst die Akzeptanz der Fatigue durch Patienten und Angehörige sowie die Annahme von Hilfe und Unterstützung im Hinblick auf eine strukturierte Tagesplanung und Priorisierung von wichtigen Ereignissen und Aktivitäten. Positive Einflüsse auf die Fatigue bei CED sind durch regelmäßige individuell angepasste körperliche Aktivität (Bewegung im Alltag, Krafttraining und Ausdauertraining) gezeigt worden und geeignete Fatigue-Fitnessbroschüren und -tagebücher sind bei der deutschen Fatigue-Gesellschaft erhältlich. Von einer Verbesserung durch die oben genannten *Mind-Body*-Verfahren ist ebenfalls auszugehen, größere kontrollierte Studien dazu bei CED-Patienten fehlen aber. Auch die kognitive Verhaltenstherapie hat sich bei CED-Patienten als hilfreich erwiesen und zu einer signifikanten Besserung des Fatigue-Scores (IBD-F) geführt.

4.5. Literatur

Adams DH, Eksteen B. Aberrant homing of mucosal T cells and extra-intestinal manifestations of inflammatory bowel disease. Nat Rev Immunol 2006;6:244-451

Algaba A, Guerra I, Ricart E et al. Extraintestinal manifestations in patients with inflammatory bowel disease: study based on the ENEIDA Registry. Dig Dis Sci. 2021; 66(6):2014-2023

Alkhouri RH, Hashmi H, Baker RD, Gelfond D, Baker SS. Vitamin and mineral status in patients with inflammatory bowel disease. J Pediatr Gastroenterol Nutr 2013; 56(1):89-92

Al Mamari S, Djordjevic J, Halliday JS, Chapman RW. Improvement of serum alkaline phosphatase to <1.5 upper limit of normal predicts better outcome and reduced risk of cholangiocarcinoma in PSC. J Hepatol 2013;58: 329-334

Ananthakrishnan AN, Cagan A, Gainer VS, et al. Normalization of plasma 25-hydroxy vitamin D is associated with reduced risk of surgery in Crohn's disease. Inflamm Bowel Dis. 2013;19(9):1921–1927

Archimandritis AJ, Weetch MS. Kidney granuloma in Crohn's disease. BMJ 1993;307:540-541

Artom M et al. Cognitive behavioural therapy for the management of inflammatory bowel disease-fatigue: A pilot randomised controlled trial. ECCO 2018, Abstract NO001

Artom M, Czuber-Dochan W, Sturt J et al. Cognitive-behavioural therapy for the management of inflammatory bowel disease-fatigue: a feasibility randomized controlled trial. Pilot Feasibility Stud 2019;5:145-165

Bager P, Hvas CL, Rud CL, Dahlerup JF. Randomised clinical trial: high-dose oral thiamine versus placebo for chronic fatigue in patients with quiescent inflammatory bowel disease. Aliment Pharmacol Ther. 2021;53(1):79-86

Barreiro-de Acosta M, Dominguez-Munoz JE, Nunez-Pardo de Vera MC et al. Relationship between clinical features of Crohn's disease and the risk of developing extraintestinal manifestations. J Gastroenterol Hepatol 2007;19:73-78

Behrend C, Jeppesen PB, Mortensen PB. Vitamin B_{12} absorption after ileorectal anastomosis for Crohn's disease: effect of ileal resection and time span after surgery. Eur J Gastroenterol Hepatol 1995;7:397-400

Ben-Ami H, Ginesin Y, Behar DM et al. Diagnosis and treatment of urinary tract complications in Crohn's disease: an experience over 15 years. Can J Gastroenterol 2002;16:225-229

Bernstein CN, Wajda A, Blanchard JF. The clustering of other chronic inflammatory diseases in inflammatory bowel disease: a population-based study. Gastroenterology 2005;129:827-836

Bernstein CN, Wajda A, Blanchard JF. The incidence of arterial thromboembolic diseases in inflammatory bowel disease: a population-based study. Clin Gastroenterol Hepatol. 2008 Jan; 6(1):41-5

Beyer-Berjot L, Maggiori L, Birnbaum D et al. A total laparoscopic approach reduces the infertility rate after ileal pouch-anal anastomosis: a 2-center study. Ann Surg 2013;258:275-82

Bhagat S, Das KM. A shared and unique peptide in the human colon, eye, and joint, detected by a monoclonal antibody. Gastroenterology 1994;107:103-108

Brooklyn T, Dunnill G, Probert C. Diagnosis and treatment of pyoderma gangrenosum. BMJ 2006;333:181-184.

Brooklyn TN, Dunnill GS, Shetty A et al. Infliximab for the treatment of pyoderma gangrenosum: a randomised, double-blind placebo-controlled trial. Gut 2006;55:505-509

Burke JP, Kelleher B, Ramadan S et al. Pericarditis as a complication of infliximab therapy in Crohn's disease. Inflamm Bowel Dis 2008;14:428-429

Camus P, Piard F, Ashcroft T, Gal AA, Colby TV. The lung in inflammatory bowel disease. Medicine 1993;72: 151-183

Chapman MH, Thorburn D, Hirschfield GM et al. British Society of Gastroenterology and UK-PSC guidelines for the diagnosis and management of primary sclerosing cholangitis. Gut 2019; 2019; 68:1356-1378

Chen M, Lee G, Kwong LN et al. Cerebral white matter lesiosn in patients with Crohn's disease: J Neuroimaging 2012;22:38-41

Chermesh I, Eliakim R. Mesalazine-induced reversible infertility in a young male. Dig Liver Dis 2004;36:551-552

Costantini A, Pala MI. Thiamine and fatigue in inflammatory bowel diseases: an open-label pilot study. J Altern Complement Med. 2013;19(8):704-708.

Cummings SR, San Martin J, McClung MR et al. Denosumab for prevention of fractures in postmenopausal women with osteoporosis. NEJM 2009;361:756-65

Dember LM, Hawkins PN, Bouke PC et al. Eprosidate for the treatment of renal disease in AA amyloidosis. N Engl J Med 2007;356:2349-2360

Dignass A, Gasche C, Bettenworth D et al. European Consensus on the diagnosis and management of iron deficiency and anaemia in inflammatory bowel disease. ECCO Guideline. J Crohns Colitis 2015;9:911-22

Dolapcioglu C, Guleryuzlu Y, Uygur-Bayramicli O et al. Asymptomatic brain lesions on cranial magnetic resonance imaging in inflammatory bowel disease. Gut Liver 2013;7:169–174.

Driscoll RH, Meredith SC, Sitrin, M, Rosenberg IH. Vitamin D deficiency and bone disease in patients with Crohn's disease. Gastroenterology 1982;83:1252-1258

Eaton JE, Silveira MG, Pardi DS et al. High-dose ursodeoxycholic acid is associated with the development of colorectal neoplasia in patients with ulcerative colitis and primary sclerosing cholangitis. Am J Gastroenterol 2011; 106:1638

Eliadou E, Moleiro J, Ribaldone DG et al. Interstitial and granulomatous lung disease in inflammatory bowel disease patients. ECCO CONFER COMMITTEE. J Crohns Colitis. 2020;14:480-489

Evstatiev R, Marteau P, Iqbal T et al. FERGIcor, a randomized controlled trial on ferric carboxymaltose for iron deficiency anemia in inflammatory bowel disease. Gastroenterology 2011;141:846–853

Farraye FA, Nimitphong H, Stucchi A et al. Use of a novel vitamin D bioavailability test demonstrates that vitamin D absorption is decreased in patients with quiescent Crohn's disease. Inflamm Bowel Dis 2011;17(10):2116-2121

Fellermann K, Stahl M, Dahlhoff K et al. Crohn's disease and sarcoidosis: systemic granulomatosis? Europ J Gastroenterol Hepatol 1997;9:1121-1124

Filippi J, Al-Jaouni R, Wiroth JB et al. Nutritional deficiencies in patients with Crohn's disease in Remission. Inflamm Bowel Dis 2006;12:185

Friedmann S, Marion JF, Scherl E et al. Intravenous cyclosporine in refractory pyoderma gangrenosum complicating inflammatory bowel disease. Inflamm Bowel Dis 2001;7:1-7

Fumery M, Xiaocang C, Dauchet L et al. Thromboembolic events and cardiovascular mortality in inflammatory bowel diseases: a meta-analysis of observational studies. J Crohns Colitis. 2014;8(6):469-79

Garg K, Lynch DA, Newell JD. Inflammatory airway disease in ulcerative colitis: CT and high-resolution CT-features. J Thorac Imaging 1993;8:159-163

Gasche C, Berstad A, Befrits R et al. Guidelines on the diagnosis and management of iron deficiency and anemia in inflammatory bowel diseases. Inflamm Bowel Dis 2007;13:1545–1553

Gasche C, Ahmad T, Tulassay Z et al. Ferric maltol is effective in correcting iron deficiency anemia in patients with inflammatory bowel disease: results from a phase-3 clinical trial program. Inflamm Bowel Dis 2015;21:579-88

Geissler A, Andus T, Roth M et al Focal white-matter lesions in brain of patients with inflammatory bowel disease. Lancet 1995;345:897-898

Generi S, Giacomelli R, Fedi R et al. Infliximab in spondylarthropathy associated with Crohn's disease: an open study on the efficacy of inducing and maintaining remission of musculoskeletal and gut manifestations. Ann Rheum Dis 2004;63:1664-1669

Grant AJ, Lalor PF, Salmi M et al. Homing of mucosal lymphocytes to the liver in the pathogenesis of hepatic complications of inflammatory bowel disease. Lancet 2002;359:150-157

Greenstein AJ, Janowitz HD, Sachar DB. The extra-intestinal complications of Crohn's disease and ulcerative colitis: A study of 700 patients. Medicine 1976;55:401-412

Greenstein AJ, Sachar DB, Nannan Panday AK et al. Amyloidosis and inflammatory bowel disease. A 50-year experience with 25 patients. Medicine 1992;71:261-270

Gschwantler M, Kogelbauer G, Klose W et al. The pancreas as a site of granulomatous inflammation in Crohn's disease. Gastroenterology 1995,108:1246-1249

Gupta G, Gelfand JM, Lewis JD. Increased risk for demyelinating diseases in patients with inflammatory bowel disease. Gastroenterology 2005;129:819-826

Haderslev KV, Tjellesen L, Sorensen HA, Staun M. Alendronate increases lumbar spine bone mineral density in patients with Crohn's disease. Gastroenterology 2000; 119:639-646

Harbord M, Annese V, Vavricka SR et al. The first European Evidence-based consensus on extra-intestinal manifestations in inflammatory bowel disease. J Crohn's Colitis 2016;10:239-254

Harpavat M, Keljo DJ, Regueiro MD. Metabolic bone disease in inflammatory bowel disease. J Clin Gastroenterol 2004;38:218-224

Hasan RA, Koh AY, Zia A. The gut microbiome and thromboembolism. Thromb Res 2020;189:77-87.

Heikius B, Niemela S, Lehtola J. et al. Pancreatic duct abnormalities and pancreatic function in patients with chronic inflammatory bowel disease. Scand J Gastroenterol 1996,31:517-523

Hedin CRH, Vavricka SR, Stagg A, et al. The Pathogenesis of extraintestinal manifestations: Implications for IBD research, diagnosis and therapy. J Crohns Colitis 2019;13(5):541-554. ** ECCO scientific workshop paper

Herfarth H, Obermeier F, Andus T. et al. Improvement of arthritis and arthralgia after treatment with infliximab (Remicade) in a German prospective, open-label, multicenter trial in refractory Crohn's disease. Am J Gastroenterol 2002,97:2688-2690

Herrlinger KR, Noftz MK, Dalhoff K et al. Alterations in pulmonary function in inflammatory bowel disease are frequent and persist during remission. Am J Gastroenterol 2002,97:377-381

Herrlinger KR, Noftz MK, Fellermann K et al. Minimal renal dysfunction in inflammatory bowel disease is related to disease activity but not to 5-ASA use. Aliment Pharmacol Ther 2001;15:363-369

Herrlinger, K.R., Stange, E.F. The pancreas and inflammatory bowel diseases. Inter J Pancreatol 2000;27:171-179

Hoffmann RM, Kruis W. Rare extraintestinal manifestations of inflammatory bowel disease. Inflamm Bowel Dis 2004;10:140-147

Hyttinen L, Kaipiainen-Seppanen O, Halinen M. Recurrent myopericarditis in association with Crohn's disease. J Intern Med 2003;253:386-388

Iizuka M, Konno S, Horie Y et al. Infliximab as a treatment for systemic amyloidosis associated with Crohn's disease. Gut 2006;55:744-745

Jolles S, Niclasse S, Bensons E. Combination of oral and topical tacrolimus in therapy-resistant pyoderma gangrenosum. Br J Dermatol 1999;140:564-565

Joossens S, Vermeire S, Van Stehen K et al. Pancreatic autoantibodies in inflammatory bowel disease. Inflamm Bowel Dis 2004;10:771-777

Jorgensen SP, Agnholt J, Glerup H et al. Clinical trial: vitamin D_3 treatment in Crohn's disease – a randomized double-blind placebo-controlled study. Aliment Pharmacol Ther 2010;32(3):377-383

Karmody CS, Valdez TA, Desai U, Blevins NH. Sensorineural hearing loss in patients with inflammatory bowel disease. Am J Otolaryngol. 2009;30:166-70

Kemmett D, Hunter JAA. Sweet's syndrome: A clinicopathologic review of twenty-nine cases. J Am Acad Dermatol 1990;23:503-507

Kiltz U, Braun J. S3-Leitline "Axiale Spondylarthritis inklusive Morbus Bechterew und Frühformen" http://www.awmf.org/uploads/tx_szleitlinien/060-003l_S3_Axiale_Spondyloarthritis_Morbus_Bechterew_2013-11.pdf

Klaus J, Armbrecht G, Steinkamp M et al. High prevalence of osteoporotic vertebral fractures in patients with Crohn's disease. Gut 2002;51:654-658

Kochar B, Herfahrt N, Mamie C et al. Tofacitinib for the treatment of pyoderma gangrenosum. Clin Gastroenterol and Hepatol 2019;17:991-993

Krajcovicova A, Hlavaty T, Killinger Z et al. Combination therapy with an immunomodulator and anti-TNF-alpha agent improves bone mineral density in IBD-patients. J Crohns Colitis 2014;8:1693-701

Kreisel W, Wolf LM, Grotz W et al.: Renal tubular damage: an extraintestinal manifestation of chronic inflammatory bowel disease. Eur J Gastroenterol Hepatol 1996; 8:461-468

Kruis W, Rindfleisch GE, Weinzierl M. Zinc deficiency as a problem in patients with Crohn's disease and fistula formation. Hepatogastroenterol 1985;32:133-134

Kullmann F, Kullmann M, Leser HG et al. Nephrotisches Syndrom als Erstsymptom eines Morbus Crohn. Z Gastroenterol 1996;34:757-762

Lachmann HJ, Goodman HJ, Gilbertson JA et al. Natural history and outcome in systemic AA Amyloidosis. N Engl J Med 2007;356:2361-2371

Lewis NR, Scott BB. Guidelines for osteoporosis in IBD and coeliac disease. British Society of Gastroenterology 2007, www.bsg.org.uk/pdf_word_docs/ost_coe_ibd.pdf

Lindor KD, Knowdley KV, Luketic VA et al. High-dose ursodeoxycholic acid for the treatment of primary sclerosing cholangitis. Hepatology 2009;50:808-814

Lindor KD,Knowdly KV, Harrison ME. ACG Clinical Guideline: Primary Sclerosing Cholangitis. Am J Gastroenterol 2015;110:646-659

Lolli E, Saraceno R, Calabrese E et al. Psoriasis phenotype in inflammatory bowel disease: a case control prospective study. J Crohns Colitis 2015;9:699-707

Loftus EV, Sandborn WJ, Tremaine WJ et al: Risk of colorectal neoplasia in patients with primary sclerosing cholangitis. Gastroenterology 1996;110:432-440

Loftus EV, Achenbach SJ, Sandborn WJ et al. Risk of fracture in ulcerative colitis: a population based study from Olmsted County, Minnesota. Clin Gastroenterol Hepatol 2003;1:465-73

Magro F, Dinis-Ribeiro M, Araújo FM et al. High prevalence of combined thrombophilic abnormalities in patients with inflammatory bowel disease. Eur J Gastroenterol Hepatol 2003;15:1157-1163

Mahmud N, O'Connell MA, Stinson J et al. Tumor necrosis factor-alpha and microalbuminuria in patients with inflammatory bowel disease. Eur J Gastroenterol Hepatol 1995;7:215-219

Mahmud N, Molloy A, McPartlin J et al. Increased prevalence of methylenetetrahydrofolate reductase C677T variant in patients with inflammatory bowel disease, and its clinical implications. Gut 1999;45:389-394

Maksymowych WP, Salonen D, Inman RD et al. Low dose infliximab (3 mg/kg KG) significantly reduces spinal inflammation on magnetic resonance imaging in patients with ankylosing spondylitis: a randomized placebo-controlled study. J Rheumatol 2010;37:1782-1734

Marshall JK, Ivine EJ. Successful therapy of refractory erythema nodosum associated with Crohn's disease using potassium iodide. Can J Gastroenterol 1997;11: 501-502

May GR, Sutherland LR, Shaffer EA. Efficacy of bile acid therapy for gallstone dissolution: a meta-analysis of randomized trials. Aliment Pharmacol Ther 1993;7:139-148

McClain C, Su,LC, Gilbert H, Cameron D. Zinc-deficiency-induced retinal dysfunction in Crohn's disease. Dig Dis Sci 1983;28:85-87

McLeod RS, Churchill DN. Urolithiasis complicating inflammatory bowel disease. J Urology 1992;148:974-478

Melek J, Sakuraba A. Effiacy and safety of medical therapy for low bone mineral density in patients with inflammatory bowe disease: a meta-analysis and systemic review. Clin Gastroenterol Hepatol 2014;12:32-33

Michaels MA, Jendrek ST, Korf T et al. Pancreatic Autoantibodies against CUZD1 and GP2 are associated with distinct clinical phenotypes of Crohn's disease. Inflamm Bowel Dis 2015;21:2864-72

Mintz R, Feller ER, Bahr RL, Shah SA. Ocular manifestations of inflammatory bowel disease. Inflamm Bowel Dis 2004;10:135-139

Moeser A, Pletz MW, Hagel S, Kroegel C, Stallmach A. Lung disease and ulcerative colitis—mesalazine-induced bronchiolitis obliterans with organizing pneumonia or pulmonary manifestation of inflammatory bowel disease? Z Gastroenterol 2015;53:1091-98

Mowat C, Cole A, Windsor A et al. British Society of Gastroenterology: Guidelines for Management of IBD in adults. Gut 2011;60:571

Nash CL, Panaccione R, Sutherland LR, Meddings JB. Giant cell myocarditis, in a patient with Crohn's disease, treated with etanercept - a tumor necrosis factor-alpha antagonist. Can J Gastroenterol 2001;32:251-254

Nowak JK, Grzybowska-Chlebowczyk U, Landowski P et al. Prevalence and correlates of Vitamin K deficiency in children with inflammatory bowel diseases. Sci Rep. 2014;4:4768

Oliviera GR, Teles BCV, Brasil EF. Peripheral neuropathy and neurological disorders in an unselected Brazilian population-based cohort of IBD patients. Inflamm Bowel Dis 2008;14:389-395

Orchard TR, Wordsworth BP, Jewell DP. Peripheral arthropathies in inflammatory bowel disease: their articular distribution and natural history. Gut 1998;42:387-391

Orchard TR, Hol H, Bradbury L et al. The prevalence, clinical features and association of HLA-B27 in sacroiliitis associated with established Crohn's disease. Aliment Pharmacol Ther 2009;29:193-19

Oudman E, Wijnia JW, Oey MJ, van Dam M, Postma A. Wernicke's encephalopathy in Crohn's disease and ulcerative colitis. Nutrition. 2021;86:111182

Pardi DS, Tremaine WJ, Sandborn WJ, McCarthy JT. Renal and urologic complications of inflammatory bowel disease. Am J Gastroenterol 1998;93:504-515

Pardi DS, Loftus EV, Kremers WK, Keach J, Lindor KD. Ursodeoxycholic acid as a chemopreventive agent in patients with ulcerative colitis and primary sclerosing cholangitis. Gastroenterology 2003;124:889-893

Pastorelli L, Dozio E, Pisani LF et al. Procoagulatory state in inflammatory bowel diseases is promoted by impaired intestinal barrier function. Gastroenterol Res Pract 2015;2015:189341

Patwardhan RV, Heilpern J, Brewster AC et al. Pleuropericarditis: An extraintestinal complication of inflammatory bowel disease. Arch Intern Med 1983;143:94-96

Philipps FM, Verstockt B, Sebastian S et al. Inflammatory cutaneous lesions in inflammatory bowel disease treated with Vedolizumab or Ustekinumab: an ECCO

CONFER multicentre case series. J Crohns Colitis 2020; Apr 22, Epub ahead of print

Rahier JF, Buche S, Peyrin-Biroulet L et al. Severe skin lesions cause patients with IBD to discontinue anti-tumor necrosis factor therapy. Clin Gastroenterol Hepatol 2010;8:1048-55

Rath H, Caesar I, Roth M, Schölmerich J. Mangelzustände und Komplikationen bei chronisch entzündlichen Darmerkrankungen. Med Klin 1998;93:6-10

Ravi K, Chari ST, Vege SS et al. Inflammatory bowel disease in the setting of autoimmune pancreatitis. Inflamm Bowel Dis 2009;15:1326-1330

Read RW. Uveitis: advances in understanding of pathogenesis and treatment. Curr Rheumatol Rep 2006;8:260-266

Reffitt DM, Meenan J, Sanderson JD et al. Bone density improves with disease remission in patients with inflammatory bowel disease. Eur J Gastroenterol Hepatol 2003; 15:1267-1273

Rogler G, Schölmerich J. Extraintestinale Manifestationen bei chronisch entzündlichen Darmerkrankungen. Med Klin 2004;99:123-130

Rosmaninho A, Sanches M, Fernandes IC et al. Pellagra as the initial presentation of Crohn disease. Derm Online Journal 2012;18(4):12

Roth R, Vavricka S, Scharl M et al. The impact of colectomy on the course of extraintestinal manifestations in Swiss inflammatory bowel disease cohort study patients. Swiss IBD cohort study. United European Gastroenterol J 2021;9(7):773-780

Rothfuss KS, Stange EF, Herrlinger KR. Extraintestinal manifestations and complications in inflammatory bowel diseases. World J Gastroenterol 2006;12:4819-4831

Saag KG, Pannacciulli N, Geusens P et al. Denosumab versus Risedronate in glucocorticoid-induced osteoporosis: final results of a twenty-four-month randomized, double-blind, double-dummy trial. Arthritis Rheumatol 2019;71:1174-1184

Saich R, Chapmann R. Primary sclerosing cholangitis, autoimmune hepatitis and overlap syndromes in inflammatory bowel disease. World J Gastroenterol 2008;14: 331-337

Sandborn WJ, Stenson WF, Brynskov J et al. Safety of celecoxib in patients with ulcerative colitis in remission: a randomized, placebo-controlled, pilot study. Clin Gastroenterol Hepatol 2006;4:203-211

Schmidt C, Ahmad T, Tulassay Z, et al. Ferric maltol therapy for iron deficiency anaemia in patients with inflammatory bowel disease: long-term extension data from a phase 3 study. Aliment Pharmacol Ther 2016;44:259-70

Schölmerich J. Extraintestinale Symptome bei chronisch-entzündlichen Darmerkrankungen. Dtsch Med Wschr 1989;114:911-913

Schölmerich J. Pathophysiology and treatment of extraintestinal symptoms in Crohn's disease. Clin Res Gastroenterol 1989;2:65-86

Schölmerich J. Therapie extraintestinaler Symptome bei chronisch-entzündlichen Darmerkrankungen. Dtsch Med Wschr 1989;114:914-915

Seibold F, Scheurlen M, Muller A et al. Impaired pancreatic function in patients with Crohn's disease with and without pancreatic autoantibodies. J Clin Gastroenterol 1996;22:202-206

Senates E, Çolak Y, Erdem ED et al. Serum anti-Müllerian hormone levels are lower in reproductive-age women with Crohn's disease compared to healthy control women. J Crohns Colitis 2013;7:e29-34

Severs M, van Erp SJ, van der Valk ME et al. Smoking is associated with extra-intestinal manifestations in inflammatory bowel disease. J Crohns Colitis 2016;10: 455-61

Sieper J, van der Heijde D, Landewé R et al. New criteria for inflammatory back pain in patients with chronic back pain: a real patient exercise by experts from the Assessment of SpondyloArthritis international Society (ASAS). Ann Rheum Dis 2009;68:784-788

Silvennoinen JA, Karttunen TJ, Niemela SE et al. A controlled study of bone mineral density in patients with inflammatory bowel disease. Gut 1995;37:71-76

Singh S, Kumar N, Loftus EV, Kane SV. Neurologic complications in patients with inflammatory bowel disease: increasing relevance in the era of biologics. Inflamm Bowel Dis 2013;19:864-872

Siva S, Rubin DT, Gulotta G et al. Zinc deficiency is associated with poor clinical outcomes in patients with inflammatory bowel disease. Inflammatory Bowel Dis 2017;23:152-157

Solem CA, Loftus EV, Tremaine WJ, Sandborn WJ. Venous thrombembolism in inflammatory bowel disease. Am J Gastroenterol 2004;99:97-101

Songur N, Songur Y, Tuzun M et al. Pulmonary function tests and high-resolution CT in the detection of pulmonary involvement in inflammatory bowel disease. J Clin Gastroenterol 2003;37:292-298

Stanich PP, Björnsson E, Gossard AA et al. Alkaline phosphatase normalization is associated with better prognosis in PSC. Dig Liv Dis 2011;43:309-313

Stasinopoulou P, Kaziani A, Mantzaris G et al. Parallel manifestation of Crohn's disease and acute pericarditis: a report of two cases. Int J Colorectal Dis 2007;22:1123-1125

Stokke KT, Tesiberg PA, Myhre E et al. Nephrotic syndrome in ulcerative colitis. Scand J Gastroenterol 1976; 11:571-576

Straub RH, Antoniou E, Zeuner M et al. Association of autonomic nervous hyperreflexia and systemic inflammation in patients with Crohn's disease and ulcerative colitis. J Neuroimmunol 1997;80:149-157

Suhler EB, Smith JR, Wertheim MS et al. A prospective trial of infliximab therapy for refractory uveitis: preliminary safety and efficacy outcomes. Arch Ophthalmol 2005;123:903-912

Suibhne TN, Cox G, Healy M et al. Vitamin D deficiency in Crohn's disease: prevalence, risk factors and supplement use in an outpatient setting. J Crohns Colitis 2012; 6(12):182-188

Tai V, Leung W, Grey A, Reid IR, Bolland MJ. Calcium intake and bone mineral density: systematic review and meta-analysis. BMJ 2015;351:h4183

Toovey S, Hudson E, Hendry WF, Levi AJ. Sulphasalazine and male infertility: reversibility and possible mechanism. Gut 1981;22:445-451

Ulitsky A, Ananthakrishnan AN, Naik A et al. Vitamin D deficiency in patients with inflammatory bowel disease: association with disease activity and quality of life. J Parenter Enteral Nutr 2011;35(39):308-316

Van Assche G, Dignass A, Bokemeyer B et al. Secondary European evidence-based consensus on the management of ulcerative colitis part 3: special situations. J Crohns Colitis 2012;7:1-33

Van Bodegraven AA, Bravenboer N, Witte BI et al. Treatment of bone loss in osteopenic patients with Crohn's disease: a double-blind, randomised trial of oral risedronate 35 mg once weekly or placebo, concomitant with calcium and vitamin D supplementation. Gut. 2014; 63:1424-30

Van Bodegraven AA, Witte BI, Lips P; Crohn and Bone Study Group of the Dutch Initiative on Crohn and Colitis (ICC). Authors' response: The role of risedronate in osteopenia in Crohn's disease. Gut. 2015;64:185-6

Van der Heijde D, Kivitz A, Schiff MH et al. Efficacy and safety of adalimumab in patients with ankylosing spondylitis: results of a multicenter, randomized, double-blind, placebo-controlled trial. Arthritis Rheum 2006; 54:2136-46

Van der Woude CJ, Ardizzone S, Bengtson MB et al. The second European evidenced-based consensus on reproduction and pregnancy in inflammatory bowel disease. J Crohn's Colitis 2015;9:107-24

Vogelsang H, Ferenci P, Resch H et al: Prevention of bone mineral loss in patients with Crohn's disease by long-term oral vitamin D supplementation. Eur J Gastroenterol 1995;7:609-614

von Tirpitz C, Epp S, Klaus J et al. Effect of systemic glucocorticoid therapy on bone metabolism and the osteoprotegerin system in patients with active Crohn's disease. Eur J Gastroenterol Hepatol 2003;15:1165-1170

Weinstock LB, Bosworth BP, Scherl EJ et al. Crohn's disease is associated with restless legs syndrome. Inflamm Bowel Dis 2010;16:275-279.

Wetter DA, David MDP. Lupus-like syndrome attributable to anti-tumor necrosis factor alpha therapy in 14 patients during an 8-year period at Mayo Clinic. Mayo Clin Proc 2009;84:979-984

Ytting H, Vind I, Bang D, Munkholm P. Sweet's syndrome - an extraintestinal manifestation in inflammatory bowel disease. Digestion 2005;72:195-200

Zhu W, Gregory JC, Org E et al. Gut microbial metabolite TMAO enhances platelet hyperreactivity and thrombosis risk cell. 2016;165:111-124.

Konservative Therapie

5. Konservative Therapie

5.1. Allgemeines

Im Folgenden wird die Standardtherapie beider Erkrankungen als Stufentherapie dargestellt, die individuell an die Lokalisation, den Schweregrad und vor allem an den Verlauf und das Therapieansprechen angepasst werden muss. Die in Kap. 2. erwähnten Risikofaktoren für einen komplizierten Verlauf sind zwar hilfreich, waren aber bisher nicht zuverlässig genug, um a priori Therapieentscheidungen daran festzumachen. Eine kürzlich in einer deutschen Studie identifizierte ungünstige Kombination ist ein Erkrankungsalter <40 Jahren, Anämie und Notwendigkeit einer Steroidmedikation mit einer Wahrscheinlichkeit für einen komplizierten Verlauf von 91 %. Falls sich dies bestätigt, könnten sich Therapieentscheidungen an einem solchen Risikoprofil orientieren, aber entscheidend bleibt immer der bisherige tatsächliche Verlauf. Nach dem ersten Schub ist es wichtig, sich den natürlichen Verlauf vor Augen zu halten (☞ auch Kap. 2.). Das Konzept des Therapieziels "mukosale Heilung" wird nur bei einem Bruchteil der Patienten erreicht und sollte auch wegen der bisher nicht überzeugenden Datenlage (s.u.) in der Konsequenz kritisch hinterfragt werden.

- Nach Remissionsinduktion bei akutem Schub eines Morbus Crohn (MC) hat der Patient eine ca. 40 %ige Chance auf einen milden Krankheitsverlauf mit nur geringer und im Verlauf eher abklingender Symptomatik.
- Bei der Colitis ulcerosa (CU) sind dies sogar etwas mehr als die Hälfte der Patienten.
- Etwa ein weiteres Drittel der Patienten wird einen intermittierenden Krankheitsverlauf erfahren, d.h. Ruhephasen der Erkrankung werden von Krankheitsschüben unterbrochen. Die Latenzzeit zwischen den Schüben kann unterschiedlich lang sein und definiert den Bedarf für eine dauerhafte remissionserhaltende Therapie.

5.1.1. Evidenzbasierte Therapie und Leitlinien

Die Standardtherapie der chronisch entzündlichen Darmerkrankungen ist heute über evidenzbasierte nationale (DGVS) und internationale (ECCO) Leitlinien etabliert. Diese Standards basieren meist auf kontrollierten Studien, die bei Vorliegen mehrerer Studien mit vergleichbarem Aufbau in der Regel zu Metaanalysen zusammengefasst werden. In einigen Fällen beruht die Evidenz allerdings nur auf einzelnen kontrollierten oder auch unkontrollierten Studien. Dies liegt auch daran, dass große kontrollierte Studien auf Grund der hohen Kosten fast nur noch durch die Pharmaindustrie durchgeführt werden. Ist der geforderte Zusatznutzen nicht zu erwarten oder ist der Patentschutz der Medikamente abgelaufen, werden diese Studien nicht mehr finanziert und der Evidenzgrad bleibt niedrig. Nachteil der Leitlinien ist die, auch aus juristischen Gründen notwendige, fast unkritische Aneinanderreihung von evidenzbasierten Therapien, ohne klare Präferenz und Algorithmen, die für den klinischen Alltag im Einzelfall wenig hilfreich ist.

5.1.2. Grundlagen der Therapie

Wie in Kap. 1. ausgeführt, spielt eine gestörte Mukosabarriere in der Entstehung chronisch entzündlicher Darmerkrankungen eine wesentliche Rolle. Durch Translokation von bakteriellen Antigenen kommt es zur Aktivierung des Immunsystems und konsekutiv zu einer chronischen Inflammation mit Zerstörung der Mucosa. Da bisher keine kausalen Therapieansätze der Barrierestörung etabliert werden konnten, beruht die derzeitige Therapie hauptsächlich auf einer Hemmung der Entzündungsreaktion in der Mukosa. Für die klassischen Therapieindikationen sind Kortikosteroide, Aminosalizylate und Thiopurine mit ihren multiplen Angriffspunkten immer noch der Standard, während bei kompliziertem Verlauf (häufige Schübe, rasche Progression, Steroidrefraktarität, Chirurgie) die Medikamente mit spezifischeren Angriffspunkten wie Cyclosporin, Tacrolimus oder Antikörper gegen Tumornekrosefaktor bzw. Integrine und IL-12/23- sowie neuerdings JAK-Inhibitoren zum Einsatz kommen.

Das klassische Therapieziel ist natürlich in erster Linie ein beschwerdefreier Patient durch Entzündungskontrolle, d.h. die klinische Symptomatik ist führend. In letzter Zeit kommt zudem die laborchemische (z.B. Calprotektin im Stuhl), endoskopische oder sogar histologische Remission in den Fokus. Es ist unumstritten, dass bei Erreichen dieser strengeren Kriterien die Prognose günstiger wird, weil die Rezidivhäufigkeit bei Erreichen dieser Parameter abnimmt. Daraus kann und darf allerdings nicht der Schluss gezogen werden, dass die Therapie zwingend bis zum Erreichen dieser Ziele eskaliert werden muss (☞ Kap. 5.3.3.).

5.1.2.1. Kortikosteroide

Kortikosteroide passieren passiv die Zellmembran und binden an einen zytoplasmatischen Glukokortikoidrezeptor, der in allen Zellen einheitlich ist. Da keine Subtypen dieses Rezeptors identifiziert wurden, ist es bisher nicht gelungen, antientzündliche Wirkung und Nebenwirkung (beispielsweise Osteoporose) komplett zu trennen.

Intrazellulär wirken diese Steroide durch die Dissoziation stabilisierender Proteine aus dem inaktiven Glukokortikoidrezeptor-Komplex (z.B. der Hitzeschockproteine 70 und 90), so dass der hiermit aktivierte Rezeptor die Kernmembran passieren kann. Dort lagert er an die Glukokortikoid-responsiven Elemente bestimmter Gene (z.B. Lipocortin, Zytokine) an, die dann aktiviert oder inaktiviert werden. Die Steroidwirkung ist also an die Regulation der Proteinsynthese gebunden. Glukokortikoide inaktivieren allerdings auch das NFκB-System und wirken rasch innerhalb von Stunden. Ihre Applikation kann intravenös, oral oder rektal als Klysma oder Schaum erfolgen.

Eine gut etablierte Alternative zu den systemischen Steroiden für MC mit Ileocoecalbefall ist das Budesonid, das durch eine spezielle Galenik im Ileum freigesetzt wird und lokal wirkt (ähnlich wie Mesalazin). Da es aber im first pass durch die Leber rasch inaktiviert wird, sind Nebenwirkungen weniger häufig. Außerdem wurde eine MMX-Galenik auf den Markt gebracht, die das Budesonid erst im Colon freisetzt und so auch die Therapie der leichten bis mittelschweren CU erlaubt.

Eine Übersicht über die verschiedenen antientzündlichen Glukokortikoidwirkungen bietet Tab. 5.1, die wichtigsten Nebenwirkungen sind in Tab. 5.3 aufgelistet.

Kortikosteroide – Angriffspunkte
• Hemmung der Prostaglandin- und Leukotriensynthese durch Reduktion der Phospholipase-A2-Aktivität mittels Lipocortin
• Suppression der Lymphozytenzahl und -aktivität
• Hemmung der Freisetzung von proinflammatorischen Zytokinen
• Inhibition der Makrophagen- und Mastzellaktivität
• Hemmung der Migration und Aktivität von Granulozyten
• Verminderung der Gefäßpermeabilität

Tab. 5.1: Angriffspunkte von Glukokortikoiden.

5.1.2.2. Aminosalizylate, *E. coli* Nissle

Aminosalizylate haben ebenfalls zahlreiche Angriffspunkte, die in Tab. 5.2 dargestellt werden.

Aminosalizylate – Angriffspunkte
• Hemmung der Produktion von Prostaglandinen und Leukotrienen
• Reduktion der IL-1-Produktion
• Hemmung der Immunglobulinsynthese
• Abbindung von freien Sauerstoffradikalen *("Scavengers")*
• Hemmung der Funktion neutrophiler Granulozyten

Tab. 5.2: Angriffspunkte der 5-Aminosalizylate (Mesalazin).

Mit den 5-Aminosalizylaten ist eine Reduktion der Nebenwirkungsrate durch die Elimination der Sulfapyridinkomponente des Sulfasalazins mit Hilfe einer speziellen Galenik (Eudragit- bzw. Ethylzellulose-Verkapselung) ohne Wirkungsverlust gelungen. Diese Verkapselung erlaubt die Zeit- oder pH-abhängige Freisetzung von 5-Aminosalizylsäure (Mesalazin) im distalen Dünndarm ohne Wirkverlust im Magen. Bei der früher gebräuchlichen Substanz Sulfasalazin erfolgte die Freisetzung des 5-Aminosalizylates nach bakterieller Spaltung im Colon von dessen chemischer Bindung an den Träger Sulfapyridin, der für die meisten Nebenwirkungen verantwortlich war. Sulfasalazin wird heute vor allem noch bei Patienten mit Begleitarthritis eingesetzt. Neuere Applikations-

Glukokortikoide	Mesalazin	Azathioprin/6-Mercaptopurin
• Cushingoid (Mondgesicht, Striae, Fettsucht) • Akne • Ekchymosen • Hypertonie • Osteoporose • Knochennekrosen • Wachstumshemmung • Katarakt, Glaukom • Myopathie • Diabetes mellitus • Euphorie, Psychose • Infektionen • Hypogonadismus	• Exanthem • Diarrhoe • Pankreatitis • Interstitielle Nephritis • Erhöhte Leberwerte • Blutbildveränderungen • Alveolitis • Alopezie • Perikarditis/Pleuritis • Myokarditis • Oligospermie	• Leukopenie, Agranulozytose • Pankreatitis • Übelkeit • Arthralgien • Exanthem • Hepatitis • Infektionen (meist viral) • Lymphom (selten) • Nicht-Melanom-Hautkrebs
	Sulfasalazin	**Methotrexat**
	• Hämolytische Anämien • Bauchschmerzen, Erbrechen • Kopfschmerzen • Folsäuremangel • Azoospermie	• Leukopenie • Leberfibrose • Interstitielle Lungenveränderungen • Teratogenität
TNF-Antikörper	**Vedolizumab**	**Cyclosporin/Tacrolimus**
• Infusionsreaktionen • Serumkrankheit • Opportunistische Infektionen • Antinukleäre Antikörper (ANA) • Kutane Nebenwirkungen, u.a. - Psoriasis - Malignes Melanom (?) • Kardiotoxizität	• Nasopharyngitis, Infektion der oberen Atemwege, selten Pneumonie • Infusionsreaktionen • Myalgien, Arthralgien	• Niereninsuffizienz • Hirsutismus • Gingivahyperplasie • Tremor, Parästhesien • Grand-Mal-Anfall • Opportunistische Infektionen • Diabetes mellitus • Lymphom (?)
Ustekinumab	**JAK-Inhibitoren**	**Ozanimod**
• Nasopharyngitis, Infektion der oberen Atemwege, selten Pneumonie • Infusionsreaktionen, Pruritus • Diarrhoe, Nausea	• Opportunistische Infektionen (u.a. Herpes zoster) • Thromboembolien (daher möglichst nicht bei Risikopatienten und >65 J einsetzen) • Lymphopenie • Kardiovaskuläre Ereignisse • Malignome?	• Herzrhythmusstörungen (Bradykardie) • Erhöhte Leberenzyme • Opportunistische Infektionen • Nicht-Melanom Hautkrebs (?)

Tab. 5.3: Typische Nebenwirkungen der wichtigsten Therapeutika.

formen stellen das Granulat mit Polymer-Matrix-Kern und das MMX-(Multi-Matrix)-Mesalazin dar. Durch eine pH-abhängige Beschichtung und verzögerte Freisetzung des Mesalazins von der Matrix erfolgt die Freisetzung bei diesen Präparaten hauptsächlich im Colon (☞ oben bei Budesonid). Insgesamt ist die antientzündliche Aktivität der Aminosalizylate auch in hoher Dosis den Glukokortikoiden unterlegen. Damit ist der therapeutische Effekt im akuten Schub weniger ausgeprägt, zur Remissionserhaltung vor allem bei der CU allerdings sehr nützlich. Die Applikationsarten sind oral oder rektal als Klysma, Schaum bzw. Suppositorien. Die wichtigsten Nebenwirkungen sind in Tab. 5.3 gelistet. Falls diese auftreten, kann *E. coli* Nissle zum Einsatz kommen, ein für diese Situation in der Remissionserhaltung der CU zugelassenes Probiotikum.

5.1.2.3. Thiopurine, Methotrexat, Calcineurin-Inhibitoren und JAK-Inhibitoren

Die klassischen Immunsuppressiva vom Typ des Azathioprin und 6-Mercaptopurin wirken als Purinanaloga zytostatisch und reduzieren somit Funktion und Zahl der T-Lymphozyten, Plasmazellen und *"Natural Killer Cells"*. Der wesentliche Wirkmechanismus ist dabei die Apoptoseinduktion aktivierter T-Lymphozyten durch Blockade der GTPase Rac-1. Das 6-Mercaptopurin ist ein vergleichbar wirksamer Azathioprinabkömmling, der bei dessen Unverträglichkeit (insbesondere bei unspezifischen Beschwerden und Erhöhung der Leberwerte) oft gut toleriert wird. Es ist in USA das Standardmedikament, in Deutschland neuerdings auch für CED zugelassen. Beide Substanzen werden über die Thiopurinmethyltransferase (TPMT) methyliert und degradiert, insbesondere bei einem genetischen Defekt dieses Enzyms kommt es zu Zytopenien. Die Bestimmung dieses Enzyms vor Therapiestart ist daher sinnvoll, während sich die Kontrolle der Thiopurinmetabolite nicht durchgesetzt hat. Methotrexat (MTX) wirkt als Folsäureantagonist ebenfalls immunsuppressiv und wird bisweilen bei Unverträglichkeit der Thiopurine eingesetzt. Im Gegensatz zu den o.g. Akuttherapeutika (Steroide und Aminosalizylate) benötigen Thiopurine und MTX allerdings eine Vorlaufzeit von 2-6 Monaten vor Wirkungseintritt. Die Calcineurininhibitoren Cyclosporin und Tacrolimus hemmen spezifisch vor allem die IL-2-Synthese und damit die T-Zell-Funktion. Sie werden intravenös oder oral gegeben und wirken innerhalb von wenigen Tagen, sind aber weniger zur Remissionserhaltung geeignet. Die Dosierung erfolgt anhand der Wirkstoffspiegel im Serum. Januskinasen sind intrazelluläre Enzyme und Entzündungsmediatoren, die unterschiedliche Zytokine wie IL-2, IL-12 und IL-23 induzieren (☞ Kap. 1.). Tofacitinib und Filgotinib sind sogenannte Januskinase (JAK)-Inhibitoren und führen zu einer breiten Immunmodulation durch Blockade intrazellulärer Signaltransduktionswege. Ob die höhere Selektivität des Filgotinib zu JAK1 ein günstigeres Nebenwirkungsprofil zur Folge hat, ist bislang durch klinische Studien nicht belegt. Bisher sind die beiden Substanzen zugelassen für die Colitis ulcerosa, ebenso wie neuerdings das Upadacitinib. Die wichtigsten Nebenwirkungen der genannten Immunsuppressiva/-modulatoren sind in Tab. 5.3 gelistet.

5.1.2.4. Antikörper (Biologika)

Eine wesentliche Erweiterung der therapeutischen Optionen stellen die sogenannten Biologika dar. Auf verschiedenen Ebenen wurde und wird versucht, in die proinflammatorische Kaskade einzugreifen und den Entzündungsprozess zu unterbinden. Die bekanntesten Wirkstoffe sind hierbei die Tumornekrosefaktor (TNF)-Antikörper, die entwickelt wurden, um als monoklonale Antikörper dieses wichtige Zytokin zu inaktivieren. Ein ganz wesentlicher Wirkmechanismus der TNF-Antikörper liegt allerdings in der Apoptoseinduktion von Immunzellen durch Bindung an das membranständige TNF der Zelloberfläche, die somit zur Reduktion bestimmter Lymphozyten- bzw. Monozytenpopulationen führt. Dies erklärt das Risiko einer(Re-)Aktivierung einer latenten Tuberkulose, die vor Therapiebeginn ausgeschlossen werden muss (z.B. Quantiferontest). Neben Infliximab haben bisher nur Adalimumab und Golimumab – im Gegensatz zu dem teils murinen Infliximab humane Formen des Antikörpers – eine Wirksamkeit bei MC und/oder CU gezeigt. Diverse andere Inhibitoren des Tumornekrosefaktors haben sich als nicht überzeugend wirksam erwiesen. So fielen Studien zu einer humanisierten Form des Antikörpers CDP571 und zum löslichen TNFα-bindenden Antikörper Etanercept vermutlich aufgrund der fehlenden Apoptoseinduktion negativ aus. Auch Certolizumab, ein pegyliertes Fab-Fragment, war in zwei von drei großen kontrollierten Studien nur begrenzt wirksam und hat daher keine Zulassung in Europa (mit Ausnahme der Schweiz) erhalten.

Eine Neuerung auf dem Gebiet der TNF-Antikörper ist die kürzlich erfolgte Markteinführung von Biosimilars, preisgünstigen Nachahmerpräparaten von Infliximab und Adalimumab. Die wichtigsten Nebenwirkungen der TNF-Antikörper sind in Tab. 5.3 gelistet.

Vedolizumab ist ein Antikörper gegen Integrine. Die Verhinderung des *"Homing"*, des Einwanderns von Lymphozyten in die Darmmukosa, kann über die Blockade gewisser Liganden wie Integrinen auf der Lymphozytenseite oder MAdCAM auf der Endothelseite erreicht werden. Erste Versuche mit Natalizumab, einem Antikörper gegen α4-Integrin, waren enttäuschend, zumal dieser Antikörper das Risiko für eine JC (John Cunningham)-Virus-vermittelte progressive multifokale Leukencephalopathie erhöht. Vedolizumab stellt eine weitere Spezifizierung dieses Antikörpers dar (das $\alpha_4\beta_7$-Integrin vermittelt die Einwanderung relativ spezifisch in die Darmmukosa) und führt zu besseren und insbesondere sicheren Ergebnissen. Eine JC-Virusinfektion wurde bisher nach diesem Antikörper nicht beobachtet, auch ansonsten ist die Nebenwirkungsrate gering (☞ Tab. 5.3). Die Induktionstherapie erfolgt prinzipiell intravenös, neuerdings ist zur Erhaltungstherapie auch eine Subkutangabe möglich. Vedolizumab ist sowohl für den Morbus Crohn als auch die Colitis ulcerosa zugelassen.

Ein weiteres Zielmolekül für eine Biologikatherapie sind die Interleukine 12/23. Ein entsprechender Antikörper (Ustekinumab) istsowohl bei MC als auch bei CU zugelassen. Dieser Antikörper ist gegen die p40-Komponente gerichtet, die IL-12 und IL-23 gemeinsam haben. Er scheint direkt über die Zytokinbindung zu wirken und führt zu einer im Vergleich zu TNF-Antikörpern weniger ausgeprägten Immunsuppression, dies erhöht natürlich die Therapiesicherheit. Der Wirkeintritt ist vergleichbar mit den Anti-TNF-Antikörpern und tritt nach 6-8 Wochen ein. In einer kürzlich publizierten Studie hat sich auch Risankizumab als wirksam bei Morbus Crohn gezeigt, ein Antikörper, der nur gegen das IL-23 gerichtet, aber zur Zeit noch nicht zugelassen ist.

Ein anderer, weniger spezifischer Ansatz, der bei der Colitis ulcerosa kürzlich zur Zulassung von Ozanimod geführt hat, ist die Blockade des Ausstroms von Lymphozyten durch die Modulation des Sphingosin-1-Phosphat (S1P)-Rezeptor.

Prinzipiell können alle diese Substanzen als Fremdeiweiße neutralisierende Antikörper induzieren, die dann mit Allergien und einem Wirkverlust einhergehen können. Sowohl diese anti-idiotypischen Antikörper als auch die Konzentration der Wirksubstanz lassen sich im Serum bestimmen, und aus diesen beiden Befunden kann dann das weitere Vorgehen (Dosiserhöhung, Intervallverkürzung oder Absetzen) abgeleitet werden. Die Antikörperbildung kann durch gleichzeitige Gabe von Thiopurinen reduziert werden. Von Relevanz für eine fehlende Wirkung ist wohl auch ein hoher Verlust der Substanz über die Colonmukosa vor allem bei Albuminmangel, der zu einem primären Nichtansprechen führen kann.

5.1.2.5. Ausblick auf neue Therapieoptionen

Trotz dieses umfangreichen medikamentösen Armamentariums sind nicht wenige Patienten entweder gegen alle oben genannten Substanzen refraktär oder aber die Wirkstoffe verlieren mit zunehmender Therapiedauer jede Wirkung. Daher sind rasch neue Substanzen und Ansätze vonnöten, die diese Lücke füllen. Zunächst wurden antiinflammatorische Zytokine versucht, die Zytokine IL-10 und IL-11 waren aber unwirksam. Eine Vielzahl von Studien zu weiteren Antikörpern, wie Basiliximab (Anti-CD25-Antikörper), Visilizumab (Anti-CD3-Antikörper) oder Fontalizumab (Anti-IFNγ-Antikörper) waren sämtlich nicht überzeugend. Ein weiterer Integrin-Antikörper gegen β_7-Integrin, Etrolizumab, hat nach ersten guten Ergebnissen in einigen Phase-III-Studien bei CU enttäuscht. Wie oben erwähnt sind weitere JAK-Inhibitoren auch für MC in der Entwicklung.

Das Antisensemolekül Mongersen, das gegen SMAD7 (endogener Blocker des immunsuppressiven Zytokins *Transforming Growth Factor* β_1) gerichtet ist, wird wegen einer negativen Zulassungsstudie nicht mehr weiter entwickelt. Andere Oligonukleotide sind noch in der Entwicklung. Nach Gabe eines IL-17-Antikörpers (Secukinumab) bei

MC war der Verlauf sogar schlechter als unter Placebo.

Leider gibt es kaum neue Ansätze, um die defekte Schleimhautbarriere zu stabilisieren. Der in ersten Untersuchungen günstige Effekt von oralem Lecithin bei CU ließ sich in neueren Studien nicht bestätigen. Orale Defensine sind nach positiven Tierversuchen derzeit in langjähriger Entwicklung. Schließlich gibt es eine Reihe von soliden kontrollierten Studien zum Stuhltransfer, um die bei chronisch entzündlichen Darmerkrankungen bekannte mikrobielle Dysbiose (☞ Kap. 1.) anzugehen. Die Ergebnisse waren in einer Metaanalyse bei CU (nicht bei MC) positiv, problematisch sind natürlich die Applikation (Duodenalsonde oder Coloskopie), die fehlende Standardisierung und auch die mögliche Übertragung von Infektionen vom Spender auf den Empfänger. Desweiteren ist derzeit nicht klar, ob die Dysbiose Ursache oder nur Folgeerscheinung der Inflammation der Mukosa ist.

5.2. Therapie der C. ulcerosa

Neben dem Schweregrad der Entzündung spielt das Befallsmuster der CU, insbesondere bei den leichteren Verlaufsformen, eine wesentliche Rolle für die Therapieentscheidung. Die Lokalisation beeinflusst den Einsatz topischer und/oder systemischer Therapieoptionen.

Vom Befallsmuster werden die Proktitis, die Linksseitencolitis mit Befall bis zur linken Flexur und die ausgedehnte Colitis unterschieden. Der Grad der Entzündung wird klinisch und endoskopisch klassifiziert wie in Kap. 2. definiert. Ein Therapiealgorithmus zu dem hier beschriebenen Vorgehen findet sich in Abb. 5.1.

5.2.1. Remissionsinduktion bei intermittierendem Krankheitsverlauf

5.2.1.1. Akuter Schub der distalen C. ulcerosa mit leichter bis mittlerer Aktivität

Im Falle eines distalen Befallsmusters wird bevorzugt eine Lokalbehandlung mit Klysmen, Schaumpräparaten oder Suppositorien eingesetzt. Als wirksam haben sich 5-Aminosalizylsäure-Präparate und Kortikosteroide erwiesen.

Dabei bietet sich die Behandlung mit Suppositorien insbesondere bei der Proctitis ulcerosa an, bei Linksseitencolitis kommen Klysmen und Schäume zum Einsatz. Die zusätzliche Gabe oraler 5-ASA-Präparate hat sich als vorteilhaft erwiesen. Problematisch ist oft – besonders im Falle einer starken Entzündung im Rektum – die Retention der Klysmen. Schaumpräparate mit Mesalazin oder Budesonid werden häufig besser toleriert. Da prinzipiell Mesalazinpräparate wirksamer sind, werden sie meist primär eingesetzt und nur bei Therapieversagen auf lokale Kortikosteroide umgestellt. Bei Versagen dieser rektalen Therapie kann bei isolierter Proktitis die lokale Gabe von Tacrolimus-Suppositorien *off label* zur Anwendung kommen, anderenfalls muss auch bei nur distalem Befall eine systemische Therapie mit Steroiden erfolgen.

5.2.1.2. Akuter Schub der ausgedehnten C. ulcerosa mit leichter bis mittlerer Aktivität

Die orale Gabe von 5-Aminosalizylaten ist wirksam bei einem Schub mit leichter bis mittelschwerer Aktivität. Die beste Wirksamkeit zeigt sich bei einer Tagesdosis von 3 g oder mehr, es scheint keine wesentlichen Unterschiede zwischen den unterschiedlichen Präparationen und Galeniken der Aminosalizylatpräparate zu geben. Mehrere Studien belegen, dass die Gesamtdosis ohne Wirkungsverlust auch einmalig am Tag (meist morgens) gegeben werden kann, mit in der Regel besserer Compliance.

Auch bei ausgedehntem Befall ist die Kombination der topischen und oralen 5-ASA-Therapie der alleinigen oralen Therapie gegenüber überlegen und sollte somit die Standardtherapie sein.

Bei Nichtansprechen oder Unverträglichkeit der Therapie mit Aminosalizylaten oral und rektal ist die Gabe von MMX-Budesonid oder systemischer Steroide indiziert. Mit einer Remissionsinduktion von nur knapp 18 % und einer Studiendauer von nur 8 Wochen ist der Stellenwert von MMX-Budesonid allerdings weniger klar. Bei systemischen Steroiden hat sich eine Dosis von 1 mg Prednisolonäquivalent/kg Körpergewicht durchgesetzt, mit anschließender schrittweiser Dosisreduktion.

5.2.1.3. Akuter Schub der schweren und fulminanten C. ulcerosa

> Die Standardtherapie der schweren CU besteht in der oralen oder intravenösen systemischen Gabe von Steroiden. In der Regel wird auch hier eine Dosis von 1mg Prednisolonäquivalent/kg Körpergewicht gegeben.

Unter der hoch dosierten Steroidtherapie ist nach einer Woche ein Ansprechen bei etwa 60 % der Patienten zu erwarten. Die übrigen 40 % der Patienten sind als steroidrefraktär zu bezeichnen. Das Therapieversagen lässt sich nach 3-7 Tagen anhand von Stuhlfrequenz, Blut im Stuhl und CRP einschätzen, nach diesem Intervall sollte dann ggf. die Therapieumstellung erfolgen.

5.2.2. Remissionsinduktion bei Steroidresistenz

> Bei der steroidrefraktären CU muss eine Therapieeskalation eingeleitet werden. Hier stehen prinzipiell mehrere Alternativen zur Verfügung. Dies sind
> - die Calcineurin-Inhibitoren Cyclosporin und Tacrolimus
> - die TNF-Antikörper Infliximab, Adalimumab und Golimumab
> - der Anti-Integrin-Antikörper Vedolizumab
> - der IL-12/23-Antikörper Ustekinumab
> - die JAK-Inhibitoren Tofacitinib und Filgotinib
> - der S1P-Modulator Ozanimod

In jedem Einzelfall erfordert dieses schwer kranke Patientenkollektiv eine enge Zusammenarbeit zwischen Internisten und Chirurgen in der Klinik. Nutzen und Risiko der verschiedenen Therapieoptionen müssen gegeneinander abgewogen werden, und unter keinen Umständen darf bei Versagen der immunsuppressiven Therapie der richtige Zeitpunkt zur Colektomie versäumt werden. Die drohende Komplikation ist das toxische Megacolon.

Für diese Indikation als erstes etabliert wurde die intravenöse Dauerinfusion mit Cyclosporin. In einer placebokontrollierten Studie konnten mit dieser Therapie nach einer Woche über 80 % der Patienten in Remission gebracht werden. Anschließend wird zunächst mit oralem Cyclosporin weiterbehandelt und zur dauerhaften Remissionserhaltung parallel eine Therapie mit Azathioprin eingeleitet. Dabei wird die orale Cyclosporin-Therapie als Überbrückungstherapie bis zum Einsetzen der Wirkung des langsam wirkenden Azathioprin verstanden. Für diese Strategie liegen Langzeiterfahrungen zweier Arbeitsgruppen mit 230 Patienten vor, über einen Zeitraum von 2 Jahren blieb 63 % der Patienten eine Colektomie erspart. Besondere Aufmerksamkeit ist unter der initialen Dreifachimmunsuppression (Cyclosporin, Azathioprin und Steroide) der Entwicklung von opportunistischen Infektionen zu widmen, insbesondere auch einer Infektion mit *Pneumocystis jirovecii.*

Eine gleichwertige Alternative stellt das Makrolid Tacrolimus dar; es liegen positive Erfahrungen aus zwei kontrollierten und mehreren unkontrollierten Studien sowohl im Kindesalter als auch bei Erwachsenen vor. Die Remissionserhaltung wird ebenfalls nach 3-6 Monaten von langsam wirkenden Immunmodulatoren wie Azathioprin oder 6-Mercaptopurin übernommen. Unter dieser Therapie kann bei der Hälfte der Patienten mit einer Beobachtungsdauer von mindestens 2 Jahren eine Colektomie vermieden werden. Eine Zulassung für Cyclosporin und Tacrolimus liegt bislang nicht vor *(off label)*. Wegen der Notwendigkeit einer späteren Umstellung ist die Indikation für diese Therapie bei früheren Azathioprinversagern zurückhaltend zu stellen. Hier könnte Vedolizumab eine Alternative bei Patienten mit Azathioprinversagen sein.

Eine weitere Option sind die TNF-Antikörper Infliximab, Adalimumab und Golimumab. In zwei großen Studien zu Infliximab bei mittelschwerer CU wurden die Responder nach drei initialen Infusionen (Woche 0, 2 und 6) in 8-wöchentlichem Abstand bis zu Woche 46 weiterbehandelt. Die Remissionsraten lagen nach 8 Wochen unter der optimalen Dosis von 5 mg/kg Körpergewicht bei knapp 40 %. Die Kombination von Azathioprin und Infliximab ist wirksamer als die Einzelsubstanzen. Unter fortgeführter Therapie konnte diese Remission unter optimaler Dosierung bei etwa 20 % aller behandelten Patienten erhalten werden, auch hier ist also ein Wirkungsverlust der TNF-Antikörper in der Langzeittherapie zu verzeichnen. Mit Adalimumab und Golimumab sind zwei weitere, subkutan zu applizierende Antikörper gegen TNF für die CU zugelassen. Nach 6 Wochen Induktionstherapie mit Golimumab liegt die Remissionsrate nur bei 18 %. Die Daten für Adalimumab waren vergleichbar, somit sind beide dem Infliximab deutlich unterlegen. Dies bestätigte sich auch in einer Metaanalyse. In einer neuen direkten Vergleichsstudie war Adalimumab auch dem Anti-Integrin-Antikörper Vedolizumab (s.u.) unterlegen, sollte also bei CU nur im Ausnahmefall eingesetzt werden.

Im Vergleich von Cyclosporin und Infliximab in einer kontrollierten Studie an über 100 Patienten mit steroidrefraktärer CU waren beide Therapiealternativen gleichwertig. Ein Vorteil der primären Therapie mit Calcineurininhibitoren ist deren kurze Halbwertszeit, so dass bei Therapieversagen prinzipiell noch die kurzfristige Option einer Anti-TNF-Therapie besteht. Die umgekehrte Reihenfolge verbietet sich auf Grund der längeren Halbwertszeit des Infliximab wegen der kumulativen Immunsuppression, obwohl erfolgreich mit dieser

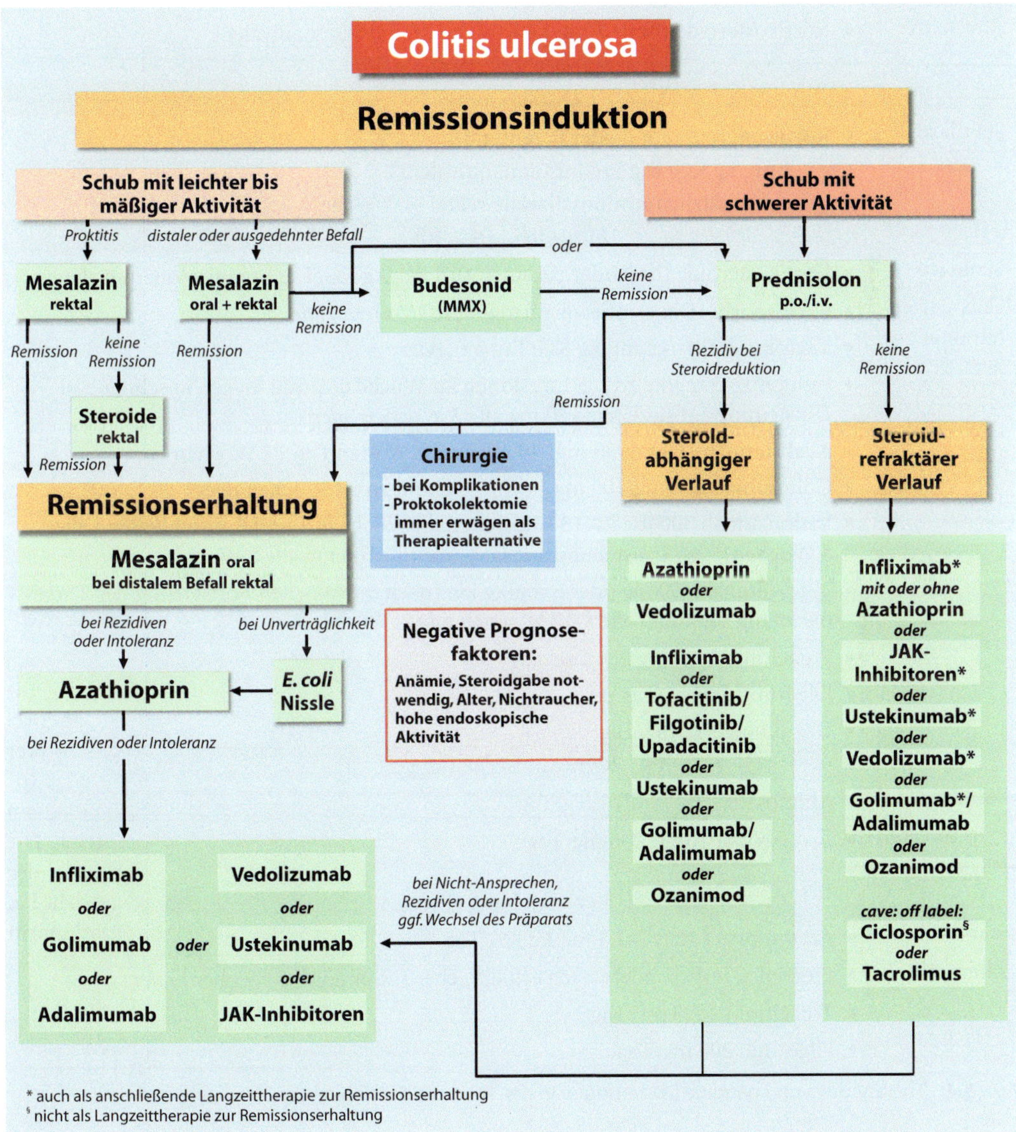

Abb. 5.1: Therapiealgorithmus C. ulcerosa.

Gering bis mäßiggradiger Schub	
	Distale Colitis
Standard	• Aminosalizylate (lokal): - 0,5-1,5 g/Tag Suppositorien - 1-2 g/Tag Klysmen/Schaum
Alternativ	• Kortikosteroide (lokal) als Schaum oder Klysma, z.B. Budesonid 2 mg/Tag
	Ausgedehnte Colitis
Standard	• Aminosalizylate - oral 3-4 g/Tag - rektal 1-2 g/Tag
Alternativ	• Kortikosteroide (oral) 1 mg/kg KG/Tag Prednisolonäquivalent
	Schwerer oder fulminanter Schub
	Distale Colitis
Standard	• Kortikosteroide (oral oder parenteral): - 1 mg/kg KG/Tag Prednisolonäquivalent - ggf. zusätzlich Aminosalizylate rektal (1-2 g/Tag)
	Ausgedehnte Colitis
Standard	• Kortikosteroide (oral oder parenteral): 1 mg/kg KG/Tag Prednisolonäquivalent
Falls steroid-refraktär zusätzlich	• Cyclosporin (Dauerinfusion) 2 mg/kg KG/24 h i.v. *oder* • Tacrolimus 0,1-0,2 mg/kg KG/Tag p.o. *oder* • Infliximab 5 mg/kg KG (3 Infusionen an Woche 0, 2 und 6), ggf. anschließend Umstellung auf s.c. Gabe 120 mg alle 2 Wochen *oder* • Adalimumab 160 mg/80 mg/ 40 mg s.c. im Abstand von 2 Wochen *oder* • Golimumab 200 mg/100 mg s.c. im Abstand von 4 Wochen *oder* • Vedolizumab 300 mg i.v. (3 Infusionen an Woche 0, 2 und 6; anschließend alle 8 Wochen), ggf. Umstellung auf s.c. Gabe mit 108 mg alle 2 Wochen *oder* • Ustekinumab 130 mg oder 6 mg/kg i.v. (nach 6-8 Wochen Fortsetzung der Therapie 90 mg subkutan alle 8-12 Wochen *oder* • Tofacitinib 5-10 mg 2 ×/Tag *oder* • Filgotinib 200mg/Tag *oder* • Ozanimod 0,92 mg/Tag
	Remissionserhaltung
Standard	• Aminosalizylate (oral) 1,5 g/Tag
Falls unverträglich	• *E. coli* Nissle (oral) 200 mg/Tag
	Steroidabhängigkeit
Standard	• Azathioprin (oral) 2-2,5 mg/kg KG/Tag
Alternativ	• Biologika, insbesondere nach erfolgreicher Induktion (siehe oben) *oder* • Tofacitinib 2 × 5 mg/Tag • Filgotinib 200 mg/Tag

Tab. 5.4: Therapeutika und gängige Dosierungen in der Therapie der C. ulcerosa.

Kombination therapierte Patienten beschrieben sind.

Vedolizumab (Anti-$\alpha_4\beta_7$-Integrin-Antikörper) ist auch wirksam bei der CU und zugelassen bei Versagen der Standardtherapie. Allerdings liegen die kurzfristigen Remissionsraten nur bei 17 % nach 6 Wochen. Die Stärke dieses Präparates scheint eher in der langfristigen Therapie zu liegen, da die Studien im Gegensatz zu den TNF-Antikörpern keinen Wirkungsverlust, sondern im Gegenteil eine steigende Ansprechrate im Verlauf zeigen.

Der IL-12/IL-23-Antikörper Ustekinumab ist ebenfalls zur Behandlung der akuten CU zugelassen, in der Zulassungsstudie lag der Anteil der Patienten mit Remission bei 16 % und damit nur 10 % über der Placebogruppe. Es handelte sich zwar um ein gegenüber etlichen Vortherapien refraktäres und somit auch kompliziertes Patientenkollektiv, allerdings scheint die Wirksamkeit von Ustekinumab bei der CU weniger ausgeprägt zu sein als bei MC.

Schließlich sind auch die JAK-Inhibitoren als neue orale Therapieoptionen zu erwähnen, zugelassen sind das Tofacitinib und seit kurzem der präferenzielle JAK1-Inhibitor Filgotinib. Auch bei Tofacitinib betrugen die Remissionsraten nur maximal 18,5 %, und damit nur knapp 15 % über Placebo. Die bisherigen Daten zu Filgotinib sind sehr vergleichbar. Zum Tofacitinib sind eine Reihe von Rote Hand Briefen erschienen mit Warnungen vor teilweise erheblichen Nebenwirkungen, allerdings stammen diese Daten sämtlich aus der Rheumatologie. Ob sich die theoretischen Überlegungen eines Vorteils der JAK1-Selektivität des Filgotinib bzgl. des Nebenwirkungsprofils auch klinisch bestätigen lassen, muss abgewartet werden. Diese Stoffklasse wird daher zunächst eher nicht in der ersten Linie, sondern bei ansonsten therapierefraktären, jüngeren Patienten eingesetzt werden, ist aber trotzdem eine wichtige Ergänzung des therapeutischen Armamentariums.

Insbesondere bei diesen steroidrefraktären Patienten sollte nach Superinfektionen mit CMV, am besten durch Immunhistochemie, und nach *Clostridium difficile* durch Toxinnachweis im Stuhl gefahndet und bei positivem Nachweis umgehend therapiert werden. Bisweilen ist die Superinfektion Ursache für einen therapierefraktären Verlauf, dies gilt auch für andere bakterielle enterale Erreger.

Die immer komplexeren Therapieoptionen erlauben einerseits eine individualisierte Auswahl je nach Aktivität, Ausdehnung und Verlauf; andererseits sind aber auch, wie oben ausgeführt, die neueren Therapeutika in ihrer Wirksamkeit durchaus begrenzt, auch die Nebenwirkungen sind nicht unerheblich. So wird beispielsweise in weniger als der Hälfte der Patienten ein bestimmter Antikörper über mehrere Jahre kontinuierlich gegeben, bei der Mehrzahl der Patienten muss, auch zum Teil mehrmals, umgestellt werden. Dies erfordert eine engmaschige Therapiekontrolle ebenso wie eine Präferenz der bei CU wirksameren Substanzen wie Infliximab und Vedolizumab gegenüber den weniger wirksamen Adalimumab, Golimumab und Ustekinumab. Der Stellenwert der neueren Therapeutika Tofacitinib und Filgotinib bleibt insbesondere mit Blick auf das Nebenwirkungsprofil abzuwarten. Die Rolle von Ozanimod im Therapiealgorithmus kann derzeit in Hinsicht auf Wirkung und Nebenwirkungsprofil ebenfalls noch nicht vollständig definiert werden.

Ein weiterer wichtiger Aspekt ist die mukosale Heilung, nicht nur bezüglich der Prognose. Fast durchgehend in allen Studien mit endoskopischer Therapiekontrolle lag diese bei CU deutlich (meist um die 25 %) höher als der Anteil der Patienten mit klinischer Remission. Dies ist durchaus überraschend und könnte bedeuten, dass viele Patienten trotz weitgehender Abheilung noch persistierende funktionelle Beschwerden haben. Allerdings entspricht eine endoskopisch-makroskopische Heilung natürlich nicht unbedingt einer auch histologisch kompletten Abheilung. Die plausibelste Erklärung für dieses Phänomen ist eine vielleicht mit dieser residualen inflammatorischen Aktivität im Zusammenhang stehende Reizdarmkomponente. Dies erfordert dann eine entsprechend angepasste Therapie dieser Symptomatik je nach Schmerz-, Diarrhoe- oder (selten) auch Obstipationstyp. Zur mukosalen Heilung als Therapieziel s.u. und Kap. 5.3.3.

5.2.3. Remissionserhaltung

5.2.3.1. Remissionserhaltung nach unkompliziertem Schub

Bei der CU ist prinzipiell bei allen Patienten eine remissionserhaltende Therapie indiziert. Therapeutikum der Wahl sind hier 5-Aminosalizylate.

Dies konnte eindrucksvoll durch eine Metaanalyse mit über 1.000 eingeschlossenen Patienten gezeigt werden. Auch in der Remissionserhaltung ist das Befallsmuster maßgeblich für die Therapie, da sich sowohl die rektale als auch die orale Applikation als wirksam erwiesen haben. Die distale CU wird am besten lokal in Form von Suppositorien oder Klysmen behandelt, sofern der Patient dies toleriert. Bei ausgedehnter Colitis ist eine orale Darreichungsform indiziert. Hier haben sich die 5-Aminosalizylsäure und das Sulfasalazin als gleichwertig erwiesen, eine Dosis-Wirkungsbeziehung konnte nicht sicher gezeigt werden. Die remissionserhaltende Therapie sollte für mindestens zwei Jahre durchgeführt werden, auf Grund eines wahrscheinlichen karzinompräventiven Effektes wird die Therapie meist anschließend weitergeführt. Ebenfalls effektiv in der Remissionserhaltung der CU ist die Gabe von apathogenen *Escherichia coli* Nissle. In einer Metaanalyse von vier kontrollierten Studien war diese Präparation in der Remissionserhaltung äquivalent zu 5-Aminosalizylaten und stellt somit eine Alternative insbesondere bei Patienten mit Unverträglichkeit gegenüber 5-ASA dar. Lässt sich mit Aminosalizylaten oder ggf. mit *E. coli* Nissle kein Remissionserhalt erzielen, sollte primär auf eine immunsuppressive Therapie mit Azathioprin oder 6-Mercaptopurin eskaliert werden. Eine Remissionserhaltung mit Steroiden ist unwirksam, zudem mit erheblichen Nebenwirkungen verbunden und verbietet sich daher.

5.2.3.2. Remissionserhaltung nach steroidrefraktärem Schub

Bei den schweren Verlaufsformen erfolgt nach Remissionsinduktion mit Calcineurininhibitoren in der Regel ebenfalls eine Immunsuppression mit den Thiopurinpräparaten Azathioprin oder 6-Mercaptopurin. Nach Remissionsinduktion mit TNF-Antikörpern können die Thiopurine als remissionserhaltende Langzeittherapie weitergegeben werden, allerdings kann auch wegen des Wirkungsverlustes der TNF-Antikörper im Verlauf und zum Erhalt der Therapieoptionen bei erneutem Schub ein "Bridging" zu den Thiopurinpräparaten als Langzeittherapie erfolgen. Dies gilt natürlich nur, wenn sich im früheren Verlauf nicht bereits eine Thiopurinrefraktarität erwiesen hat. Eine Alternative zu den Thiopurinen bei Unverträglichkeit oder Versagen könnte die Langzeittherapie mit Vedolizumab darstellen. Auch eine kontinuierliche Kombinationstherapie von Thiopurinen plus TNF-Antikörper ist möglich, in der Wirkung den Monotherapien überlegen und reduziert die Notwendigkeit einer Umstellung auf andere Antikörper. Bei erfolgreicher Remissionsinduktion durch Ustekinumab oder auch einen JAK-Inhibitor ist in den meisten Fällen die fortgesetzte Gabe zur Remissionserhaltung sinnvoll, ein Exit ist häufig mit einem prompten Rezidiv verbunden.

5.2.3.3. Steroidabhängigkeit

Die Steroidabhängigkeit stellt eine Indikation zur Einleitung einer immunsuppressiven Therapie dar. Hier ist die Gabe von Azathioprin/6-Mercaptopurin etabliert. Neben der Wirksamkeit in der Remissionserhaltung konnte schon früh der steroidsparende Effekt von Azathioprin bei steroidabhängiger CU gezeigt werden. Eine kontrollierte Studie hat die bessere Wirksamkeit von Azathioprin bei steroidabhängiger CU gegenüber 5-ASA belegt, nämlich eine steroidfreie klinische und endoskopische Remission in 53 %, während dies nur bei 21 % der 5-ASA-behandelten Patienten der Fall war. Methotrexat ist auch bei ausreichender Dosierung nicht wirksam.

Obwohl kontrollierte Studien speziell zum steroidabhängigen Verlauf mit TNF-Antikörpern nicht vorliegen, kommen diese hier oft zum Einsatz. In erster Linie ist hier das Infliximab geeignet. Auch hier scheint die Kombination mit einem Thiopurinpräparat vorteilhaft zu sein, allerdings ist bei einer längerfristigen Doppelimmunsuppression das Augenmerk auf opportunistische Infektionen zu richten. Auf Grund des verzögerten Wirkungseintritts des Vedolizumab sowie der vielversprechenden Langzeitdaten scheint allerdings die Steroidabhängigkeit eine besonders geeignete Indikation für diesen Wirkstoff zu sein. Der Stellenwert der JAK-Inhibitoren Tofacitinib und Filgotinib in dieser Patientengruppe lässt sich noch nicht abschätzen, sie stellen aber zumindest eine weitere Option dar.

5.3. Therapie des M. Crohn

Ein Therapiealgorithmus zu dem hier beschriebenen Vorgehen findet sich in Abb. 5.2.

5.3.1. Remissionsinduktion bei remittierendem Verlauf

5.3.1.1. Akuter Schub mit milder bis mäßiggradiger entzündlicher Aktivität

> Beim akuten Schub mit geringer bis mäßiger Entzündungsaktivität sollte versucht werden, durch die Gabe von Budesonid systemische Steroide zu vermeiden.

Insbesondere bei Patienten mit Befall der Ileocoecalregion stellt das topisch wirksame Budesonid eine nebenwirkungsarme Alternative dar und ist in der optimalen Tagesdosis von 9 mg der Therapie mit systemischen Steroiden fast ebenbürtig. Umstritten ist in dieser Indikation der Stellenwert des Mesalazin. Während ältere Studien nur eine marginale Wirksamkeit zeigen konnten, war in einer neueren Studie Mesalazin in einer Dosierung von 4,5 g/Tag dem Budesonid beim milden bis mäßigen Schub mit Befall der Ileocoecalregion gleichwertig. Ein entsprechender Therapieversuch kann insbesondere bei Unverträglichkeit oder Abneigung gegen Budesonid gerechtfertigt sein. Das klassische Sulfasalazin hat seine Indikation heute noch bei Vorliegen einer Colitis Crohn, v.a. zusammen mit Arthritisbeschwerden. Bei distalem Befall des MC in Rektum und Sigmoid können zusätzlich Steroide oder Aminosalizylate als Lokaltherapie in Klysmen, Rektalschaum oder Suppositorien eingesetzt werden. Eine Wirkung von MMX-Budesonid bei MC des Colons ist noch nicht belegt, daher ist es auch nicht zugelassen.

Bei Versagen der oben genannten topisch wirksamen Therapieoptionen besteht daher die Standardtherapie des akuten Schubes klassischerweise in der systemischen Gabe von Steroiden. Die optimal wirksame Dosis liegt bei 1 mg/kg Körpergewicht. Bei 40 mg/Tag erreichen etwa die Hälfte der Patienten innerhalb von 8 Wochen eine Remission, bei der hohen Dosis (1 mg/kg KG) etwa 90 %. Eine Langzeittherapie mit systemischen Steroiden muss wegen Unwirksamkeit in der Remissionserhaltung und des breiten Nebenwirkungsprofils allerdings unbedingt vermieden werden, d.h. nach Erreichen der Remission hat ein zügiges Ausschleichen zu erfolgen. Bei Kindern sollten Kortikosteroide u.a. wegen der Wachstumshemmung ebenfalls nicht zum Einsatz kommen, hier kommt eher eine komplett enterale Ernährung in Frage.

5.3.1.2. Akuter Schub mit schwerer entzündlicher Aktivität

> In der Regel werden beim schweren Schub des MC gleich systemische Steroide in einer Dosis von 1 mg/kg Körpergewicht oral oder intravenös eingesetzt.

Kortikosteroide sind auch beim schweren Schub nach wie vor Medikament der ersten Wahl, die sog. *Top Down*-Strategie (☞ Kap. 5.3.3.) mit primärem Einsatz von Biologika hat sich nicht durchgesetzt. Die bisher genannten Szenarien stellen die Situationen bei der Erstmanifestation dar. Ähnlich ist die Lage beim intermittierenden Verlauf mit langem Remissionsintervall. Hier kann durchaus analog zum ersten Schub wie in der *"de novo"*-Situation behandelt werden, wobei auch das Therapieansprechen bei früheren Schüben berücksichtigt werden sollte. Komplexer wird die Situation bei Nichtansprechen auf die Initialtherapie bzw. bei frühen Rezidiven.

5.3.2. Remissionsinduktion bei Steroidresistenz

Spricht ein Patient auf die systemische Steroidtherapie nicht ausreichend an, besteht die Indikation zur Therapieeskalation. Angesichts des schnellen Wirkeintritts stehen hier die TNF-Antikörper und das Ustekinumab im Vordergrund. Die Anti-TNF-Antikörper Infliximab und Adalimumab sind bei MC, im Gegensatz zur CU, bzgl. der Wirksamkeit äquivalent zu sehen. Bei einer Dosierung von 5 mg/kg Infliximab kann immerhin bei knapp der Hälfte der Patienten im Schub eine Remission erzielt werden. Ähnliche Daten liegen für das subkutan zu applizierende Adalimumab vor. Die Zulassung für Adalimumab erfolgte für die Loading-Dosis von 80 mg, gefolgt von der Erhaltungsdosis von 40 mg alle 2 Wochen. Die Entscheidung zwischen beiden Präparaten wird nach Präferenz des Patienten unter Berücksichtigung der Applikationsform erfolgen. Vergleichbare Daten gibt es für

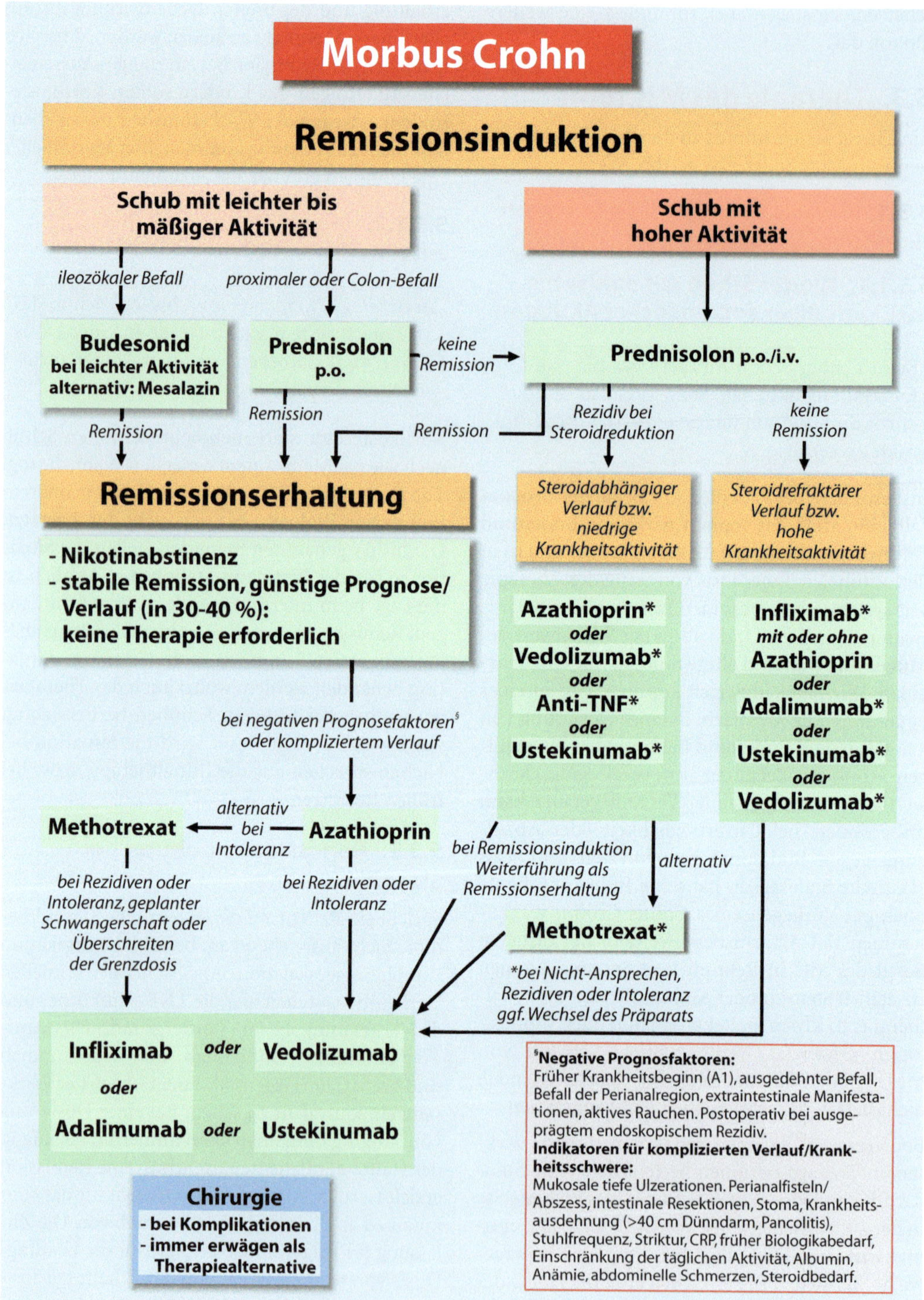

Abb. 5.2: Therapiealgorithmus M. Crohn.

das Ustekinumab. Es wurde insbesondere bei schwierig zu therapierenden Patienten getestet und hat sich als wirksam erwiesen. Nach 8 Wochen lag die klinische Remission bei Patienten, bei denen die konventionelle Therapie versagt hatte, bei 31-40 % (je nach Dosis) und war damit vergleichbar zu den Anti-TNF-Antikörpern; bei anti-TNF-refraktären Patienten wurden demgegenüber nur 16-21 % Remissionsrate erreicht. Kürzlich ist eine direkte Vergleichsstudie von Adalimumab und Ustekinumab, die sogenannte SEAVUE-Studie, erschienen, die auch in einem randomisierten und doppelblinden Studiendesign eine hohe Wirksamkeit und keinen Unterschied der beiden Biologika zeigen konnte. Das Nebenwirkungsspektrum von Ustekinumab ist gering. Nachteil sind die sehr hohen Kosten insbesondere der intravenösen Induktionstherapie.

Zum weiteren Vorgehen nach erfolgreicher Remissionsinduktion gibt es zwei unterschiedliche Strategien:

- Die Therapie mit Infliximab oder Adalimumab kann als Erhaltungstherapie nach erfolgreicher Remissionsinduktion weitergeführt werden, ggf. auch als Kombinationstherapie mit einem Thiopurin. Auf die Problematik des Wirkungsverlustes der TNF-Antikörper wird weiter unten noch ausführlich eingegangen.
- Die Anti-TNF-Therapie kann auch als *Bridging* bis zum Wirkungseintritt des gleichzeitig zu verabreichenden Azathioprin gesehen werden. Da die volle Wirksamkeit des Azathioprin erst nach frühestens 3 Monaten zu erwarten ist, wird die Kombinationsimmunsuppression in der Regel für etwa 6 Monate durchgeführt, bevor dann die Anti-TNF-Therapie beendet wird. Die zusätzliche Immunsuppression verringert auch die Bildung von idiotypischen Antikörpern gegen die TNF-Antikörper. Die Kombinationstherapie aus Infliximab und Azathioprin ist zudem der jeweiligen Einzeltherapie signifikant überlegen, dies ist für Adalimumab aber nicht gesichert. Die Umstellung der Kombination auf die Azathioprin-Therapie gelingt in etwa der Hälfte der Fälle, bei der anderen Hälfte kommt es zum Rezidiv, das aber regelhaft auf die Wiederaufnahme der Anti-TNF-Therapie gut anspricht.
- Im Gegensatz zu Infliximab ist die Kombination von Ustekinumab mit einem Thiopurin nicht additiv wirksam. Somit wird das Ustekinumab nach erfolgreicher Remissionsinduktion als Monotherapie weitergeführt.

Mit dem Integrin-Antikörper Vedolizumab ist eine weitere Wirkstoffklasse für die Therapie des therapierefraktären MC zugelassen. Auch wenn das Wirkprinzip faszinierend ist, sind die kurzfristigen Erfolgsraten eher enttäuschend, nach 6 Wochen liegt die Remissionsrate bei unter 15 %. Bei Fortführung der Therapie über 52 Wochen kommt es aber zu einem leichten Anstieg der Remissionsrate. Die Substanz ist auch bei Anti-TNF-refraktären Patienten wirksamer als Placebo, die Wirkung lässt sich dann aber erst nach 10 Wochen nachweisen. Die vorliegenden Daten lassen daher vermuten, dass die Stärke des Wirkstoffs eher nicht in der kurzfristigen Remissionsinduktion liegt, Vedolizumab scheint mehr für die längerfristige Therapie und Remissionserhaltung geeignet zu sein, das Nebenwirkungsprofil ist dabei vorteilhaft.

Leider gibt es keine zuverlässigen Marker oder sonstigen Indikatoren, die bei der Auswahl des in der Erstlinie einzusetzenden Medikaments bei steroidrefraktären Patienten helfen würde. Diese in der Onkologie inzwischen etablierte "personalisierte Medizin" ist bei CED zwar gelebte Praxis, beruht bisher aber nicht auf objektiven prädiktiven Parametern sondern eher auf der Erfahrung des behandelnden Arztes, der individuellen Krankengeschichte, des Risikoprofils und teilweise der Präferenz des Patienten.

5.3.3. *"Step Up"* oder *"Top Down"* und *"Treat to Target"*

In der Therapie chronisch entzündlicher Darmerkrankungen werden analog zur Rheumatologie zwei grundsätzlich verschiedene Therapieansätze diskutiert, das *Step Up*- und das *Top Down*-Prinzip.

- Das erstere empfiehlt eine stufenweise eskalierende Therapie und ist der in der deutschen Leitlinie propagierte Standard
- Bei letzterem wird eine möglichst frühe aggressive Therapie mit biologischen Therapieformen favorisiert, die gegebenenfalls bei Ansprechen deeskaliert wird
- Das "*Treat to Target*"-Konzept möchte mittels Laborparametern und/oder Endoskopie über die klinische Remission hinaus strengere Kriterien als Therapieziel festlegen.

Hintergrund ist, dass von manchen Experten das sogenannte *"mucosal healing"*, also die vollständige Entzündungsfreiheit der Schleimhaut, als Therapieziel angestrebt wird. Dies wäre in der Therapie chronisch entzündlicher Darmerkrankungen ein Paradigmenwechsel, denn der bisherige "Gold-Standard" in der Remissionsinduktion ist die Steroidtherapie und die klinische Remission. Steroide sind allerdings nur ausnahmsweise in der Lage, eine vollständige Mucosaheilung zu erzielen, obwohl sie hocheffektiv eine klinische Remission erreichen. Im Gegensatz dazu sind sowohl die Immunsuppressiva Azathioprin und Methotrexat als auch verschiedene Antikörper in der Lage, bis zu einem gewissen Grad ein *"mucosal healing"* zu bewirken. Das Konzept insbesondere für den MC klingt zunächst überzeugend, da im Laufe einer Krankheitsgeschichte mit kontinuierlicher Entzündungsaktivität die Mehrzahl der Patienten Komplikationen, v.a. Stenosen und Fisteln erleidet; bisher beruht das Konzept, dass durch vermehrten Einsatz von Biologika der natürliche Verlauf chronisch entzündlicher Darmerkrankungen bzgl. Komplikationen effektiv verbessert und die Progression verzögert werden kann nur auf Indizien.

Es gibt zwei kontrollierte Studien, die eine stufenweise eskalierende Therapie mit frühaggressivem Vorgehen vergleichen. Die erste Studie von D'Haens et al. hat allerdings den wesentlichen Nachteil, dass sie unverblindet war. Die eine Gruppe der Patienten mit einer Erstmanifestation eines MC erhielt das klassisch eskalierende Therapieregime mit einer Steroidschubtherapie, gefolgt von einer Kombinationstherapie mit Steroiden und Azathioprin bei erneutem Schub. Infliximab wurde diesen Patienten erst bei erneutem Auftreten eines Schubs unter Immunsuppression verabreicht. Die zweite Gruppe erhielt gleich zu Beginn der Therapie drei Infusionen mit Infliximab gefolgt von einer Immunsuppression mit Azathioprin. Nach 2 Jahren *Follow-up* erreichten signifikant mehr Patienten ein *"mucosal healing"* im *Top Down*-Arm (75 %) als im *Step Up*-Arm (21 %). Allerdings waren die relevanten klinischen Remissionsdaten nach 2 Jahren nicht mehr signifikant unterschiedlich (61 vs. 50 %). Unterschiedlich war allerdings der Anteil der Patienten, der Immunsuppressiva erhielt (93 vs. 65 %), so dass der Unterschied in klinischer wie endoskopischer Remission vermutlich nicht allein der Therapie mit Infliximab zuzuordnen ist. Auffallend war, dass im eskalierenden Therapiearm während des gesamten Studienverlaufs nur maximal 20 % der Patienten Infliximab erhielten. Somit wird im sogenannten *Top Down*-Arm eine erhebliche Übertherapie von 80 % der Patienten in Kauf genommen; dies gilt sowohl für die TNF-Antikörper als auch für die Immunsuppressiva, da mindestens 40 % der Patienten einen unkomplizierten Verlauf der Erkrankung erleben mit langen Ruhephasen zwischen den Schüben. Für diese Patienten würde eine aggressive (Doppel-)Immunsuppression eine Übertherapie darstellen, die angesichts der Risiken nicht gerechtfertigt scheint.

In der zweiten Studie von Khanna et al. wurden nicht Patienten, sondern Praxen randomisiert, die entweder nach dem Standard *(Step Up)* vorgingen oder, in der Vergleichsgruppe, top down bevorzugten. Auch hier waren die Remissionsraten in beiden Gruppen praktisch identisch, wenn auch in der *Top Down*-Gruppe etwas weniger Komplikationen (28 versus 35 %) der Grunderkrankung vorkamen.

Der Nachteil des frühen Einsatzes von Immunsuppression und Biologika bei allen Patienten ist, abgesehen von den erheblichen Kosten, nicht nur die Übertherapie von blanden Verläufen, sondern auch die dann fehlende medikamentöse Option bei Therapieversagern. Aus diesem Grund scheint es vernünftig, dass ein zügiges Eskalieren der Therapie bei komplizierten Verläufen über die Immunsuppression bis ggf. zur Anti-TNF- oder Integrin-Therapie (beschleunigtes *Step Up*) das geeignete und individuell angepasste Therapieprinzip darstellt und nicht die pauschale Maximaltherapie bei allen.

Zur Verbesserung der Krankheitskontrolle ist in den letzten Jahren und im Prinzip für beide Erkrankungen das *"Treat to Target"*-Konzept vorgeschlagen worden, eine kontrollierte Studie liegt aber nur für MC vor. Naheliegend wäre natürlich die endoskopische Kontrolle des o.g. *"mucosal healing"*, dies ist aber allein aus Kapazitätsgründen etwa 2 mal pro Jahr nicht bei allen CED-Patienten möglich. Daher wurde in der vieldiskutierten CALM-Studie überprüft, ob die enge Krankheitskontrolle durch regelmäßige Calprotectinmessung im Stuhl gegenüber der üblichen klinischen Einschätzung einen Vorteil bringt. Bei nicht normalisiertem Calprotectin wurde dann die in dieser Studie übliche Standardtherapie der Kontrollgruppe in der Interventionsgruppe mit Adalimumab (alle 2 Wochen) gesteigert, bis auf wöchentliche Gabe plus Azathioprin. Durch diese Therapieeskalation wurde der Anteil der Patienten mit mukosaler Heilung von 30 auf 46 % verbessert und auch die steroidfreie Remission nahm nach 48 Wochen von 39 auf 60 % zu. Dies scheint überzeugend, nur war die Studie nicht verblindet, die Rekrutierungskriterien waren zwischen beiden Gruppen verschieden (z.B. CDAI-*Cut off*), und weitere Endpunkte wie endoskopische Remission und Response waren nicht unterschiedlich. Vor allem hatten die Patienten eine bisherige Laufzeit des MC von nur einem Jahr, die Ergebnisse sind daher nicht unbedingt auf die übliche Krankheitskohorte übertragbar. Schließlich ist diese Form der Therapieeskalation nicht etabliert und in einer kürzlich publizierten Nachbeobachtung hatten die Patienten in beiden Gruppen einen ähnlichen weiteren klinischen Verlauf. Trotzdem ist die enge Kontrolle über diesen nicht-invasiven Parameter wohl sinnvoll, allerdings ist er bei isoliertem MC des Ileums nicht zuverlässig. Einen weiteren Dämpfer hat das Treat to Target-Konzept durch zwei kürzlich publizierte Studien erfahren. Eine durch engmaschiges Monitoring von Biomarkern und Infliximab-Spiegeln gesteuerte Therapieeskalation (TAILORIX-Studie) konnte weder einen Vorteil dieses Monitoring gegenüber einer allein anhand von klinischen Parametern gesteuerten Therapie zeigen noch war eine signifikante Reduktion der Krankheitsprogression bei den (wenigen) Patienten zu beobachten, die eine sogenannte "tiefe Remission" erreichten. Dies ist überraschend und stellt das gesamte Konzept des Therapieziels *"mucosal healing"* in Frage.

Entscheidend bleibt immer das klinische Krankheitsbild, ggf. mit sonographischer Bildgebung und der Endoskopie im Zweifelsfall. Aus klinisch-pragmatischer Sicht bleibt die Therapieeskalation ohne klinische Symptomatik problematisch, da bei konsequenter Umsetzung die therapeutischen Optionen schnell ausgereizt sein werden: es entfallen dann die Alternativen beim klinischen Rezidiv.

5.3.4. Remissionserhaltung

5.3.4.1. Remissionserhaltung nach medikamentös induzierter Remission

Mindestens 30 % der Patienten erleiden nach erfolgreich induzierter Remission innerhalb des ersten Jahres und weitere 40 % innerhalb von zwei Jahren ein Rezidiv. Alle Patienten werden zur Nikotinkarenz angehalten, da der Nikotinkonsum einen Risikofaktor für erneute Krankheitsschübe darstellt. Als weitere Risikofaktoren für einen neuen Schub sind die Anzahl der vorherigen Schübe und deren Schweregrad wie auch der Abstand zum letzten Schub und vor allem die Fistelkomplikation belegt (☞ auch Kap. 2.).

Bei den unkomplizierten Verlaufsformen wird nicht prinzipiell eine remissionserhaltende Therapie empfohlen. Demgegenüber bedürfen die steroidrefraktären oder -abhängigen Patienten ebenso wie Patienten nach schweren und häufig rezidivierenden Schüben einer immunsuppressiven Therapie, da sich die remissionserhaltende Therapie mit Steroiden, Budesonid und die Gabe von 5-Aminosalizylaten nach medikamentös induzierter Remission als nicht oder nur marginal wirksam erwiesen hat. Es stehen für die immunsuppressive remissionserhaltende Dauertherapie verschiedene Optionen zur Verfügung. Die am längsten etablierten Medikamente sind die Thiopurinpräparate Azathioprin und 6-Mercaptopurin, die für mindestens 4 Jahre empfohlen werden. Auch nach 4 Jahren kompletter Remission und Steroidfreiheit

Gering bis mäßiggradiger Schub	
Standard (obligat bei proximalem Befall, d.h. bis Jejunum)	• Kortikosteroide (oral): 1 mg/kg KG/Tag Prednisolonäquivalent
Ileocoecaler Befall	• Budesonid (oral): 9 mg/Tag • bei mildem Schub Mesalazin 4,5 g/Tag
Dünndarmbefall (vor allem bei Kindern)	• Enterale bilanzierte Diät
Colitis Crohn	• Sulfasalazin: 3 g/Tag (v.a. bei Begleitarthritis)
Schwerer Schub	
Standard	• Kortikosteroide (oral oder i.v.): 1 mg/kg KG/Tag Prednisolonäquivalent
Falls steroidrefraktär	• Infliximab 5 mg/kg KG i.v. zu Woche 0, 2 und 6, ggf. anschließend Umstellung auf s.c. Gabe 120 mg alle 2 Wochen *oder* • Adalimumab 160/80/40 mg s.c. im Abstand von 2 Wochen
Alternativ	• Vedolizumab 300 mg i.v. (3 Infusionen an Woche 0, 2 und 6; anschließend alle 8 Wochen) • Ustekinumab 130 mg oder 6 mg/kg i.v. (nach 6-8 Wochen Fortsetzung der Therapie 90 mg subkutan alle 8-12 Wochen)
Remissionserhaltung und Steroidabhängigkeit	
Alternativ	• Azathioprin 2-2,5 mg/kg KG/Tag *oder* • Methotrexat (i.m.) 25 mg/Woche *oder* • Infliximab 5 mg/kg KG i.v., ggf. anschließend Umstellung auf s.c. Gabe 120 mg alle 2 Wochen *oder* • Adalimumab 80/40 mg s.c. *oder* • Vedolizumab 300 mg i.v. alle 8 Wochen oder 108 mg Pen s.c. alle 2 Wochen *oder* • Ustekinumab 90 mg subkutan alle 8-12 Wochen
Fisteln	
Standard (v.a. perianale Fisteln)	• Metronidazol (oral): 2-3 × 400 mg/Tag
Falls chronisch	• Azathioprin (oral): 2-2,5 mg/kg KG/Tag
Falls therapierefraktär	• Infliximab (intravenös): 5 mg/kg KG *oder* • Adalimumab 160/80/40 mg s.c. • Mesenchymale Stammzellen
Postoperativ	
Bei unkompliziertem Verlauf	• Metronidazol (oral): 2-3 × 400 mg/Tag für 3 Monate
Alternativ	• Aminosalizylate (oral): 2-3 g/Tag
Bei kompliziertem Verlauf und Rezidivoperation	• Azathioprin 2,5 mg/kg KG/Tag *oder* • Adalimumab 80/40 mg s.c.

Tab. 5.5: Therapeutika und gängige Dosierungen in der Therapie des M. Crohn.

besteht immer noch ein (wenn auch geringer) Vorteil für die Fortführung der Thiopurin-Therapie. Im Alter ab etwa 60 Jahren sollte der prophylaktische Effekt gegen das dann deutlich ansteigende Lymphom und Nicht-Melanom-Hautkrebsrisiko abgewogen werden.

Zu Methotrexat liegt für den MC eine kontrollierte Studie zur Remissionserhaltung vor. In dieser Studie wurde die Therapie nach erfolgreicher Remissionsinduktion mit einer Dosis von 15 mg/Woche oral weitergeführt. Dabei gelingt die Remissionserhaltung über ein Jahr bei 65 % der initialen Responder, insgesamt profitieren damit (bei knapp 40 % Remissionsinduktion) etwa ein Viertel aller behandelten Patienten langfristig.

Die TNF-Antikörper Infliximab und Adalimumab sind ebenfalls in der Remissionserhaltung wirksam. In der sogenannten ACCENT I-Studie wurden die Infliximab-Responder über ein Jahr weiterbehandelt, nach 54 Wochen waren in der optimalen Dosierung mit 10 mg/kg Infliximab noch 38 % dieser Patienten in Remission. Die Daten fallen numerisch schlechter aus, wenn man korrekterweise die Erfolgsraten auf die gesamte Ausgangspopulation (also nicht nur die Responder) bezieht, weil dann in der optimalen Dosierung die langfristige Remissionserhaltung nur bei 26 % aller behandelten Patienten erreicht wird. Die Daten zu Adalimumab sind vergleichbar. Es kommt demnach wie bei der CU unter Anti-TNF-Therapie im Langzeitverlauf oft zu einem Wirkungsverlust.

Wie oben erwähnt, kann man aus den vorliegenden Daten für den Anti-Integrin-Antikörper Vedolizumab schließen, dass die Stärken des neuen Wirkstoffs eher in der längerfristigen Therapie und Remissionserhaltung liegen. Nach erfolgreicher Induktion mit diesem Antikörper sollte die Therapie zur Remissionserhaltung fortgesetzt werden. Das Gleiche gilt auch für Ustekinumab, das bei den Patienten mit primärem Ansprechen häufig eine recht stabile Remission erzielt. Trotzdem muss unabhängig vom verwendeten Biologikum bei etwa der Hälfte der Patienten im Verlauf wegen Wirkverlust umgestellt werden und nicht wenigen Patienten fehlt nach wenigen Jahren eine medikamentöse Therapieoption. Diese therapierefraktäre Situation führt dann zu einer chirurgischen Indikation, die bei ausgedehntem Befall auch extensive Resektionen erfordern kann und entsprechend problematisch ist.

5.3.4.2. Remissionserhaltung nach operativ induzierter Remission

Gesichert ist die Reduktion des postoperativen Rezidivrisikos durch die unmittelbar nach der Operation begonnene Gabe von Metronidazol für 3 Monate. Trotz guter Datenlage kommt diese Therapie aber wegen der begrenzten Zulassung und des gelegentlichen Auftretens von Polyneuropathien nicht oft zum Einsatz. Eine schwache, jedoch signifikante Risikoreduktion durch Mesalazin erfahren Patienten nach operativ induzierter Remission, so dass hier eine Therapie mit einer Tagesdosis von 3-4 g begonnen werden kann. Azathioprin ist in der postoperativen Situation mindestens gleichwertig wirksam, allerdings mit mehr Nebenwirkungen vergesellschaftet, damit ist diese immunsuppressive Therapie besonders für die komplizierten Fällen mit Fisteln und Abszessen oder nach Rezidivoperation geeignet. Die sogenannte POCER-Studie hat gezeigt, dass die routinemäßige postoperative Endoskopie mit ggf. Therapieeskalation auf Azathioprin bzw. Adalimumab effektiv ist, indem das Auftreten eines endoskopischen Rezidivs signifikant verringert werden kann. Allerdings ist der großzügige Einsatz der TNF-Antikörper in der postoperativen Situation angesichts guter postoperativer Langzeitergebnisse auch ohne Prophylaxe kritisch zu beurteilen und sollte Risikopatienten vorbehalten bleiben, die bei einer Kontrollendoskopie etwa 6 Monate nach der Operation bereits wieder fortgeschrittene Läsionen im neoterminalen Ileum (nicht nur an der Anastomose) zeigen.

5.3.4.3. Steroidabhängigkeit

In der Behandlung der steroidabhängigen Verlaufsform des MC stehen wiederum mehrere Therapiealternativen zur Verfügung. Die am längsten etablierte Therapie sind die Thiopurinpräparate Azathioprin bzw. 6-Mercaptopurin. Zwei Drittel der behandelten Patienten sind in der Lage, unter einer Therapie mit Azathioprin oder 6-Mercaptopurin die Steroiddosis unter die tägliche Dosis von 10 mg Prednisolonäquivalent zu senken. Entscheidend für die Wirksamkeit ist wiederum die Dauer der Behandlung, ein Therapieversuch bis zur Beurteilung der Effektivität sollte für mindestens sechs Monate durchgeführt werden. Entsprechend langsam sollte auch das Ausschleichen der Steroide erfolgen, um keinen frühzeitigen Rückfall zu riskieren.

Auch Infliximab ist bei der Steroidabhängigkeit eingesetzt worden, allerdings in Kombination mit Azathioprin. Dabei war die Kombination der alleinigen Gabe von Azathioprin überlegen. Da in dieser Situation die Weiterführung der Anti-TNF-Therapie eine Dauertherapie darstellen würde, scheint unter dem Aspekt des Wirkungsverlustes und der dann fehlenden Reservetherapien die Verwendung der TNF-Antikörper bei Steroidabhängigkeit eher die zweite Wahl.

Eine Alternative vor allem bei Thiopurinversagen oder- unverträglichkeit von Azathioprin ist das Methotrexat, das aber nur noch selten eingesetzt wird.

Zu Vedolizumab und Ustekinumab stehen bisher keine kontrollierten Daten zur Steroidabhängigkeit zur Verfügung, beide bieten sich wegen der oben aufgeführten günstigen Langzeitdaten und der guten Sicherheit aber auch bei dieser Verlaufsform an. Zwar bleibt das Ergebnis entsprechender Studien abzuwarten, aber in geeigneten Fällen ist ein Therapieversuch legitim.

5.3.4.4. Exit-Strategien

Die Frage des geeigneten und möglichst sicheren Zeitpunkts für einen Exit aus einer Biologikatherapie nach erfolgreicher Induktion und Remissionserhaltung ist bei beiden entzündlichen Darmerkrankungen ungeklärt. Nach Anti-TNF-Therapie bei MC wird das mediane Intervall bis zum Rezidiv nach Absetzen mit 4,8-16,4 Monaten angegeben. Risikofaktoren sind eine persistierende endoskopische oder laborchemische Aktivität, bei MC Rauchen und ein strikturierender Verlauf. Erfreulicherweise ist das Wiederansprechen mit 78,3-100 % die Regel; allerdings kann es nach längerer Pause häufiger zu Infusionsreaktionen kommen. Auch nach Stop von Vedolizumab liegt die Rezidivhäufigkeit innerhalb von knapp 1 Jahr bei 64 %, nach Wiederansetzen war es aber nur in 63 % wieder effektiv. Zu Ustekinumab liegen hierzu keine guten Daten vor. Somit bleibt der Exit eine Einzelfallentscheidung, bei der Faktoren wie bisheriger Verlauf, Compliance (Adhärenz), Nebenwirkungen und auch eine geplante Schwangerschaft sowie schließlich das Alter des Patienten berücksichtigt werden müssen. Ein entsprechender Exit-Algorithmus findet sich in Abb. 5.3.

Nach erfolgreicher Therapie mit Infliximab in Kombination mit Azathioprin ist die Frage nach der Reihenfolge des Absetzens wichtig, auch unter dem Aspekt des erhöhten Infektionsrisikos unter Mehrfach-Immunsuppression.

Van Assche und Kollegen untersuchten bei 80 Patienten mit stabiler Remission unter einer Kombination von Infliximab und Immunsuppressiva (Azathioprin, 6-Mercaptopurin oder Methotrexat) diese Fragestellung, in dem sie bei der Hälfte der Patienten die Kombination weiterführten und bei der anderen Hälfte der Patienten die Immun-

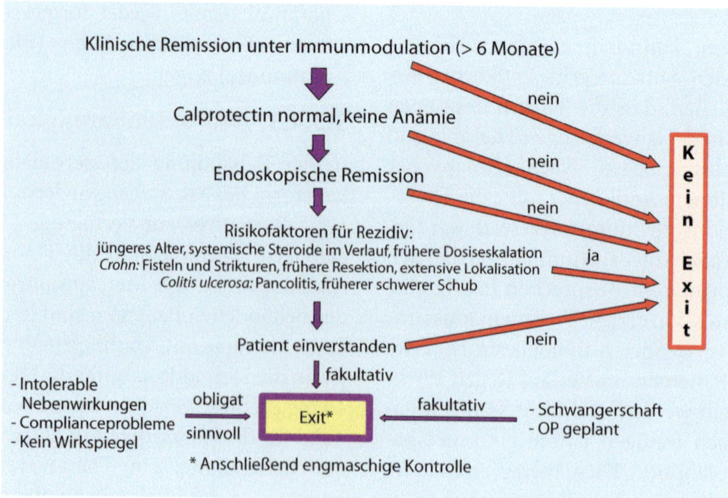

Abb. 5.3: Exit-Algorithmus.

suppressiva stoppten und nur mit Infliximab therapierten. Beide Patientengruppen unterschieden sich anschließend nicht, was die Notwendigkeit von zusätzlichen Infliximabgaben oder das Absetzen von Infliximab anging. Allerdings benötigte in beiden Gruppen etwa die Hälfte der Patienten im folgenden Jahr zusätzliche Infliximabgaben, überwiegend wegen erneuter Krankheitsschübe. Bei etwa jedem vierten Patienten musste die Infliximab-Therapie wegen Wirkungsverlust oder Unverträglichkeit gestoppt werden. Die Autoren folgern, dass bei Weiterführen der Infliximab-Therapie eine Kombination mit Immunsuppressiva für länger als 6 Monate keinen wesentlichen Benefit bringt.

Stoppt man in dieser Situation der Kombinations-Immunsuppression das Infliximab, so stellt sich ein ähnliches Bild dar. In einer entsprechenden Studie wurde bei 115 Patienten in stabiler, steroidfreier Remission das Infliximab gestoppt und die Azathioprin-Therapie weitergeführt. Auch hier erlitten innerhalb des ersten Jahres knapp die Hälfte (43,9 %) der Patienten einen Rückfall. Allerdings konnten fast alle (88 %) dieser Patienten mit einer erneuten Gabe von Infliximab wieder in Remission gebracht werden.

Die dargestellten Daten kann man sicherlich unterschiedlich interpretieren, angesichts einer stabilen Remission bei der Hälfte der Patienten und der exzellenten Remissionsraten unter erneuter Infliximabgabe scheint der zweite Ansatz mit der alleinigen Fortführung der Azathioprin-Therapie vorteilhafter, auch weil mit der Option der erneuten Infliximabgabe eine suffiziente *Rescue*-Therapie bei erneutem Schub weiterhin zur Verfügung steht.

5.4. Therapie des perianalen Fistelleidens

Bei perianalen Fisteln ist ein interdiziplinäres Vorgehen von Internisten und Chirurgen zur Erreichung eines optimalen Therapieergebnisses zwingend. Etwa 40 % der Patienten mit MC leiden im Verlauf ihrer Erkrankung an der Ausbildung von Fisteln. Eine Unterscheidung in einfache und komplexe Fisteln macht aufgrund des unterschiedlichen therapeutischen Vorgehens Sinn. Bei den perianalen Fisteln ist ihre Lokalisation in Bezug auf den Sphinkterapparat von Bedeutung. Tiefsitzende Fisteln und die rein subkutan verlaufenden Fisteln zählen zu den einfachen Fisteln, während die hochliegenden Fisteln mit Affektion des Sphinkterapparates, die hufeisenförmig um das Rektum verlaufenden Fisteln und die Fisteln mit Organübergriff (interenterisch, enterovaginal oder enterovesikal) zu den komplexen Fisteln gezählt werden.

Unkontrollierten Fallserien zufolge sind die Antibiotika Metronidazol und Ciprofloxacin in der Akutbehandlung wirksam; bei bis zu 50 % der Patienten kann ein Fistelverschluss erreicht werden, allerdings ist das Rezidiv nach Absetzen die Regel. Für eine Dauerbehandlung kommt Metronidazol auf Grund der Resistenzentwicklung und der Gefahr der Polyneuropathie nicht in Frage. Bei einfachen Fisteln ist in der Regel zunächst keine Dauertherapie indiziert, auf Grund der hohen Rezidivrate allerdings bei komplexen Fisteln durchaus; bei einfachen Fisteln wird diese beim Rezidiv eingeleitet. Azathioprin und 6-Mercaptopurin sind sowohl in der Abheilung als auch in der Remissionserhaltung effektiv, die Datenlage ist allerdings sehr begrenzt.

Eine wirksame Therapiealternative beim Fistelleiden stellt die Gabe von TNF-Antikörpern dar. Nach dreimaliger Infusion von Infliximab heilten unter der optimalen Dosis von 5 mg/kg KG 55 % der Fisteln ab im Vergleich zu nur 13 % in der Kontrollgruppe. In der Langzeittherapie ist der Erfolg weniger eindrucksvoll, bei wiederholter achtwöchentlicher Gabe bleibt nur etwa jeder fünfte behandelte und nur jeder dritte initial ansprechende Patient dauerhaft in Remission. Dies entspricht auch der Beobachtung, dass in der MRT die Fistelkanäle trotz äußerem Verschluss erhalten bleiben also keine vollständige Ausheilung erzielt wird. Zu anderen Antikörpern gibt es Daten zu Fistelpatienten nur in Subgruppenanalysen. Neuerdings hat sich auch die lokale Injektion mesenchymaler Stammzellen um den Fistelkanal als wirksam erwiesen. Dies ist spezialisierten Zentren vorbehalten und auch ein erheblicher Kostenfaktor. Die optimale Indikation für diese Therapie und ihr Stellenwert im chirurgischen Kontext sind noch nicht abzuschätzen.

Ein dauerhafter Verschluss komplexer Fisteln ist somit eher die Ausnahme denn die Regel, hier ist die interdisziplinäre Zusammenarbeit zwischen dem Gastroenterologen und dem Chirurgen gefordert. Meist wird die Kombination einer antibiotischen Therapie, der chirurgischen Drainage durch Einlage von Setons sowie einer Immunsuppression mit dem Ziel der Abheilung der Entzündung notwendig sein. Unter Umständen kann auch eine operative Fistelexzision möglich sein bzw. unter medikamentöser Inflammationskontrolle möglich werden. Andere experimentelle Ansätze wie Fistelplugs haben sich nicht bewährt. In der Hand erfahrener Fistelchirurgen können auch rektovaginale Fisteln durch Mukosaverschiebelappen oder Interposition von vaskularisiertem Gewebe (z.B. M. gracilis-Flap) zwischen Rektum und Scheidenhinterwand verschlossen werden. Fisteln zur Blase oder enterokutane Fisteln sind in der Regel Operationsindikationen.

5.5. Literatur

Ardizzone S, Maconi G, Russo A et al. Randomised controlled trial of azathioprine and 5-aminosalicylic acid for treatment of steroid dependent ulcerative colitis. Gut. 2006;55:47-53.

Campieri M, Ferguson A, Doe W et al. Oral budesonide is as effective as oral prednisolone in active Crohn's disease. Gut 1997;41:209-214.

Candy S, Wright J, Gerber M et al. A controlled double-blind study of azathioprine in the mangement of Crohn's disease. Gut 1995;37:674-678.

Colombel JF et al. Adalimumab for maintenance of clinical response and remission in patients with Crohn's disease: the CHARM trial. Gastroenterology 2007; 132 (1):52-65.

Colombel JF, Sandborn WJ, Reinisch W et al. Infliximab, azathioprine, or combination therapy for Crohn's disease. N Engl J Med. 2010;362(15):1383-95.

Colombel JF, Panaccione R, Bossuyt P, Lukas M, Baert F, Vaňásek T, Danalioglu A, Novacek G, Armuzzi A, Hébuterne X, Travis S, Danese S, Reinisch W, Sandborn WJ, Rutgeerts P, Hommes D, Schreiber S, Neimark E, Huang B, Zhou Q, Mendez P, Petersson J, Wallace K, Robinson AM, Thakkar RB, D'Haens G. Effect of tight control management on Crohn's disease (CALM): a multicentre, randomised, controlled phase 3 trial. Lancet. 2018; 390(10114):2779-2789.

De Cruz P, Kamm MA, Hamilton AL, et al. Crohn's disease management after intestinal resection: a randomised trial. Lancet. 2015 Apr 11;385(9976):1406-17.

D'Haens G, Vermeire S, Lambrecht G, Baert F, Bossuyt P, Pariente B, Buisson A, Bouhnik Y, Filippi J, Vander Woude J, Van Hootegem P, Moreau J, Louis E, Franchimont D, De Vos M, Mana F, Peyrin-Biroulet L, Brixi H, Allez M, Caenepeel P, Aubourg A, Oldenburg B, Pierik M, Gils A, Chevret S, Laharie D; GETAID. Increasing infliximab dose based on symptoms, biomarkers, and serum drug concentrations does not increase clinical, endoscopic, and corticosteroid-free remission in patients with active luminal Crohn's Disease. Gastroenterology. 2018;154(5):1343-1351.e1.

Feagan BG, Fedorak RN, Irvine EJ et al. A comparison of methotrexate with placebo for the maintenance of remission in Crohn's disease. North American Crohn's Study Group Investigators. N Engl J Med 2000;42:1627-1632.

Feagan BG, Rutgeerts P, Sands BE et al. Vedolizumab as induction and maintenance therapy for ulcerative colitis. N Engl J Med. 2013;369(8):699-710.

Feagan BG, Sandborn WJ, Gasink C, Jacobstein D, Lang Y, Friedman JR, Blank MA, Johanns J, Gao LL, Miao Y, Adedokun OJ, Sands BE, Hanauer SB, Vermeire S, Targan S, Ghosh S, de Villiers WJ, Colombel JF, Tulassay Z, Seidler U, Salzberg BA, Desreumaux P, Lee SD, Loftus EV Jr, Dieleman LA, Katz S, Rutgeerts P; UNITI–IM-UNITI Study Group. Ustekinumab as induction and maintenance therapy for Crohn's Disease. N Engl J Med. 2016;375(20):1946-1960.

Feagan BG, Danese S, Loftus EV Jr, Vermeire S, Schreiber S, Ritter T, Fogel R, Mehta R, Nijhawan S, Kempiñski R, Filip R, Hospodarskyy I, Seidler U, Seibold F, Beales ILP, Kim HJ, McNally J, Yun C, Zhao S, Liu X, Hsueh CH, Tasset C, Besuyen R, Watanabe M, Sandborn WJ, Rogler G, Hibi T, Peyrin-Biroulet L. Filgotinib as induction and maintenance therapy for ulcerative colitis (SELECTION): a phase 2b/3 double-blind, randomised, placebo-controlled trial. Lancet. 2021;397(10292):2372-2384.

Fellermann K, Tanko Z, Herrlinger KR et al. Response of refractory colitis to intravenous or oral tacrolimus (FK506). Inflamm Bowel Dis 2002;8:317-24.

Ford AC, Kane SV, Khan KJ et al. Efficacy of 5-aminosalicylates in Crohn's disease: systematic review and meta-analysis. Am J Gastroenterol 2011;106(4):617-29.

Ford AC, Khan KJ, Talley NJ et al. 5-aminosalicylates prevent relapse of Crohn's disease after surgically induced remission: systematic review and meta-analysis. Am J Gastroenterol 2011;106(3):413-20.

Hanauer SB, Feagan BG, Lichtenstein GR et al. Maintenance infliximab for Crohn's disease: the ACCENT I randomised trial. Lancet 2002;359:1541-9.

Hanauer SB et al. Human anti-tumor necrosis factor monoclonal antibody (adalimumab) in Crohn's disease: the CLASSIC-I trial. Gastroenterology 2006;130(2):323-33.

Jarnerot G et al. Infliximab as rescue therapy in severe to moderately severe ulcerative colitis: a randomized, placebo-controlled study. Gastroenterology 2005;128(7): 1805-11.

Jewell DP, Truelove SC. Azathioprine in ulcerative colitis: final report on a controlled therapeutic trial. Brit Med J 1974;14:627-630.

Kamm MA, Sandborn WJ, Gassull M et al. Once-daily, high-concentration MMX mesalamine in active ulcerative colitis. Gastroenterology 2007;132:66-75.

Khanna R, Bressler B, Levesque BG, Zou G, Stitt LW, Greenberg GR, Panaccione R, Bitton A, Paré P, Vermeire S, D'Haens G, MacIntosh D, Sandborn WJ, Donner A, Vandervoort MK, Morris JC, Feagan BG; REACT Study Investigators. Early combined immunosuppression for the management of Crohn's disease (REACT): a cluster randomised controlled trial. Lancet 2015;386:1825-34.

Klag T, Goetz M, Stange EF, Wehkamp J. Medical therapy of perianal Crohn's disease. Viszeralmedizin. 2015; 31(4):265-72.

Kruis W, Fric P, Pokrotnieks J et al. Maintaining remission of ulcerative colitis with the probiotic *Escherichia coli* Nissle 1917 is as effective as with standard mesalazine. Gut 2004;53:1617-23.

Kruis W, Kiudelis G, Rácz I et al. Once daily versus three times daily mesalazine granules in active ulcerative colitis: a double-blind, double-dummy, randomised, non-inferiority trial. Gut 2009;58(2):233-40.

Laharie D, Bourreille A, Branche J et al. Ciclosporin versus infliximab in patients with severe ulcerative colitis refractory to intravenous steroids: a parallel, open-label randomised controlled trial. Lancet 2012;380:1909-15.

Laharie D, D'Haens G, Nachury M, Lambrecht G, Bossuyt P, Bouhnik Y, Louis E, Janneke van der Woude C, Buisson A, Van Hootegem P, Allez M, Filippi J, Brixi H, Gilletta C, Picon L, Baert F, Vermeire S, Duveau N, Peyrin-Biroulet L. Steroid-free deep remission at one year does not prevent Crohn's Disease progression: Long-term data from the TAILORIX Trial. Clin Gastroenterol Hepatol. 2021:S1542-3565(21)01268-4.

Lemann M et al. A randomized, double-blind, controlled withdrawal trial in Crohn's disease patients in long-term remission on azathioprine. Gastroenterology 2005;128 (7):1812-8.

Lichtiger S, Present DH, Kornbluth A et al. Cyclosporine in severe ulcerative colitis refractory to steroid therapy. New Engl J Med 1994;330;1841-1845.

Louis E, Mary JY, Vernier-Massouille G et al. Maintenance of remission among patients with Crohn's disease on antimetabolite therapy after infliximab therapy is stopped. Gastroenterology. 2012;142(1):63-70.

Malchow H, Ewe K, Brandes J et al. European cooperative Crohn's disease study (ECCDS): results of drug treatment. Gastroenterology 1984;86:249-266.

Marshall JK, Irvine EJ. Rectal corticosteroids versus alternative treatments in ulcerative colitis: a meta-analysis. Gut 1997;40:775-781.

Marteau P, Probert CS, Lindgren S et al. Combined oral and enema treatment with Pentasa (mesalazine) is superior to oral therapy alone in patients with extensive mild/moderate active ulcerative colitis: a randomised, double blind, placebo controlled study. Gut 2005;54: 960-5.

Ogata H, Matsui T, Nakamura M et al. A randomised dose finding study of oral tacrolimus (FK506) therapy in refractory ulcerative colitis. Gut 2006;55:1255-62.

Panaccione R, Ghosh S, Middleton S et al. Combination therapy with infliximab and azathioprine is superior to monotherapy with either agent in ulcerative colitis. Gastroenterology 2014;146:392-400.

Panés J, García-Olmo D, Van Assche G, Colombel JF, Reinisch W, Baumgart DC, Dignass A, Nachury M, Ferrante M, Kazemi-Shirazi L, Grimaud JC, de la Portilla F, Goldin E, Richard MP, Leselbaum A, Danese S; ADMIRE CD Study Group Collaborators. Expanded allogeneic adipose-derived mesenchymal stem cells (Cx601) for complex perianal fistulas in Crohn's disease: a phase 3 randomised, double-blind controlled trial. Lancet. 2016; 388(10051):1281-90.

Pearson DC, May GR, Fick GH, Sutherland LR. Azathioprine and 6-mercaptopurine for maintaining remission in Crohn's disease. Ann Intern Med 1995;122:132-142. Cochrane Database Syst Rev (2000) CD000067.

Present D, Rutgeerts P, Targan S et al. Mayer L, van Deventer SJH et al. Infliximb for the treatment of fistulas in patients with Crohn's disease. New Engl J Med 1999;340: 1398-1405.

Reinisch W, Sandborn WJ, Hommes DW et al. Adalimumab for induction of clinical remission in moderately to severely active ulcerative colitis: results of a randomised controlled trial. Gut 2011;60:780-7.

Rutgeerts P et al. Infliximab for induction and maintenance therapy for ulcerative colitis. N Engl J Med 2005; 353(23):2462-76.

Sandborn WJ, Travis S, Moro L et al. Once-daily budesonide MMX® extended-release tablets induce remission in patients with mild to moderate ulcerative colitis: results from the CORE I study. Gastroenterology 2012; 143:1218-26.

Sandborn WJ, Feagan BG, Marano C et al. Subcutaneous golimumab induces clinical response and remission in patients with moderate-to-severe ulcerative colitis. Gastroenterology 2014;146:85-95.

Sandborn WJ, Feagan BG, Marano C, Zhang H, Strauss R, Johanns J, Adedokun OJ, Guzzo C, Colombel JF, Reinisch W, Gibson PR, Collins J, Järnerot G, Rutgeerts P;

PURSUIT-Maintenance Study Group. Subcutaneous golimumab maintains clinical response in patients with moderate-to-severe ulcerative colitis. Gastroenterology. 2014;146:96-109.

Sandborn WJ et al. Adalimumab for Maintenance Treatment of Crohn's Disease: Results of the CLASSIC II Trial. Gut 2007;56(9):1232-1239.

Sandborn WJ, Feagan BG, RutgeertsP,et al. Vedolizumab as induction and maintenance therapy for Crohn's disease. N Engl J Med 2013;369:711-21.

Sandborn WJ, Su C, Sands BE, D'Haens GR, Vermeire S, Schreiber S, Danese S, Feagan BG, Reinisch W, Niezychowski W, Friedman G, Lawendy N, Yu D, Woodworth D, Mukherjee A, Zhang H, Healey P, Panés J; OCTAVE Induction 1, OCTAVE Induction 2, and OCTAVE Sustain Investigators. Tofacitinib as induction and maintenance therapy for Ulcerative Colitis. N Engl J Med. 2017; 376(18):1723-1736.

Sandborn WJ, Feagan BG, D'Haens G, Wolf DC, Jovanovic I, Hanauer SB, Ghosh S, Petersen A, Hua SY, Lee JH, Charles L, Chitkara D, Usiskin K, Colombel JF, Laine L, Danese S; True North Study Group. Ozanimod as induction and maintenance therapy for Ulcerative Colitis. N Engl J Med. 2021;385(14):1280-1291.

Sands BE, Anderson FH, Berstein CH et al. Infliximab maintenance therapy for fistulizing Crohn's disease. New Engl J Med 2004;350:876-85.

Sands BE, Sandborn WJ, Panaccione R, O'Brien CD, Zhang H, Johanns J, Adedokun OJ, Li K, Peyrin-Biroulet L, Van Assche G, Danese S, Targan S, Abreu MT, Hisamatsu T, Szapary P, Marano C; UNIFI Study Group. Ustekinumab as induction and maintenance therapy for Ulcerative Colitis. N Engl J Med. 2019;381(13):1201-1214.

Sands BE, Irving PM, Hoops T, Izanec JL, Gao LL, Gasink C, Greenspan A, Allez M, Danese S, Hanauer SB, Jairath V, Kuehbacher T, Lewis JD, Loftus EV Jr, Mihaly E, Panaccione R, Scherl E, Shchukina OB, Sandborn WJ; SEAVUE Study Group. Ustekinumab versus adalimumab for induction and maintenance therapy in biologic-naive patients with moderately to severely active Crohn's disease: a multicentre, randomised, double-blind, parallel-group, phase 3b trial. Lancet. 2022;399(10342):2200-2211.

Schmidt KJ, Herrlinger KR, Emmrich J, et al. Short-term efficacy of tacrolimus in steroid-refractory ulcerative colitis - experience in 130 patients. Aliment Pharmacol Ther 2013;37(1):129-36.

Stange EF. Exitstrategien aus der Immuntherapie. Gastro-News 2020;7(1):37-40.

Summers RW, Switz DM, Sessions J et al. National cooperative Crohn's disease study: results of drug treatment. Gastroenterology 1979;77:847-869.

Sutherland L, Roth D, Beck P et al. Oral 5-aminosalicylic acid for maintenance of remission in ulcerative colitis. Cochrane Database Syst Rev (2002) CD000544.

Torres J, Mehandru S, Colombel JF, Peyrin-Biroulet L. Crohn´s disease. Lancet. 2017;389(10080):1741-1755.

Tromm A, Bunganiè I, Tomsová E, et al.Budesonide 9 mg is at least as effective as mesalamine 4.5 g in patients with mildly to moderately active Crohn's disease. Gastroenterology 2011;140(2):425-434.

Truelove SC, Witts LJ. Cortisone in ulcerative colitis. Final report on a therapeutic trial. BMJ 1955;2:1041-1048..

Ungaro R, Mehandru S, Allen PB, Peyrin-Biroulet L, Colombel JF. Ulcerative colitis. Lancet. 2017;389(10080): 1756-1770.

Wehkamp J, Götz M, Herrlinger K, Steurer W, Stange EF. Inflammatory bowel disease. Dtsch Arztebl Int. 2016; 113(5):72-82.

Chirurgische Therapie chronisch entzündlicher Darmerkrankungen

6. Chirurgische Therapie chronisch entzündlicher Darmerkrankungen

Der Stellenwert chirurgischer Maßnahmen bei der Behandlung chronisch entzündlicher Darmerkrankungen (CED) ist in den letzten Jahren insbesondere durch die positiven Erfahrungen minimal invasiver Zugänge deutlich in den Vordergrund gerückt und ist bei bestimmten Indikationen gleichwertig einer medikamentösen Therapie bereits frühzeitig zu diskutieren. Neben der traditionellen Rolle der Chirurgie als "letzte Option" bei refraktären Symptomen oder Komplikationen hat die Verbesserung der Lebensqualität durch ein Absetzen Crohn-spezifischer Therapien verbunden mit einer deutlichen Kostenersparnis an Bedeutung gewonnen. Etwa die Hälfte aller Patienten mit einer CED benötigt mindestens eine Operation im Laufe ihrer Erkrankung. Ein ileocoecaler Befall geht mit einer 90%igen Wahrscheinlichkeit einer chirurgischen Intervention einher, während im Falle eines Rezidivs jeder zweite Patient reoperiert werden muss. Der optimale Operationszeitpunkt wird in enger fachlicher Abstimmung zwischen Viszeralchirurgen und Gastroenterologen vorbereitet und festgelegt.

6.1. Präoperative Vorbereitung

Voraussetzung für ein gutes Operationsergebnis sind eine optimale medizinische und psychologische Vorbereitung sowie eine kompetente perioperative Versorgung. CED-Patienten benötigen häufig komplexe chirurgische Prozeduren, die per se mit einer erhöhten Komplikationsrate einhergehen. Viele der Patienten sind zwar jung und damit "fit", aber ernsthaft erkrankt. Jahrelange Immunsuppression, Mangelernährung, Infektionen und Depressionen machen diese Patienten besonders komplikationsanfällig. Daher bedarf es einer professionellen interdisziplinären Abstimmung der nötigen Vorbereitungen, des Operationszeitpunktes und der Eingriffsart, um gute Ergebnisse zu erzielen. Eine fundierte und sachliche Aufklärung von Patienten und Angehörigen über die operativen Möglichkeiten, eventuelle Alternativen, das Komplikationsspektrum mit denkbaren Folgen, bilden die Grundlage für ein vertrauensvolles Arzt-Patienten-Verhältnis. Nur auf diese Weise können unrealistische Erwartungen und nachfolgende Enttäuschungen vermieden werden.

6.2. Verbesserung der Ausgangssituation (Prähabilitation)

Bereits während der prä-operativen Phase von 4-6 Wochen sollten Faktoren wie Anämie, Flüssigkeitsdefizite, Elektrolyt- sowie Säure/Basen-Veränderungen entsprechend korrigiert werden. Dazu gehören u.a. auch Gerinnungsstörungen, die durch Malnutrition oder Malabsorption verursacht werden. Patienten mit einem Gewichtsverlust von mehr als 10 % des Ausgangswertes innerhalb von drei Monaten profitieren von zusätzlicher enteraler bzw. parenteraler Ernährung, da dadurch die postoperative Komplikationsrate deutlich gesenkt werden kann. Viele Patienten haben eine ausgeprägte chronische Hypalbuminämie, die durch die beschleunigte Passagezeit, die Mangelernährung oder eine verkürzte Resorptionsstrecke durch vorhergehende Eingriffe verursacht werden. Das Serumalbumin ist kein ausreichend sicherer Marker für eine Mangelernährung, da der Albuminwert durch eine Reihe von Faktoren wie akute oder chronische Sepsis beeinflusst wird. Eine totale parenterale Ernährung ist in diesen Fällen unumgänglich, da durch eine fortgeführte Malnutrition die Symptome verstärkt werden. Ferner ist eine adäquate perioperative Antibiotikaprophylaxe sinnvoll. Gleiches gilt für die perioperativ notwendige Thromboseprophylaxe, da CED-Patienten ein erhöhtes Risiko für thrombembolische Komplikationen aufweisen.

6.3. Immunsuppressive Therapie

Die meisten Immunsuppressiva können prinzipiell ohne Ausschleichphase unmittelbar präoperativ abgesetzt werden. Bei einigen MC-Patienten ist aber eine peri- und postoperativ weitergeführte immunsuppressive Therapie wünschenswert, um einer Rezidivbildung vorzubeugen bzw. hinauszuzögern. Eine Ausnahme bilden Corticosteroide. Eine Vielzahl an Studien hat den Einfluss von Corticosteroiden auf die Komplikationsraten untersucht. In einer retrospektiven Analyse an insgesamt 159 Patienten mit elektiven Darmeingriffen erhielten 56 Erkrankte Corticosteroide, 52 6-Mercaptopurin (6-MP) oder Azathioprin allein oder in Kombination mit Corticosteroiden, 51 Patienten erhielten keine dieser genannten Substanzen. Das Risiko für septische Komplikationen zeigte sich in der Gruppe der Patienten mit Corticosteroiden signifikant erhöht. Ein erhöhtes Komplikationsrisiko bei Patienten, die präoperativ mit Corticosteroiden behandelt wurden ist ausreichend bewiesen. Eine Monotherapie mit 6-MP oder Azathioprin ist dagegen ohne erhöhte perioperative Komplikationsrate möglich. Eine präoperative Anti-TNF-Therapie erhöht laut einer aktuellen Metaanalyse bei über 20.000 Patienten die infektiösen Komplikationen bei MC und die nicht-infektiösen bei CU jeweils um etwa 44 % bzw. 57 %. Problematisch ist insbesondere die lange Halbwertszeit des Antikörpers, sodass meist 4 Wochen zwischen der letzten Applikation und einer Operation abgewartet werden sollten. Für Vedolizumab ist eine erhöhte Rate an postoperativem Ileus publiziert, die Antikörper-assoziierten Komplikationen durch Ustekinomab sind noch unzureichend untersucht.

6.4. Chirurgische Therapie des M. Crohn

6.4.1. Allgemeine Aspekte

Wenn die Diagnose eines MC gestellt wird, finden sich bei etwa 45 % der Patienten sowohl im Dünn- als auch Dickdarm entzündliche Veränderungen. In 30 % der Fälle ist der MC bei Erstdiagnose ausschließlich auf das Ileum und in 25 % auf das Colon beschränkt. Im weiteren Verlauf kann sich die Erkrankung diskontinuierlich auf weitere Bereiche des Intestinaltraktes ausbreiten. Die primäre Therapie des MC wird in der überwiegenden Mehrzahl der Fälle konservativ begonnen und erzielt häufig eine vorübergehende Remission der Erkrankung. Wie oben ausgeführt, ist der MC allerdings durch eine rein medikamentöse Therapie nicht zu heilen, noch kann sie sicher Rezidive verhindern. Unter diesem Aspekt sollte die chirurgische Therapie des MC nicht als Mittel der letzten Wahl gesehen, sondern mit dem behandelnden Gastroenterologen frühzeitig abgestimmt werden. Für die Mehrzahl der Patienten ist im Laufe ihrer Erkrankung ein operativer Eingriff unumgänglich. Die Wahrscheinlichkeit einer notwendigen Operation steigt kumulativ mit den Erkrankungsjahren an, ist allerdings in den letzten Jahren in publizierten Daten aus dem skandinavischen Raum und Kanada um 39,6 % rückläufig. Sie wird von der Europäischen Studiengruppe nach fünfzehn Jahren mit 37 % angegeben, wobei 35,9 % der Patienten nach einem Ersteingriff eine weitere Intervention benötigten. Sind gleichzeitig Dünn- und Dickdarm befallen, ist die Wahrscheinlichkeit einer Operation am höchsten, bei alleinigem Befall des Dickdarms am niedrigsten. Dennoch gilt:

> Das Fortschreiten der Erkrankung lässt sich durch eine Operation nicht verhindern.

Rezidive nach einem operativen Eingriff sind häufig. Schon nach einem Jahr postoperativ lassen sich endoskopisch bei über 70 % und nach drei Jahren bei über 90 % der Patienten Rezidive nachweisen. Die Läsionen sind meist an der Anastomose oder in benachbarten Darmabschnitten lokalisiert. Etwa 45 % der Rezidive werden innerhalb von 5 Jahren symptomatisch und in diesen Fällen wird ein zweiter Eingriff zu über 20 % erforderlich. Durch weitere Erkrankungsschübe resultiert bei 5-10 % der Patienten sogar eine dritte Operation.

Wegen der multilokulären Manifestation des MC und seiner hohen Rezidivrate müssen festgelegte Standards bei der chirurgischen Therapie eingehalten werden, damit langfristig eine zufriedenstellende Lebensqualität gewährleistet ist. Die Tatsache, dass die Erkrankung bislang weder medikamentös noch chirurgisch saniert werden kann, erfordert ein möglichst minimales sowie individuell angepasstes chirurgisches Vorgehen.

6.4.2. Prognostische Faktoren in der chirurgischen Therapie des M. Crohn

Wie die Erkrankung selbst, ist die Pathogenese des MC-Rezidivs bislang nicht hinreichend geklärt. Weder Alter, Geschlecht, Art der präoperativen medikamentösen Therapie noch die Anzahl der Voroperationen scheinen einen signifikanten Einfluss auf die Prognose und die Rezidivrate zu haben. Die prognostische Relevanz der präoperativen Erkrankungsdauer wird weiterhin kontrovers diskutiert.

"Radikalität" der Operation

Der histologische Nachweis einer Entzündung am Resektionsrand hat keine prognostische Bedeutung. Bei radikalem Vorgehen treten im Vergleich zur sparsamen Resektion sogar signifikant höhere Rezidivraten auf. Eine Ausdehnung der Resektion auf größere Anteile des makroskopisch gesunden Darmes ist daher nicht indiziert. Bei wiederholten Eingriffen besteht die Gefahr der Entwicklung eines Kurzdarm-Syndroms.

Insbesondere am terminalen Ileum ist es wichtig, die Resektionsgrenzen sparsam festzulegen, da in diesem Bereich des Dünndarms die Rückresorption von Gallensäuren und die Absorption von Vitamin B_{12} stattfindet. Der Verlust von mehr als 80 cm Ileum kann chologene Durchfälle, Steatorrhoe, Oxalatsteine in den ableitenden Harnwegen und eine megaloblastäre Anämie zur Folge haben. Auch am rechten Colon ist dieses Prinzip zu befolgen, da hier der größte Teil der Wasserrückresorption stattfindet.

Zur Frage "darmnahe Resektion versus großzügige Resektion eines Mesenteriumsegmentes" gibt es eine neue Studie: Coffey und Mitarbeiter konnten 2018 zeigen, dass die großzügige en-bloc-Resektion des Mesenteriums eines befallenen Dünndarmsegmentes eine signifikante Verringerung des Rezidivrisikos von 40 % auf 2,9 % mit sich bringt. Ob sich diese Ergebnisse bestätigen lassen, wird derzeit in einer internationalen Multizenterstudie überprüft.

> Unbedingt zu vermeiden ist eine "großzügige" Resektion im Gesunden, damit für einen möglichst langen Zeitraum eine ausreichende Darmlänge erhalten bleibt und ein Kurzdarm-Syndrom vermieden wird.

Verlaufsform des M. Crohn

Die Verlaufsform des MC ist für die Prognose ausschlaggebend. Es wird zwischen zwei Verlaufsformen unterschieden, dem perforierenden und dem nicht perforierenden fibro-stenotischen MC. Die perforierende ist zugleich die aggressivere Verlaufsform, die mit einer höheren Rezidiv- und Reoperationsrate einhergeht (☞ Tab. 6.1). Natürlich kann auch ein inflammatorischer oder stenosierender Verlauf in einen perforierenden übergehen (☞ Abb. 2.3).

Perforierender MC
Aggressiver und schwerer Verlauf, hohe Rezidiv- und Reoperationsrate; assoziiert mit Ulzeration, Abszedierung und/oder gedeckter Perforation
Nicht-perforierender fibro-stenotischer MC
Langsamere Entwicklung, eher indolenter Verlauf, spätere Reoperation und niedrigere Reoperationsrate als die perforierende Form; vorwiegend assoziiert mit Obstruktion und Blutungen

Tab. 6.1: Chirurgische Unterteilung des Verlaufs bei M. Crohn.

Intestinale Lokalisation des M. Crohn

Die prognostische Bedeutung der Lokalisation des MC wird unverändert kontrovers diskutiert. In den meisten Untersuchungen geht allerdings der Befall der Ileocoecalregion sowie der perianale Befall mit einer erhöhten Rezidivrate einher (☞ Tab. 6.2).

Lokalisation	Rate symptomatischer Rezidive	Reoperationsrate
Ileum	30 %	10 %
Ileocoecal	70 %	60 %
Colon	50 %	15 %
Anorektal	30 %	30 %

Tab. 6.2: Rezidiv-Häufigkeit, Rezidiv- und Reoperationsraten 10 Jahre nach der Erstoperation in Abhängigkeit von der intestinalen Lokalisation.

6.4.3. Operationsindikation bei M. Crohn

Im Rahmen des individuellen Krankheitsverlaufes sollten mehrfache sowie größere Interventionen vorausschauend in das Therapiekonzept eingeplant werden. Daher muss die chirurgische Therapie evaluierten und allgemein anerkannten Standards folgen, die darauf abzielen, bei minimaler Ausdehnung des Eingriffs einen größtmöglichen Therapieerfolg zu erzielen.

Die Festlegung des richtigen Operationszeitpunktes ist entscheidend. Folgende Kriterien können hierbei als Entscheidungshilfe dienen:

- Ausmaß der Beschwerden des Patienten
- Infektionen des Weichteilgewebes, z.B. Abszesse

- Vorliegen einer oder mehrerer Komplikationen
- Voroperationen
- Ausdehnung und notwendige Folgen des Eingriffes
- Prognose mit und ohne Operation

Generell ist eine operative Therapie im Intervall zwischen den Krankheitsschüben anzustreben.

Eine Operation ist immer dann indiziert, wenn eine symptomatische Komplikation (Ileus, Sepsis, Abszess, Blutung oder Perforation) aufgetreten ist. Dabei wird zwischen elektiven, dringlichen und absoluten Indikationen unterschieden (☞ Tab. 6.3).

Absolute Indikationen
• freie und gedeckte Perforation mit konsekutiver Peritonitis • Ileus • intraabdominelle Abszedierung mit Sepsis • toxisches Megacolon • therapierefraktäre Blutung
Dringliche Indikationen
• Fisteln (entero-enteral, entero vesikal, entero-kutan, entero-retroperitoneal, perianal, entero-vaginal) • chronischer Subileus, Stenose(n)
Elektive Indikationen
• Versagen der konservativen Therapie • Entwicklungs- und Gedeihstörungen

Tab. 6.3: Operationsindikationen bei M. Crohn.

Nicht zu vernachlässigen ist der Aspekt sozialer Reintegration, wenn der Kreislauf wiederholter Krankenhausaufenthalte durch eine Operation durchbrochen und so die Kontinuität der schulischen bzw. beruflichen Ausbildung und der sozialen Beziehungen gewährleistet werden kann. Auch Nebenwirkungen der Corticosteroide und Immunsuppressiva zwingen nicht selten zu einem operativen Vorgehen. Die 2021 aktualisierte DGVS Leitlinie zur Diagnose und Therapie des M. Crohn empfiehlt die Evaluation eines chirurgischen Vorgehens bereits vor Einleiten einer immunsuppressiven Therapie bzw. der Gabe von Biologika.

Die operationspflichtigen Komplikationen des MC treten in den jeweils betroffenen Darmabschnitten mit unterschiedlicher Häufigkeit auf (☞ Tab. 6.4). Elektive, dringliche und absolute Operationsindikationen bei MC werden in Tab. 6.5 aufgeführt.

Komplikationen bei MC	Lokalisation		
	Ileum	Colon	Rektum
Therapie-resistenz	8-35 %	26-53 %	50-60 %
Fisteln	27-32 %	8-23 %	25-30 %
Obstruktion	26-55 %	5-12 %	3-5 %
Perforation/ Abszess	15-19 %	7-10 %	15-20 %

Tab. 6.4: Operationsindikation bei isoliertem Ileum-, Colon- oder Rektumbefall.

Operationsindikationen	Häufigkeit
Chronische Fisteln	50-65 %
Innere Fisteln	35-40 %
Perianale Fisteln	15-30 %
Stenosen	15-30 %
Abszesse	12-25 %
Colitiden	8-10 %
Stomaeingriffe	8-10 %
Ileus	5-10 %
Konglomerattumore	3-7 %
Toxisches Megacolon	2-6 %
Obstruktive Uropathie	2-5 %
Perforationen	1-3 %
Blutungen	1 %

Tab. 6.5: Häufigkeit von elektiven, dringlichen und absoluten Operationsindikationen bei M. Crohn.

6.4.4. Präoperative Diagnostik und weitere präoperative Maßnahmen

Vor jedem geplanten operativen Eingriff ist es erforderlich, ein Staging der genauen Krankheitsausdehnung des MC durchzuführen. Die Wahl des diagnostischen Verfahrens orientiert sich im Wesentlichen am natürlichen Krankheitsverlauf sowie an der individuellen Fragestellung.

Notwendige Voruntersuchungen:

- Coloskopie
- MR-Sellink

- CT-virtuelle Colographie (in Fällen, in denen eine Coloskopie nicht möglich ist)

Die Wahl des diagnostischen Verfahrens bei Notfallindikationen wird individuell getroffen und wird von der Art der Komplikation bestimmt (☞ Tab. 6.6).

Art der Komplikation beim MC	Diagnostisches Verfahren
Segmentale Stenosen des Dünndarms	Dünndarmdarstellung nach Sellink mittels MR
Abszessbildung	Sonografie, CT des Abdomens
Ileus-/Subileus-symptomatik	Abdomenübersicht, CT des Abdomens
Komplexe perianale Fisteln	MRT, Endosonografie
Ausdehnung des Fistelsystems	MRT, Endosonografie

Tab. 6.6: Spezielles diagnostisches Vorgehen bei M. Crohn.

Eine sorgfältige präoperative Lokalisations- und Ausdehnungsdiagnostik kann die intraoperative Festlegung des Resektionsausmaßes erleichtern und ist im Hinblick auf minimal-invasive Operationsverfahren essentiell. Da jedoch häufiger vor und nach Stenosen Konglomerat-Tumore vorliegen, muss meist mehr Darm reseziert werden, als durch eine Lokalisationsdiagnostik vorhersagbar ist.

6.4.5. Allgemeine operative Strategie bei M. Crohn

Grundsätzlich sollte sich die operative Sanierung lediglich auf die Abschnitte des Darmes beschränken, die aktuell von Komplikationen der Erkrankung betroffen sind. Der Darm sollte knapp an der Grenze zum makroskopisch gesunden Gewebe abgesetzt werden. Mikroskopisch entzündungsfreie Absetzungsränder sind hingegen nicht anzustreben. Das Ausmaß der en-bloc-Resektion des Mesenteriums mit dem erkrankten Dünndarmsegment *(mesenteric excision)* und die möglichen Effekte auf das Rezidivrisiko werden derzeit in klinischen Studien evaluiert.

> Es gilt der Grundsatz, so viel Darm wie nötig und so wenig Darm wie möglich zu resezieren.

Verschiedene Operationsverfahren werden entsprechend der betroffenen Anteile des Gastrointestinaltraktes angewandt. Wenn ausschließlich der Dünndarm befallen ist, sind dies die Strikturoplastik, die Dünndarmteilresektion, die Ileocoecalresektion und die Gastroenterostomie bei Duodenalbefall. Bei isoliertem Befall der Ileocoecalregion, kurzer Anamnese und Therapieversagen von Steroiden ist die Operation als gleichwertig zur medikamentösen Therapie anzusehen (DGVS Leitlinie).

Wenn das Colon befallen ist, werden je nach Lokalisation die subtotale oder totale Colektomie und in seltenen Fällen die Proktocolektomie mit Anlage eines Ileostomas oder eine Hartmann-Operation durchgeführt. Es wird prinzipiell angestrebt, die Darmkontinuität zu erhalten. Eine Diskontinuitätsresektion ist als *Ultima Ratio* anzusehen. Bei Patienten mit isoliertem Befall des Colons ohne perianale Fistelbildung ist grundsätzlich der Erhalt der Darmkontinuität mittels ileo-analem Pouch bzw. die Anlage einer Kock'schen Tasche möglich. Allerdings ist mit einer höheren Rate an Pouch-Insuffizienzen bei MC zu rechnen.

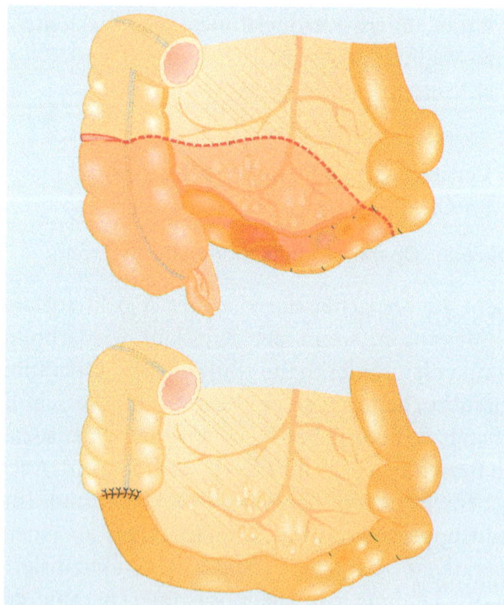

Abb. 6.1: Schema der Ileocoecalresektion.

6.4.5.1. Bypass-Operationen

Bypass-Operationen sind prinzipiell beim MC nicht zu befürworten. Sie führen in den meisten Fällen zur Ausbildung eines Blindsackes und zur

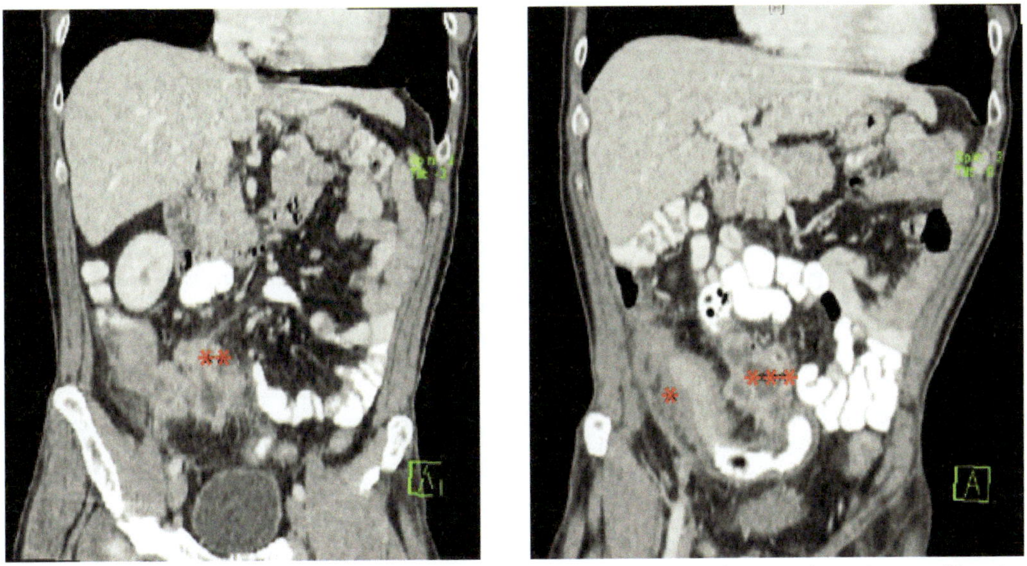

Abb. 6.2: M. Crohn-Rezidiv mit Fisteln. M. Crohn-Rezidiv mit Ausbildung einer langstreckigen Stenose (*) an der Anastomose, einer entero-enteralen Fistel (**), einem interentrischen Abszess (***) und einer konsekutiven diffusen Imbibierung des Mesenteriums.

Fehlbesiedlung des Darmes. Darüber hinaus können vom operativ ausgeschalteten Darmabschnitt Komplikationen wie u.a. Fisteln ausgehen.

6.4.5.2. Strikturoplastik

Plastische Erweiterungsoperationen eignen sich grundsätzlich zur operativen Erweiterung von kurzstreckigen Dünndarmstenosen bis 10 cm Länge. Das Grundprinzip der Plastik ist eine Längsinzision des stenosierten Darmabschnitts und dessen quere Naht nach Heineke Mikulicz. Der Vorteil dieses Verfahrens besteht in der Erhaltung der Darmpassage ohne Verlust eines Darmabschnittes. In diesem Fall sollte jedoch eine tatsächliche Stenose mit prästenotischer Dilatation und keine sogenannte *"skip lesion"* vorliegen. Kontraindikationen hingegen sind akut phlegmonöse Stenosen, Peritonitis und Fisteln an der vorliegenden Dünn- bzw. Dickdarmstenose, sowie multiple, knapp hintereinander liegende Strikturen. Auch ist eine Strikturoplastik kontraindiziert, wenn eine spannungsfreie Naht bei einer starren Darmwand unmöglich erscheint. Bei Malignitätsverdacht ist eine Resektion des betreffenden Darmabschnittes indiziert. Kontroverse Auffassungen bestehen bezüglich der Länge der Stenose: Während einige Autoren die Strikturoplastik auch bei Stenosen von 10-15 cm Länge als praktikabel ansehen, vertreten andere die Meinung, dass diese Erweiterungsoperation Stenosen unter 10 cm vorbehalten sein sollte. Nach unserer Ansicht werden Stenosen von 6-8 cm Gesamtlänge am besten nach Heineke-Mikulicz erweitert, während die Seit-zu-Seit-, isoperistaltische Strikturoplastik nach Michelassi für längere Segmente bzw. multiple Stenosen zu bevorzugen ist.

6.4.6. Spezielle operative Strategie bei M. Crohn

6.4.6.1. Operative Strategie bei der Colitis Crohn

Versagt die konservative Therapie, ist eine chirurgische Intervention indiziert. Operationen wegen einer Crohn-Colitis sollten nicht lange hinausgeschoben werden. Je nach Ausdehnung der Colitis kann eine segmentale Colonresektion mit Ileocolostomie bzw. eine Colektomie mit Ileorektostomie angestrebt und damit die natürliche Darmpassage erhalten werden. Die Anlage eines Ileostomas ist bei ausgedehnter Colitis mit perianaler Fistelbildung jedoch meist unumgänglich. Bei der toxischen Crohn-Colitis ist eine primäre Colektomie letztlich Mittel der Wahl.

Die unterschiedlichen operativen Verfahren in Abhängigkeit von der Lokalisation und der Ausdehnung der Crohn-Colitis sowie ihre Rezidivraten sind aus der Tab. 6.7 zu entnehmen.

Lokalisation/ Ausdehnung	Operative Strategie	Rezidiv-häufigkeit
Rechtsseitig, meist mit Beteiligung des terminalen Ileums	Colonsegmentresektion, Ileocoecal-resektion	35-58 % nach 10 Jahren
Linksseitig (ohne Rektum)	segmentale Resektion, Dilatation	bis zu 50 % nach 6 Jahren
Pancolitis (ohne Rektum)	Colektomie mit Ileorektostomie	50-60 % nach 10 Jahren
Pancolitis mit Beteiligung des Rektums und/ oder perianalen Fisteln	Colektomie mit Ileostoma-Anlage, Rektum-blindverschluss	<50 % nach 10 Jahren

Tab. 6.7: Operatives Vorgehen in Abhängigkeit von Lokalisation bzw. Ausdehnung der Colitis Crohn.

Primäre Proktocolektomie

Eine primäre Proktocolektomie ist nur in sehr seltenen Fällen indiziert. Dem liegen folgende Überlegungen zugrunde:

- Bei Ausheilung der Proktitis und des Fistelleidens besteht prinzipiell die Möglichkeit einer Kontinuitätswiederherstellung über eine Ileo-Pouch-anale Anastomose.
- Bei ausreichender Drainage verschließen sich die Fisteln zumindest temporär. Lokale septische Komplikationen, wie sie nicht selten nach Proktektomie auftreten, können so vermieden werden.
- Patienten wird eine Gewöhnung an das Stoma ermöglicht, ohne dass die Hoffnung auf eine Rückverlagerung von vornherein genommen wird.
- Eine Proktektomie erhöht das Risiko einer postoperativen Störung der Blasenentleerung und/ oder der Sexualfunktion (1-20 %).

Bei annähernd 60 % der Patienten mit Pancolitis muss nach 10 Jahren letztlich doch eine Proktektomie durchgeführt werden. In Fällen, in denen z.B. eine schlechte Sphinkterfunktion oder ein bereits zerstörter Schließmuskel ein funktionell nicht zufriedenstellendes Ergebnis wahrscheinlich machen, sollte man sich von vornherein zu einer Proktocolektomie entschließen. Nach einer Proktocolektomie ist nur in 20-25 % eine erneute chirurgische Intervention innerhalb von 20 Jahren notwendig.

6.4.6.2. Operative Prinzipien der Fisteltherapie

Fistelnde Verbindungen des erkrankten Darmabschnittes mit anderen Darmabschnitten oder anderen Organen sind eine spezifische Komplikation des MC. Man unterscheidet perianale von entero-enteralen, entero-kutanen, entero-genitalen, retroperitonealen und entero-vesikalen Fisteln.

Lokalisation der Fisteln	Vorgehen konservativ	Vorgehen operativ
Perianal	++	+
Entero-enteral	++	+
Entero-kutan	++	+
Entero-genital	+	++
Retroperitoneal	–	+++
Entero-vesikal	–	+++

Tab. 6.8: Fisteltherapie - Empfehlungen zum konservativen bzw. operativen Vorgehen bei M. Crohn.

Wenn nicht ein Abszess mit konsekutiver Sepsis zur notfallmäßigen chirurgischen Intervention zwingt, sollte präoperativ eine sorgfältige Lokalisations- und Ausdehnungsdiagnostik des Fistelsystems erfolgen. Eine dringliche Operationsindikation besteht gelegentlich bei Kurzschlussverbindungen mit Ausschaltung größerer Darmabschnitte und konsekutiven Durchfällen bzw. entero-kutanen Fisteln mit großem Volumenverlust.

Perianale Fisteln

Die Ausbildung von Fisteln als Ausdruck der transmuralen Entzündung ist eine problematische Komplikation des MC, da in den meisten Fällen die Lebensqualität deutlich eingeschränkt wird. Sie treten bei mehr als 33 % der MC-Patienten auf. Hiervon leidet die Hälfte wiederum an perinanalen Fisteln, welche die häufigste Komplikation des MC darstellen. Eine Spontanheilung ist aufgrund der Auskleidung des Fistelkanals durch mesenchymal dedifferenzierte Epithelzellen nur sehr selten möglich. Darüber hinaus ist die Rezidivrate hoch und wird im Wesentlichen von der Art und Ausdehnung der Fistel bestimmt. Dies bestätigt sich auch in der Tatsache, dass bis zu 80 % der perianalen

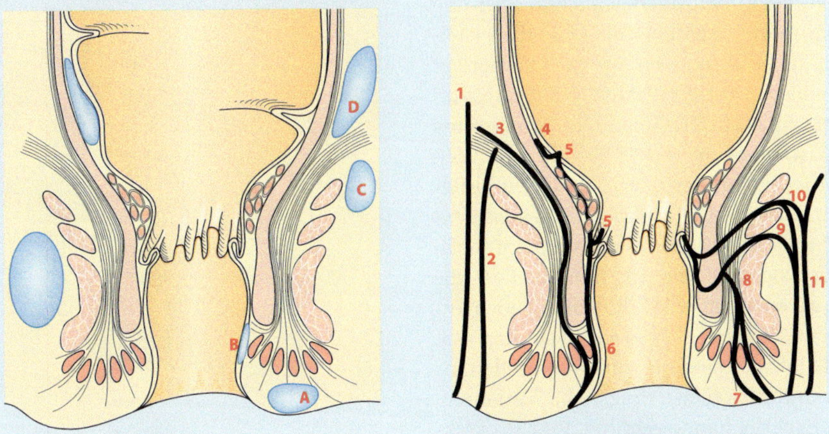

A perianaler Abszess
B intraanaler Abszess (chronische Fissur)
C ischiorektaler Abszess
D pelvirektaler Abszess

1 pelvirektale Analfistel
2+3 transsphinkter-supralevatorische Analfistel
4+5 submuköse Analfistel
6 subkutane Analfistel
7+8 intersphinktere Analfistel
9 tiefe transsphinktere Analfistel
10 hohe transsphinktere Analfistel
11 pelvirektale Analfistel

Abb. 6.3: Fistelschema.

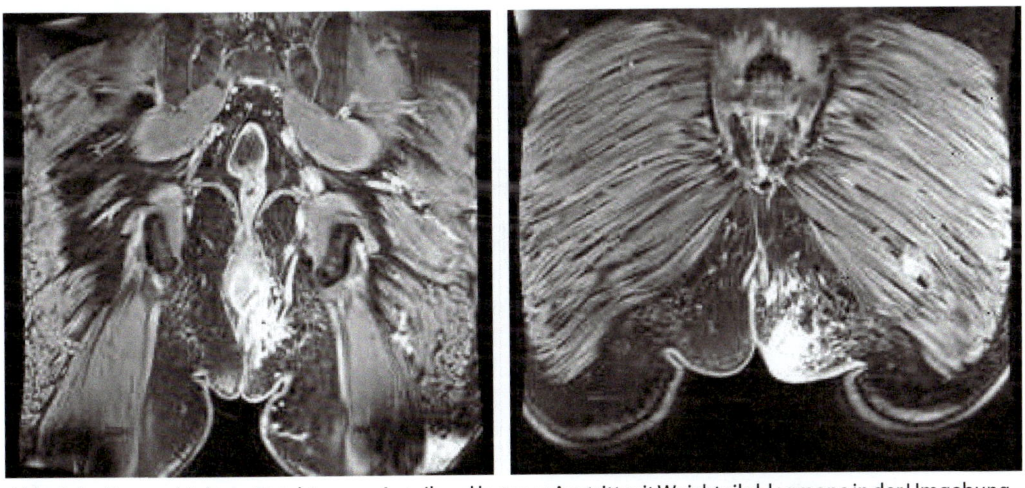

Abb. 6.4: Transsphinktere Fistel, innerer Anteil und kutaner Austritt mit Weichteilphlegmone in der Umgebung.

Fisteln im Verlauf saniert werden müssen (☞ Tab. 6.9).

Neben dem postoperativen Ziel eines optimalen Fistelablaufes kann alternativ versucht werden, über eine passagere Ruhigstellung und begleitende medikamentöse Therapie einen operativen Fistelverschluss unter Erhalt der Schließmuskelfunktion zu erreichen. Diese Therapie verläuft in enger Abstimmung zwischen behandelnden Chirurgen bzw. Proktologen sowie Gastroenterologen.

Abszessbildungen und hohe supralevatorische Fisteln stellen eine absolute Operationsindikation dar. Supralevatorische Fisteln sollten, um einer Ausbreitung in das kleine Becken vorzubeugen, zunächst konservativ mit Anlage einer Vessel-Loop-Drainage behandelt werden. Meist sind die Schmerzen und die Eitersekretion auf diesem Wege innerhalb von zwei bis drei Monaten zu beseitigen. Fistelspaltungen sind auch bei oberflächlichen subkutanen Fisteln mit äußerster Zurückhaltung durchzuführen, da der Erhalt der Sphinkterfunktion auch bei oberflächlicher Spaltung nicht gewährleistet werden kann. Für die Fistel-Plug-Therapie bei Crohn-Fisteln nach vorheriger Faden-Drainage existiert derzeit bei begrenzter Datenlage keine Empfehlung. Die Erfolgsraten werden zwischen 24 % und 88 % angeben. Auch für das LIFT (Ligatur des intersphinktären Fisteltraktes)- und das VAAFT (*video-assisted anal fistula treatment*)-Verfahren mit endoskopisch assistierter Fibrinklebung und Klammernaht ist die Datenlage für eine generelle Empfehlung noch ungenügend. Es sind aber ebenso wie die in Kap. 5.4. vorgestellte lokale Injektion von Stammzellen interessante und bisweilen erfolgreiche Verfahren, die nur in Expertenhände gehören. Eine Proktektomie ist bei therapierefraktärem MC des Rektums und Perineums mit durch Fisteln und Abszesse zerstörtem Kontinenzorgan indiziert, dennoch treten selbst in diesem Fall bei 10 % der Patienten erneut perianale Rezidiv-Fisteln auf. Bei langjährig bestehendem Fistelleiden ist zusätzlich an das sehr seltene Fistelkarzinom zu denken. Daher sollten zur Früherkennung regelmäßige histologische Kontrollen erfolgen.

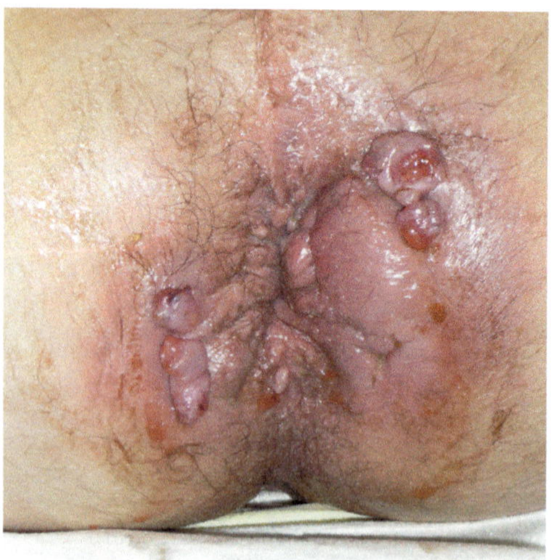

a

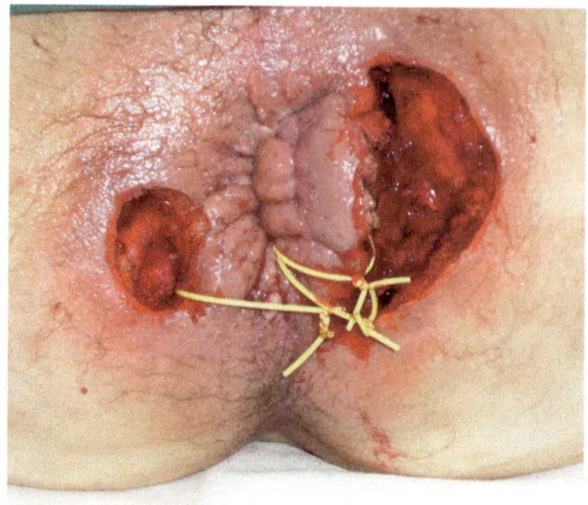

b

Abb. 6.5a+b: **a:** Ausgedehntes perianales Fistelsystem bei M. Crohn. **b:** Debridiertes Fistelsystem bei M. Crohn mit Gummidrainagen versorgt.

Lokalisation/Ausdehnung der Fisteln	Prognose/Rezidivrate pro Jahr
Streng subkutan, d.h. ohne Sphinkterbeteiligung	20 %
Transsphinktär	50 %
Ischiorektal	70 %

Tab. 6.9: Rezidivrate perianaler Fisteln in Abhängigkeit von ihrer Ausdehnung.

Entero-enterale Fisteln

Entero-enterale Fisteln sind die zweithäufigste Form der Fistelbildung beim MC. Ihre klinische Präsentation ist abhängig von der anatomischen Position: während Fisteln zwischen benachbarten Dünndarmsegmenten meist asymptomatisch verlaufen sind Fisteln zum C. sigmoideum oft mit einer erhöhten Stuhlfrequenz und Diarrhoe vergesellschaftet. Sie breiten sich in der Regel vom erkrankten zum gesunden Darm hin aus. Die Einmündung einer Fistel im gesunden Darmabschnitt wird als Einschussfistel bezeichnet. Diese sollten nach Möglichkeit nicht reseziert, sondern exzidiert und übernäht werden, um die maximale Darmlänge zu erhalten. Der fisteltragende entzündete Darmabschnitt, der den Ausgangspunkt der entero-enteralen Fistel darstellt, muss jedoch in jedem Fall reseziert werden. Die Indikation zur Operation besteht darüber hinaus, wenn eine Fistel von einem stenosierten Darmabschnitt ausgeht. Meist sind interenterische Fisteln mit einer Stenose des erkrankten Darmabschnittes vergesellschaftet.

Entero-kutane Fisteln

Entero-kutane Fisteln sind für 5% der Crohn-assoziierten Fisteln verantwortlich und treten nicht selten in Folge einer vorangegangenen Operation oder als Folge einer Anastomoseninsuffizienz bzw. eines Anastomosenrezidivs auf. Die Indikation zur operativen Sanierung ist bei Abszessbildung, starker Sezernierung *(high-output)* und/oder Ileussymptomatik gegeben. Das betroffene Darmsegment wird reseziert und die Fistel breit eröffnet. Die Deckung mit einer Muskellappenplastik, z.B. unter Verwendung des M. gracilis oder M. gluteus maximus, wird im Intervall vorgenommen.

Entero-genitale Fisteln

Meist handelt es sich bei entero-genitalen Fisteln um ano- oder rekto-vaginale Fisteln. Der subjektive Leidensdruck sowie eine ausgeprägte Symptomatik in Form regelmäßiger Stuhlabgänge über die Vagina ist bei Patientinnen ausschlaggebend für die Operationsindikation. Spontane Heilungen sind nicht zu erwarten und Rezidive dieser Fisteln sind häufig. Bei Rezidivfisteln wird der Therapieerfolg im Wesentlichen davon bestimmt, ob das Rektum entzündungsfrei ist. Zu den chirurgischen Optionen zählen der primäre Fistelverschluss mit oder ohne Mukosalappen- und/oder Gracilisplastik. In Fällen einer floriden Crohn-Proktitis ist die Anlage eines vorgeschalteten Ileostomas oft die einzige therapeutische Option, eine symptomatische entero-vaginale Fistel zu beruhigen. Im weiteren Verlauf können dann die oben genannten operativen Verfahren angewandt werden. Eine Fistelbehandlung ohne Remissions-erhaltende Medikation für mindestens 12 Monate ist nicht Erfolg versprechend.

Blind-endende retroperitoneale Fisteln

Für diese Art der Fisteln besteht eine absolute Operationsindikation, da sie nicht selten zu gefährlichen Abszedierungen im Retroperitoneum, Senkungsabszessen im Bereich der Psoasmuskulatur, Ureterstenosen und Urosepsis sowie einer Ausbreitung in das Hüftgelenk mit konsekutiver eitriger Coxitis führen können. Im chronischen Stadium sind diese Fisteln nur durch ausgedehnte Eingriffe zu sanieren.

Entero-vesikale Fisteln

Entero-vesikale Fisteln sind bei Crohn-Patienten mit einer Inzidenz von ca. 5 % keine seltene Komplikation. Das Leitsymptom ist die Pneumaturie. Wegen der Gefahr einer Urosepsis wird im Allgemeinen eine absolute Operationsindikation gestellt. Die operative Therapie besteht in einer möglichst sparsamen Resektion des fisteltragenden Darmabschnittes mit primärer Anastomosierung und der Übernähung der Einschussfistel an der Blase. Bei längerem Fistelverlauf im kleinen Becken ist häufig eine Sanierung des fisteltragenden Darmabschnittes ohne Identifizierung der Einschlussfistel erfolgreich.

Fisteln am Ileostoma

Fisteln am Ileostoma treten bei etwa 7 % der Patienten auf und häufig an mehreren Stellen gleichzeitig. Ausgangspunkt ist zumeist ein entzündliches Rezidiv am Ileostoma. Therapie der Wahl ist in dieser Situation die Resektion und die Neuanlage eines Stomas an einer anderen Stelle. Dieselbe Austrittstelle sollte nur bei sehr oberflächlicher Fistellokalisation und intakter Hautbeschaffenheit gewählt werden.

6.4.6.3. Operative Strategie bei Stenosen

Ein radiologischer oder endoskopischer Nachweis einer höhergradigen Stenose, ohne akute klinische Symptomatik, stellt per se noch keine Indikation zur Operation dar. Essenziell ist die Unterscheidung zwischen entzündlicher und fibro-stenotischer Stenose. Viele Patienten sind trotz bekannter Stenose über Jahre beschwerdefrei. Darüber hinaus erhöht eine bekannte Stenose nicht das Risiko einer perforierenden Komplikation, so dass das Konzept einer prophylaktischen Operation obsolet ist.

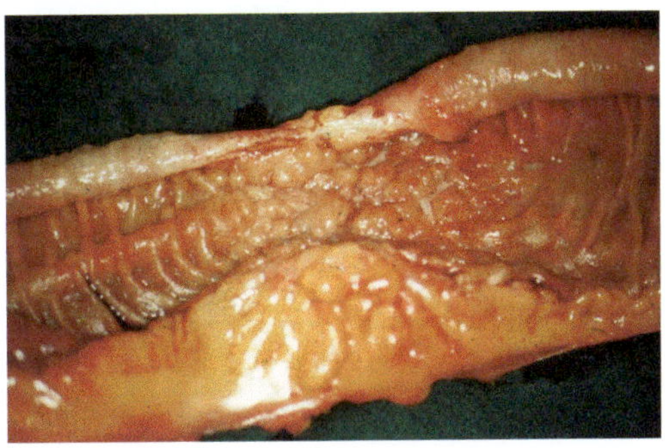

Abb. 6.6: M. Crohn – Stenose (Resektat).

Die häufigste Operationsindikation bei MC stellt die Obstruktion dar. Da ein kompletter Darmverschluss selten auftritt, ist ein initial konservatives Vorgehen vertretbar. Eine intermittierende Obstruktion der Stenose wird meist durch unverdaute Nahrungsbestandteile herbeigeführt. In der Regel lässt sich die akute Symptomatik durch eine konservative Therapie mit parenteraler Flüssigkeitszufuhr und das Legen einer Magensonde beseitigen. Sollte die Obstruktion über einen längeren Zeitraum fortbestehen oder nach beschwerdefreiem Intervall gehäuft wieder auftreten, ist eine Operationsindikation zu stellen. Im Falle einer sekundären Perforation besteht die klare Indikation zur Notfalloperation.

Bei kurzstreckigen und gleichzeitig endoskopisch erreichbaren Stenosen ist der Versuch einer Dilatation mit einem Ballonkatheter der Resektion vorzuziehen, wobei häufige Restenosierungen zu erwarten sind. Endoskopisch nicht erreichbare Stenosen im Colon bleiben wegen des Malignomrisikos stets eine Operationsindikation.

Duodenalstenose

Nur die Obstruktion stellt bei Duodenalstenosen die Indikation zur Operation dar. Die Wahl des operativen Verfahrens hängt von der radiologisch vorbestimmten Länge der Stenose ab. Im Falle einer kurzstreckigen Stenose ist in der Regel eine Strikturoplastik möglich. Bei längerstreckigen Stenosen oder einem ausgedehnten Befall des Duodenums ist die Anlage einer Gastroenteroanastomose die Methode der Wahl.

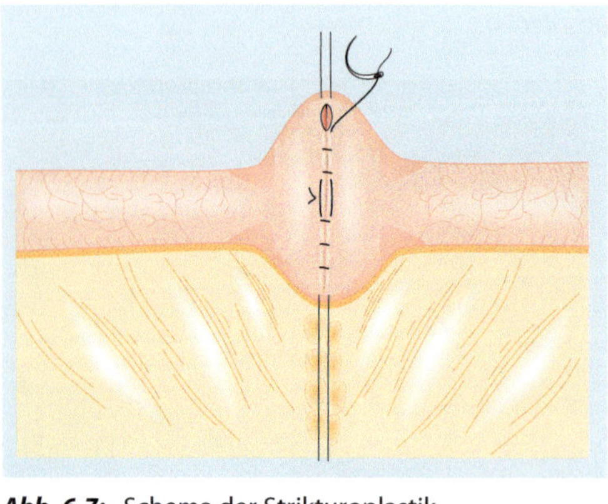

Abb. 6.7: Schema der Strikturoplastik.

Analkanalstenose

Bei Analkanalstenosen wird zwischen akut-entzündlichen und chronisch-fibrosierenden Stenosen unterschieden. Erstere treten bei einer floriden Entzündung des Anus und/oder Rektums auf. Als Therapie der ersten Wahl werden topische Medikamente wie z.B. 5-Aminosalizylate in Kombination mit Corticosteroiden in Form von Suppositorien eingesetzt. Das Ziel ist, die Entwicklung einer fibrosierenden Stenose zu verhindern, die meist durch wiederholte Bougierungen gedehnt werden muss.

6.4.6.4. Operative Strategie beim anorektalen Befall des M. Crohn

Mit einer Rate von annähernd 30 % sind Rezidiveingriffe im Bereich des Anorektums nicht selten. Häufig haben rezidivierende perianale Fisteln und Abszesse das Kontinenzorgan zerstört. Wenn sich die Proktitis therapierefraktär zeigt, ist letztendlich die Proktektomie und Anlage eines Ileostomas unvermeidbar.

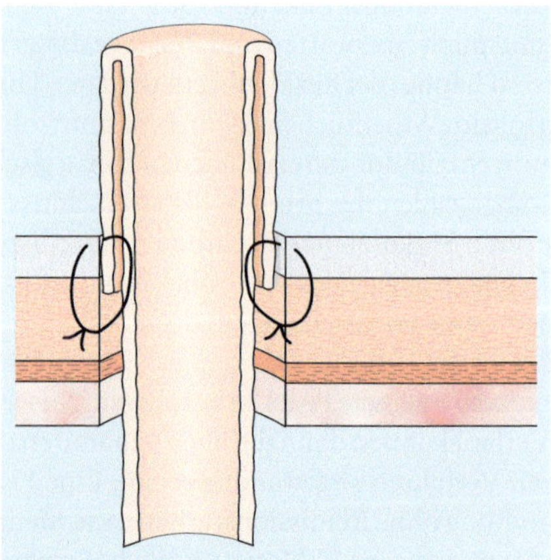

Abb. 6.8: Schema der Ileostoma-Anlage.

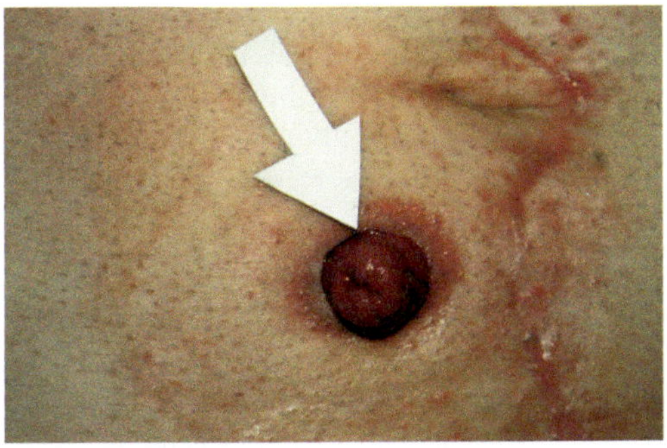

Abb. 6.9: Ileostoma.

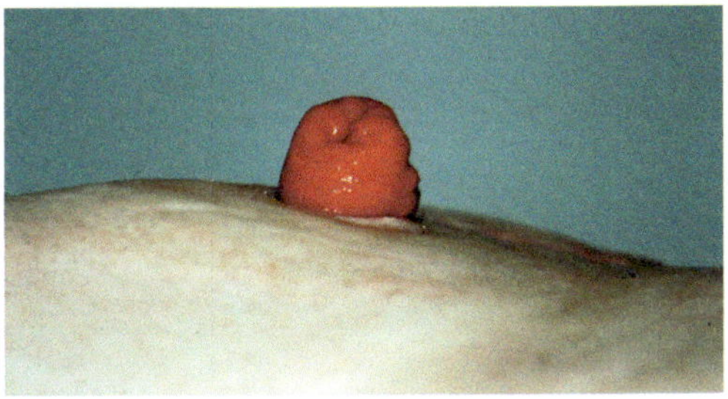

Abb. 6.10: Ileostoma.

Die Hauptindikationen zur Proktektomie bei MC sind:

- schwerer, fuchsbauartiger perianaler Fistelbefall mit Destruktion des muskulären Analsphinkters
- irreparable Verletzung des Analsphinkters durch zu aggressives operatives Vorgehen bei der Fistelbehandlung
- MC-assoziiertes Fistel-Karzinom
- therapierefraktäre Proktitis

6.4.7. Spezielle postoperative Komplikationen bei M. Crohn

Die Operationsletalität ist mit <1 % sehr gering. Anastomoseninsuffizienzen treten in bis zu 3-10 % der Fälle auf und sind im Vergleich zu Darmresektionen aus anderer Indikation heraus nicht erhöht. Prädisponierende Faktoren sind Malnutrition, Abszesse, Fisteln, Ileus, Sepsis sowie eine präoperativ über einen längeren Zeitraum verabreichte Steroidtherapie. Der Zeitpunkt einer Sanierung orientiert sich am Allgemeinzustand des Patienten sowie am Lokalbefund. Präoperativ sollten daher eine Verbesserung des Ernährungszustandes, eine Reduktion von Steroiden, ein Absetzen von Biologika für 4 Wochen sowie eine orale Antibiotikaprophylaxe angestrebt werden. Für die Ileocoecalresektion scheint die KONO-S-Anastomose (☞ Abb. 6.11) die geringste Rezidivrate zu generieren. Ein frühzeitiger Beginn der Biologika-Verabreichung bereits nach zwei Wochen postoperativ scheint das Rezidivrisiko ebenfalls positiv zu beeinflussen, ohne das Risiko für infektiöse Komplikationen und Wundheilungsstörungen zu erhöhen.

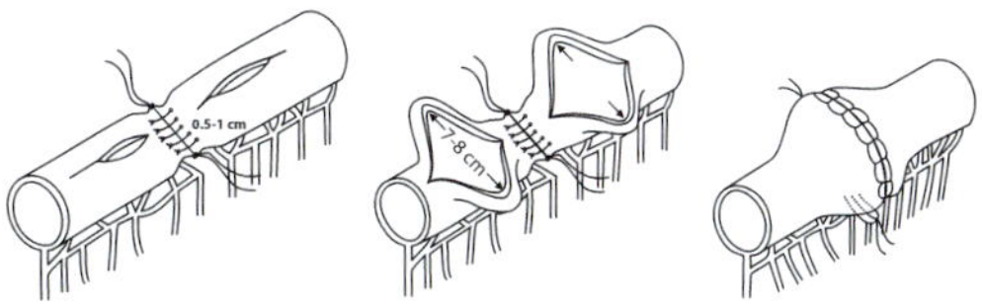

Abb. 6.11: Ausführung einer KONO-S-Anastomose – breite antemesenterielle Seit-zu-Seit-Anastomose unter Ausschluss des Mesenteriums.

Komplikationen seitens des Ileostomas (☞ Tab. 6.10) sind in etwa 20 bis 30 % der Fälle zu erwarten. Die Hälfte der betroffenen Patienten bedarf einer operativen Korrektur. Anzustreben ist ein durch den M. rectus abdominis geführtes Ileostoma, endständig oder doppelläufig. Bei einem doppelläufigen Ileostoma sollte die zuführende (orale) Schlinge caudal und die abführende (aborale) Schlinge cranial liegen. Das Stoma sollte etwa 2 cm prominent angelegt werden, um die Haut vor dem gallensäuren- und proteinasenhaltigen Dünndarmstuhl zu schützen (☞ Abb. 6.8-6.10).

6.4.8. Möglichkeiten der laparoskopischen Chirurgie bei M. Crohn

Bei der Entscheidung zum laparoskopischen Operationsverfahren müssen die folgenden Aspekte berücksichtig werden. Über 30 % der Crohn-Patienten werden intraabdominell mehrfach operiert. Langanhaltende abdominelle Entzündungen können Adhäsionen und entzündliche Konglomerattumore ausbilden. Das Mesenterium ist im akuten Schub meist massiv entzündlich verdickt und stark vaskularisiert.

Die Erfahrungen der letzten Jahre haben gezeigt, dass die Laparoskopie mit vergleichbarer Sicherheit gegenüber der Laparotomie eingesetzt werden kann. Gerade Patienten mit MC, die in der Regel jung, aktiv und schlank sind, eignen sich für die laparoskopischen Operationsverfahren. Dies bezieht sich auf alle gängigen Operationstechniken wie die Ileocoecalresektion, Dünndarmresektion,

Komplikation	Häufigkeit	Ursache	Korrekturmaßnahme
Retraktion	5-15 %	Gewichtszunahme postoperativ	parastomale Mobilisation und erneute Fixation
Stenose	5-15 %	frühe postoperative Nahtdehiszenz am Stomarand mit narbiger Schrumpfung	Exzision des Narbenringes und erneute Fixation
Prolaps	1-6 %	zu groß gewählte Faszienlücke	manuelle Reposition; Einengung der Faszienlücke; Neuanlage
Hernie	1-6 %	extrarektaler Durchtritt durch die Bauchdecken	Einengung der Faszienlücke; Neuanlage auf der Gegenseite
Fistel/Abszess	1-4 %	Erkrankungsrezidiv	☞ Text

Tab. 6.10: Stomakomplikationen bei M. Crohn.

Hemicolektomie und die subtotale Colektomie. Die Vorteile der laparoskopischen Verfahren sind u.a. der geringere postoperative Schmerz, die frühere Schmerzfreiheit und die schnellere Mobilisation und Rekonvaleszenz. Ein nicht zu vernachlässigender Aspekt, gerade für die meist jungen Patienten, ist die Kosmetik.

Die potentiellen Komplikationen laparoskopischer Operationen bei MC unterscheiden sich nicht von denen offener Verfahren. Die in den letzten 20 Jahren gewonnen Erfahrungen in der Laparoskopie zusammen mit der deutlich verbesserten Medizintechnik (z.B. HD- und 3D-Laparoskopie, hocheffiziente Ultraschall-Dissektionsinstrumente) führten zu einer deutlichen Reduktion der hohen Konversionsrate von 20 % auf mittlerweile 7 %. Bei der Wahl der Zugänge und des Bergeschnittes ist zu berücksichtigen, dass mehr als 33 % der Patienten im Verlauf der Erkrankung eine Reintervention benötigen.

Frühzeitige Konversion bei
• schlecht lösbaren Konglomerattumoren • schweren entzündlichen Veränderungen • Eröffnung des Darmlumens • Perforation • Abszessen • ausgedehnter Fistelung (interenterisch, entero-vesikal) • Ileus
Späte Konversion bei
• Mesenterium mit hoher Blutungsneigung • unübersichtlichem Operationsgebiet • erschwerter Mobilisation der zu resezierenden und anastomosierenden Dünndarmschlingen

Tab. 6.11: Konversionsgründe bei primär laparoskopisch geplanter Operation.

Entscheidend für eine erfolgreiche laparoskopische Operation ist, neben einer hohen Expertise des chirurgischen Teams, die Patientenselektion. Die Risikofaktoren für eine Konversion sind abdominelle bzw. interenterische Fisteln, Nikotinabusus, Corticosteroide, Befall außerhalb der Ileocoecalregion und präoperative Malnutrition. Aus der Analyse dieser Faktoren und der postoperativen Komplikationen lassen sich folgende Empfehlungen für das Vorgehen bei laparoskopischen Resektionen ableiten:

▶ Empfehlungen

- sorgfältige präoperative Lokalisationsdiagnostik der befallenen Darmabschnitte (Kontrastmitteldarstellung, Enteroskopie, MRT-Sellink)

- Mobilisation und Dissektion sollten am gesunden Darm beginnen und auf die erkrankte Region hinführen
- bei erneuten Eingriffen Wahl des Zugangs vom ursprünglichen Operationsgebiet entfernt

6.5. Chirurgische Therapie der C. ulcerosa

6.5.1. Allgemeine Aspekte

Die kumulative Häufigkeit einer Operation liegt mit etwa 35 % deutlich niedriger als die bei MC (bis ca. 60 %). Neueste Daten aus einer *Follow-up*-Studie der Schweizer Studiengruppe zeigen deutlich sinkende Interventionsraten über das letzte Jahrzehnt mit einer kumulativen Kolektomierate von 6,4 % nach 10 Jahren und 14,4 % nach 20 Jahren. Da die CU auf die Colonschleimhaut beschränkt ist, kommt es nur selten bei sekundären Komplikationen zu einer Beteiligung aller Darmwandschichten. Der klinische Verlauf ist durch den Wechsel von Phasen mit intermittierenden Remissionen und hoher Entzündungsaktivität, geprägt durch Diarrhoe und rektalem Blutabgang, gekennzeichnet. In mehr als 10 % der Fälle ist eine klare Abgrenzung vom MC nicht möglich (Colitis indeterminata). Die fulminante Verlaufsform (15 %) ist bei inadäquater Primärtherapie nach wie vor mit einer hohen Mortalität vergesellschaftet. Eine ausschließlich linksseitige Colitis oder Proktitis erfordert nur in Einzelfällen eine Operation.

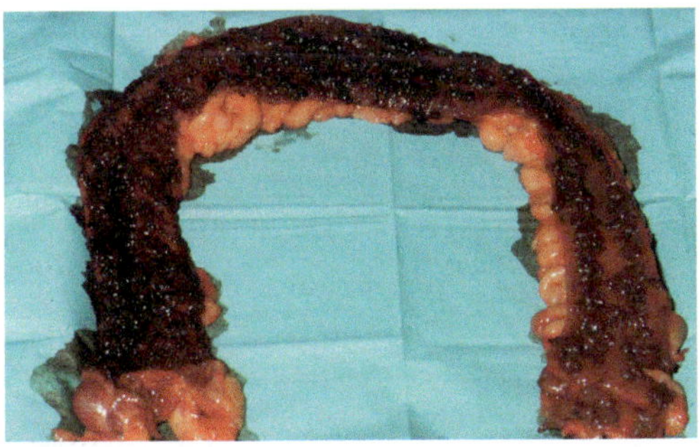

Abb. 6.12: C. ulcerosa – Resektat.

Die CU gilt als Präkanzerose. Dysplastische Epithelveränderungen werden dabei im Sinne einer Colitis–Dysplasie–Karzinom-Sequenz als präkanzeröse Läsionen gewertet. Die Inzidenz begleitender Epitheldysplasien beim CU-assoziierten Karzinom liegt zwischen 50 % und 98 %. Die Ergebnisse großer Kohortenstudien belegten eindeutig, dass Patienten mit ausgedehnter CU eine Disposition für ein Colonkarzinom aufweisen. Die Dauer der Erkrankung spielt bei der Entstehung neoplastischer Veränderungen eine entscheidende Rolle. Die Inzidenz einer malignen Entartung ist eine Funktion der Zeit und erreicht annähernd 7 % nach 20 Jahren und 17 % nach 30 Jahren.

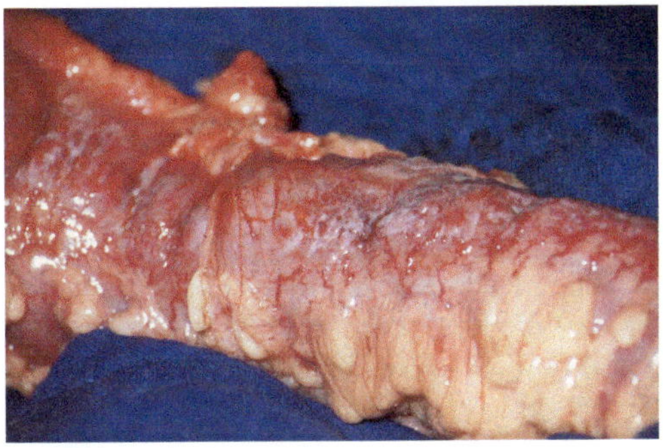

Abb. 6.13: C. ulcerosa – Resektat.

6.5.2. Prognostische Faktoren

Im Gegensatz zum MC gibt es keine Faktoren, die den Erkrankungsverlauf prognostizieren.

6.5.3. Operationsindikation bei der C. ulcerosa

Als absolute Indikationen zur Operation gelten eine Darmperforation, eine schwere Blutung im Bereich des von der Entzündung befallenen Darmabschnittes, das therapieresistente toxische Megacolon, das toxische Megacolon mit Perforation, das Colonkarzinom sowie eine hochgradige Epitheldysplasie der Colonschleimhaut. Wenn eine geringgradige Dysplasie in einer endoskopischen Kontrolle 6 Monate nach Erstdiagnose erneut bestätigt wird, ist die Operation ebenfalls erforderlich.

Akute Komplikationen, die eine Operation erfordern, sind im Vergleich zum MC bei der CU selten. Sie sind heute meist konservativ zu beherrschen. Das toxische Megacolon oder eine fulminante Colitis, die bei ca. 10 % der Patienten als Erstmanifestation auftritt, stellen keine absolute Operationsindikation dar, weil Remissionen möglich sind. Die schwere akute Colitis wird international nach Truelove und Witts charakterisiert. Die Diagnose leitet sich aus einer Kombination von sechs oder mehr blutigen Stühlen täglich und mindestens einem der folgenden Symptome ab: Fieber (>37,8 °C), Tachykardie (>90), Anämie (<10,5 g/dl) und erhöhtes C-reaktives Protein (>30 mg/l).

Der akute Schub sollte zunächst medikamentös therapiert werden. Verbessert sich der klinische Zustand trotz intensiver Therapie innerhalb von 7 Tagen nicht, so bleibt die Operation meist die einzige Alternative. Eine Perforation als Folge einer fulminanten toxischen Colitis erhöht die Letalität auf das Vierfache. Bei 40 % bis 70 % ist gleichzeitig ein Megacolon nachweisbar. Um eine gedeckte Perforation frühzeitig zu erkennen, sind bei toxischem Megacolon und fulminanter Colitis tägliche klinische, sonografische und radiologische Kontrollen des Abdomens erforderlich, da bei Steroidtherapie die klassischen Zeichen wie Schmerzen und Peritonitis fehlen können.

> Eine Perforation kann auch nach einer Latenzzeit von 1-2 Wochen auftreten, insbesondere wenn in der Zwischenzeit keine deutliche Besserung der klinischen und laborchemischen Parameter zu verzeichnen war.

Die häufigste relative Indikation ist der therapierefraktäre Verlauf. Absolute und relative Operationsindikationen sind in Tab. 6.12 zusammengefasst.

Absolute Indikationen
• freie Perforation • schwere Blutung (>1.000 ml/24 h über 3 Tage) • toxisches Megacolon ohne Ansprechen auf eine konservative Therapie innerhalb von 24 h oder mit Perforation • hochgradige Epitheldysplasie und/oder Karzinom; Polyploidie in mehreren konsekutiven Biopsien
Relative Indikationen
• Therapieresistenz mit ausgeprägter Morbidität • Wachstumsstörungen bei Jugendlichen • schwere Nebenwirkungen der Steroidtherapie oder Medikamentenunverträglichkeit (Salizylate, Azathioprin) • extraintestinale Manifestationen • niedriggradige Dysplasie

Tab. 6.12: Absolute und relative Operationsindikationen bei C. ulcerosa.

6.5.4. Präoperative Diagnostik und weitere präoperative Maßnahmen

Da in 90-95 % der Fälle das Rektum mitbeteiligt ist, lässt sich durch eine flexible Sigmoidoskopie mit Biopsiegewinnung die Verdachtsdiagnose stellen. Für ein eventuelles chirurgisches Vorgehen ist die Differentialdiagnose zum MC entscheidend, da sich daraus unterschiedliche Vorgehensweisen ableiten. Zudem ist die Durchführung einer abdominellen CT Standard, um insbesondere Perforationen auszuschließen.

6.5.5. Allgemeine operative Strategie bei der C. ulcerosa

Das chirurgische Vorgehen bei Patienten mit schwerer akuter Colitis und chirurgischen Komplikationen (☞ Tab. 6.12) sowie therapierefraktärer Colitis ist in den derzeitigen ECCO Empfehlungen abgebildet und beinhaltet eine subtotale Colektomie ohne intestinale Anastomose (dreizeitiges Vorgehen d.h. Colektomie, Restproktektomie mit Pouchanlage und protektivem Ileostoma, Ileostoma-Rückverlegung).

Im entzündungsfreien Intervall stellt die elektive restaurative Proktocolektomie mit Anlage eines ileoanalenPouches (IPAA: ileo-pouch-anale Anastomose) die chirurgische Standardtherapie der CU dar. Sie ist als einziges Verfahren kurativ. Der Eingriff hat eine niedrige Operationsmortalität von unter 1 %. Durch korrekte, das Mesorektum schonende, darmwandnahe und damit nervenschonende Operationstechnik kann die Inzidenz postoperativer Blasen- und Sexualfunktionsstörungen unter 10 % verringert werden. Um ein problemloses Einheilen des ileoanalen Pouches zu gewährleisten, hat es sich bewährt, ein protektives Ileostoma anzulegen (zweizeitiges Vorgehen d.h. Proktocolektomie mit Pouchanlage und protektivem Ileostoma, Ileostoma-Rückverlegung). In der Regel kann dieses nach 8 bis 12 Wochen rückverlagert werden. Das sog. modifizierte zweizeitige Verfahren (Colektomie im ersten Schritt gefolgt von IPAA ohne Stomaschutz nach 3-6 Monaten) ist auf Grund wesentlicher Vorteile für den Patienten (geringe Komplikationsrate, verkürzter Krankenhausaufenthalt) auch in der aktuellen ECCO Leitlinie zur Behandlung der CU als Therapieoption möglich. Eine definitive Therapieempfehlung kann allerdings auf Grund der noch eingeschränkten Datenlage nicht gegeben werden.

Alternativ zu diesem Vorgehen erlebt die Kock'sche Tasche (Kock-Pouch) als Reservoir mit kontinentem Stoma eine Renaissance. Obwohl die kumulative Wahrscheinlichkeit einer operativen Korrektur meist des Nippelventils ca. 45 % in 20 Jahren beträgt, ist die Lebensqualität für Patienten mit funktionierendem Ventil exzellent.

Die Proktocolektomie ist indiziert bei konservativ nicht mehr beherrschbarer CU. Sie ist ebenfalls erforderlich, wenn in den endoskopisch gewonnenen Biopsaten hochgradige Epitheldysplasien nachgewiesen oder niedriggradige Dysplasien bei Kontrollen bestätigt wurden. Wegen der Möglichkeit der Reexazerbation der CU im Restcolon und des Entartungsrisikos ist es obsolet, einen längeren Colonanteil zu belassen. Dieser Grundsatz gilt auch für das distale Colonkarzinom, das auf der Basis der CU entstanden ist, auch wenn sich die CU lediglich auf das Rektum und das Sigma beschränkt.

Das Rekonstruktionsverfahren der Wahl ist die Anlage eines ileoanalen Pouches. Da bei der Mehrzahl der Patienten mit CU im fortgeschrittenen Stadium der Sphinktertonus – und damit die Kontinenzleistung – erniedrigt ist, muss in etwa 15 % der Fälle nach primärer Pouchanlage ein erneuter Eingriff mit Anlage eines Ileostomas vorgenommen werden. Alternativ ist die Umwandlung eines ileoanalen Pouches bei eingeschränkter Kontinenzleistung in einen Kock-Pouch möglich bzw. eine primäre Kock-Pouch-Anlage mit dem Patienten zu diskutieren.

Eine primäre Ileorektostomie im Rahmen eines elektiven Eingriffes ist nur in Ausnahmefällen indiziert (Kinderwunsch) und nicht als definitive Maßnahme empfehlenswert.

6.5.6. Spezielle operative Strategie bei der C. ulcerosa

6.5.6.1. Subtotale Colektomie bei schwerer akuter Colitis

Da bei nur etwa 50 % der Patienten die Differentialdiagnose zwischen CU und MC im Rahmen einer akuten Erstmanifestation möglich ist, bietet die subtotale Colektomie unter Erhalt des Rektums in der Akutsituation den Vorteil, den erkrankten Dickdarm zu entfernen ohne dabei die postoperativen Ergebnisse negativ zu beeinflussen. Dieses Vorgehen wird insbesondere durch die Notwendigkeit zur hochdosierten Immunsuppression im Vorfeld und der bekannt erhöhten postoperativen Komplikationsrate durch Steroide sowie durch die deutlich erhöhte Morbidität nach Anlage eines ileoanalen Pouches gerechtfertigt. Literaturdaten der vergangenen 10 Jahre berichten über eine ca. zweiprozentige Mortalitätsrate und eine unmittelbar postoperative Morbidität von 42 %. Im Hinblick auf den operativen Zugang ist das laparoskopische Vorgehen mit der konventionellen Technik vergleichbar und bietet die für die Laparoskopie bekannten Vorteile der geringeren Darmparalysedauer und schnelleren Rekonvaleszenz bei verlängerter Operationszeit. Ob ein laparoskopisches Vorgehen bei schweren Komplikationen wie Perforation und Megakolon Vorteile bietet, bleibt offen.

6.5.6.2. Proktocolektomie und endständiges Ileostoma

Die Proktocolektomie mit Anlage eines endständigen Ileostomas bei Einschränkung der Spinkterfunktion hat zwar den Nachteil der Stuhlentleerungen über das Stoma, führt aber zu einer messbaren Steigerung der Lebensqualität, da imperative Stuhlentleerungen und nächtliche Inkontinenz wegfallen. Ferner verbessert sich der Allgemeinzustand durch Entfernung des entzündlichen Darmabschnittes verbunden mit dem Absetzen bzw. Ausschleichen der Immunsuppression. Mögliche Komplikationen des endstandigen Ileostomas nach Proktocolektomie sind die Retraktion in 5-15 %, die Stenose in 5-10 %, die parastomale Hernie und der Prolaps in jeweils 1-6 % der Fälle. Die Retraktion und Stenose erfordern die Mobilisation und Refixation, gegebenenfalls auch eine Neuanlage des Ileostomas. Parastomale Hernien können durch den Verschluss der Faszienlücke meist unter Verwendung von alloplastischem Material korrigiert werden.

6.5.6.3. Kock-Pouch (kontinentes Ileostoma)

Ein wesentlicher Fortschritt gegenüber dem endständigen Ileostoma gelang 1967 mit dem von Nils Kock in Göteborg entwickelten kontinenten Ileostoma, einem Reservoir-Ileostoma. Die Anlage eines kontinenten Ileostomas ist technisch aufwendig und setzt, da bei korrekter Funktion Spontanentleerungen nicht möglich sind, eine hohe Compliance und ein ausreichendes Verständnis des

Mechanismus beim Patienten voraus. Die abführende terminale Ileumschlinge wird dabei zur Ventilbildung invaginiert und leicht prominent über dem Hautniveau eingenäht. Dieses natürliche Dünndarm-Invaginationsventil führt zu einer Kontinenz (☞ Abb. 6.14). Eine Entleerung ist nur durch eine Selbstintubation mit einem Katheter möglich. Allerdings besteht das Risiko, 50 bis 60 cm Dünndarm zu verlieren und sich eventuell mehreren operativen Eingriffen unterziehen zu müssen.

Eine Komplikation des Kock-Pouches ist das Ventilversagen mit nachfolgender Inkontinenz in annähernd 15 % der Fälle. Eine postoperative Pouchitis manifestiert sich klinisch deutlich abgeschwächter als nach IPAA, da auf Grund der intraabdominellen Position des Reservoirs Schmerzen und die erheblich gesteigerte Pouchentleerungsrate deutlich besser kontrolliert werden können. Beide Komplikationen erfordern die operative Revision. Auch bei Ventilversagen ist die operative Korrektur erfolgversprechend.

Der Kock-Pouch wird heute wieder in einer steigenden Zahl von Zentren angeboten. Er kann gelegentlich indiziert sein, wenn im Rahmen einer Notoperation ein Ileostoma angelegt worden ist und der Patient mit dem inkontinenten Ileostoma unzufrieden ist, oder wenn keine ausreichende Sphinkterfunktion mehr vorliegt. In geübten Händen ist der Kock-Pouch als *Rescue*-Maßnahme bei Versagen eines ileoanalen Pouches eine gute Alternative. Um Darmlänge zu sparen, ist die Umwandlung eines ileoanalen Pouches in einen Kock-Pouch möglich. Dabei wird die zuführende Schlinge des Pouches zur Ventilkonstruktion verwendet und die IPAA mit dem neoterminalen Ileum anastomosiert.

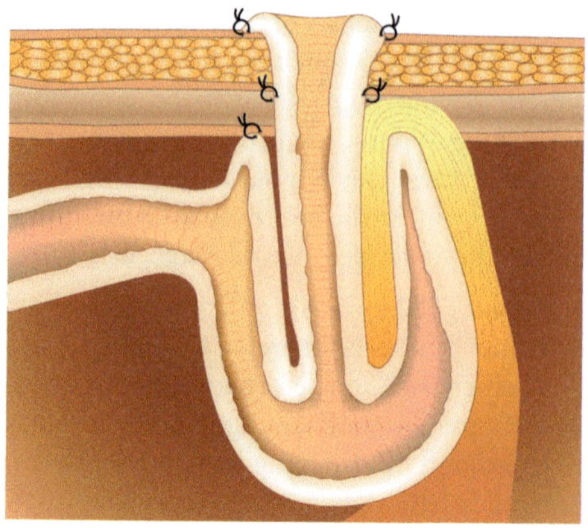

Abb. 6.14: Kock-Pouch-Konstruktion. Das invaginierte aborale Dünndarmsegment wird durch die Bauchdecke implantiert.

6.5.6.4. Anlage eines ileoanalen Pouches nach Proktocolektomie

Das Prinzip des Dünndarm-Pouches wurde 1978 von Parks und Nicholls aufgegriffen und in Form eines der ileoanalen Anastomose vorgeschalteten Dünndarmreservoirs weiterentwickelt. Dieses Reservoir übernimmt die Funktion des ehemaligen Rektums nach Proktocolektomie (☞ Abb. 6.15).

Mit der ileoanalen Pouch-Operation (IPAA) bleibt die natürliche Kontinenz erhalten. Gleichzeitig wird die Darmkontinuität nach Proktocolektomie wiederhergestellt. Verschiedene Formen des ileoanalenPouches wurden beschrieben. Man unterscheidet zwischen dem J-, dem S- und dem W-Pouch. Diese Varianten unterscheiden sich in Hinblick auf das funktionelle Ergebnis wenig. Das Reservoirvolumen und die Entleerungsfrequenz der Pouch-Reservoire sind nach einem Jahr annähernd gleich.

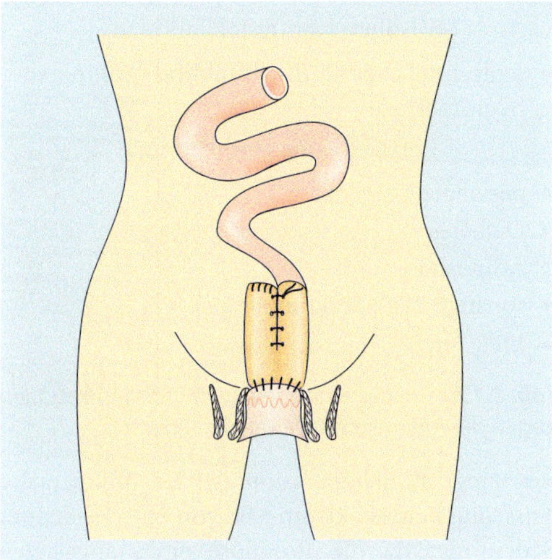

Abb. 6.15: Schema des ileoanalen Pouches.

Anstelle des von Parks im Jahr 1978 beschriebenen S-Pouches hat sich der J-Pouch in den meisten Zentren als Standard etabliert (☞ Abb. 6.16). Die Vorteile gegenüber anderen Pouch-Formen sind eine kürzere Operationszeit, die geringere Länge an Ileum, die bei seiner Anlage erforderlich ist, sowie fehlende Evakuationsstörungen. Mit einer Schenkellänge von 15 cm wird eine zufriedenstellende Reservoirfunktion sichergestellt. Die spannungsfreie Pouch-anale Anastomosierung ist absolute Voraussetzung für den Operationserfolg. Als Standard im Rahmen eines Elektiveingriffes ist das zweizeitige Vorgehen mit Proktocolektomie und IPAA sowie Anlage eines protektiven Ileostomas und Wiederherstellung der Darmkontinuität nach 8-12 Wochen zu sehen. In ausgewählten Fällen ist auch ein einzeitiges Vorgehen ohne Ileostomaanlage vertretbar. Die überwiegende Mehrzahl der Chirurgen bevorzugt eine Stapleranastomose des Pouches mit dem ultrakurzen Rektumstumpf. In diesem Fall kann auf eine Mukosektomie verzichtet werden. Eine kürzlich publizierte Metaanalyse vergleicht die Hand- mit der Klammernaht-Anastomose und kommt zum Schluss, dass bei gleichem Kurzzeitergebnis die nächtliche Inkontinenz nach Klammernaht-Anastomose geringer ist. Die laparoskopische Anlage eines Pouches ist sicher und hat neben den generellen Vorteilen der Laparoskopie möglicherweise Vorteile im Langzeitverlauf durch eine geringere Rate an adhäsionsbedingten Reinterventionen. Die perioperative Morbiditätsrate ist auch im Elektivfall hoch. Berichtet wird eine Anastomoseninsuffizienzrate und Sepsisrate ausgehend vom Becken in bis zu 19 %. Ein Viertel der Patienten benötigt innerhalb von 10 Jahren eine Reintervention wegen Dünndarmileus.

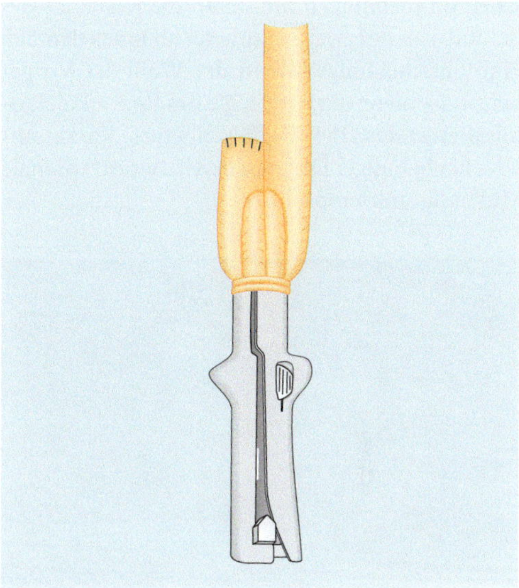

Abb. 6.16: J-Pouch.

Proktomukosektomie versus Erhalt der Transitionalzone

Die Frage der Proktomukosektomie oder der Schonung der Transitionalzone bei der Anlage des ileoanalen Pouches wird immer noch kontrovers diskutiert. Die Befürworter der Proktomukosektomie führen die geforderte Radikalität des Eingriffs, die durch die vollständige Entfernung der Rektumschleimhaut erzielt wird, ins Feld. Dem stehen funktionell schlechtere Resultate in der unmittelbaren postoperativen Phase gegenüber, da der Sphinkter durch das Anwenden von Analspreizern und den Zeitaufwand dieses Vorgehens überdehnt und das Diskriminationsvermögen beeinträchtigt wird. Darüber hinaus treten in nicht unerheblichem Maße (bis 40 %) septische Komplikationen auf. Als Transitionalzone wird die Übergangszone zwischen der Haut des Analkanals und der Rektumschleimhaut bzw. des erhaltenen Rektumcuffs bezeichnet. Im Allgemeinen ist sie oberhalb der Linea dentata lokalisiert. Histologische Untersuchungen haben gezeigt, dass sie sich gelegentlich bis 6 mm unter die Linea dentata erstreckt. Es wird vermutet, dass das Belassen der Transitionalzone ein besseres Diskriminationsvermögen gewährleistet und damit direkt postoperativ ein besseres funktionelles Ergebnis garantiert. Darüber hinaus wird durch die erhaltene Rektummanschette und die Transitionalzone die Anastomosierung in Doublestapling-Technik erleichtert. Die Europäischen Empfehlungen limitieren die Restlänge des Rektums bis auf zwei Zentimeter ab Linea dentata. Eine Entscheidungshilfe in der Wahl der Vorgehensweise bietet die Histologie des Proktokolektomie-Resektates. Bei Vorliegen eines Karzinoms oder hochgradiger Dysplasien wird eine transanale Mukosektomie empfohlen.

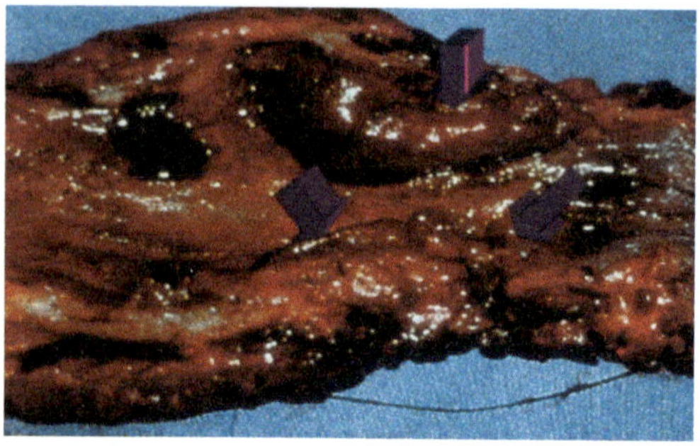

Abb. 6.17: Colitis-assoziiertes Karzinom.

Auch wenn bei den meisten Patienten mit Proktocolektomie ohne Karzinom- oder Dysplasienachweis derzeit eine ca. 2 cm breite Rektummanschette als Grenze zur ileoanalen Pouch-Anastomose verbleibt, ist letztlich sehr wenig über das biologische Verhalten dieses Gewebes nach der Operation bekannt. Es gibt Hinweise darauf, dass eine Aneuploidie in nicht-dysplastischer Mukosa ein sensitiver Marker für die Entstehung einer geringgradigen Epitheldysplasie ist. Mutationen des p53-Tumorsuppressor-Gens korrelieren wiederum eng mit einer Aneuploidie. Diese beiden Marker könnten frühzeitig auf die Entwicklung von Epitheldysplasien in dem verbliebenen Rektumcuff hinweisen. Eine regelmäßige endoskopische Kontrolle des Cuffs mit Biopsie im Langzeitverlauf ist obligat.

Kontraindikationen gegen die Anlage eines ileoanalen Pouches sind in der Tab. 6.13 zusammengefasst.

Absolute Kontraindikationen
• schlechte Schließmuskelfunktion (Sphinktermanometrie!)
Relative Kontraindikationen
• perianale Fistelleiden • Diabetes • Adipositas • sonstige Begleiterkrankungen • MC (Einzelfallentscheidung)

Tab. 6.13: Absolute und relative Kontraindikationen gegen die Anlage eines ileoanalen Pouches.

Vor einer Pouchoperation ist der präoperative Ausschluss eines aktiven MC von entscheidender Bedeutung, da die Prognose eines angelegten Pouches bei MC-Aktivität mit einer deutlich erhöhten Komplikationsrate einhergeht. Falls ein MC nicht ausgeschlossen werden kann und keine Entzündungsaktivität besteht, kann allerdings eine Pouchanlage durchaus erfolgreich werden. Dies muss aber intensiv mit dem Patienten besprochen werden und ist eine Einzelfallentscheidung. Ein abwartendes Verhalten für ein Jahr nach Kolektomie zur Beobachtung des weiteren Krankheitsverlaufes ist in diesem Fall vorteilhaft.

6.5.6.5. Kontinenzleistung nach ileoanalem Pouch

Die unmittelbar nach der Operation reduzierte Sphinkterfunktion erholt sich in der Regel innerhalb der ersten sechs Monate weitgehend. Anfänglich klagt annähernd die Hälfte der Patienten über nächtliche Inkontinenz. Nach einem Jahr liegt die Stuhlfrequenz bei durchschnittlich 4-6 Stühlen. Die nächtliche Stuhlfrequenz liegt nach dieser Zeit bei 1-2 Stühlen. Absolute Kontinenz ist bei etwa 85 % der Patienten nach 3-4 Jahren gegeben. Bisher hat die laparoskopische Proktocolektomie und Pouchanlage keine Verbesserung der funktionellen Ergebnisse im Vergleich zur konventionellen Technik gezeigt. Dennoch ist die laparoskopische Verfahrensweise von erfahrenen Zentren als bevorzugt anzusehen.

6.5.7. Spezielle postoperative Komplikationen des ileoanalen Pouches

Die kumulative Häufigkeit von Komplikationen nach Proktocolektomie und Anlage einer Pouchanalen Anastomose im unmittelbar postoperativen Verlauf liegt auch in erfahrenen Zentren bei annähernd 30 %. Auftretende Komplikationen sind insbesondere Nahtinsuffizienzen im Bereich des Pouches, eine pelvine Sepsis und eine protrahierte Darmatonie bzw. Ileussymptomatik. Eine präoperative Steroidmedikation erhöht die Gefahr septischer Komplikationen im postoperativen Verlauf.

Relevante spät-postoperative Komplikationen sind Stenosen, ein mechanischer Ileus, Fisteln zwischen Pouch und Perineum bzw. der Vagina (5-10 % der Patienten) und Abszesse ausgehend von der Nahtreihe des Pouches sowie die Pouchitis. Mit einer Inzidenz von bis zu 50 % ist sie die häufigste Komplikation. Sie tritt bei nahezu 50 % der Patienten mit extraintestinalen Manifestationen der CU – insbesondere einer sklerosierenden Cholangitis – auf. In der Regel sind entzündliche Komplikationen die Ursache für Pouch-Entfernungen bei etwa 5-10 % der Patienten. Die Pouch-assoziierten Komplikationen sind in Tab. 6.14 aufgeführt.

Art der Komplikation	Häufigkeit
Pouchitis	14-50 %
Reoperationen	bis 20 %
Anastomoseninsuffizienz	10-20 %
Entzündliche Komplikationen (Abszesse, Fisteln)	5-12 %
Stenosen	10 %
Potenz-/Blasenentleerungsstörungen	5-30 %
Dyspareunie	7 %
Retrograde Ejakulation	4 %
Impotenz	2 %

Tab. 6.14: Mögliche Komplikationen der Proktocolektomie mit ileoanalem Pouch.

Abszesse und Fisteln erfordern eine Spaltung bzw. Drainage. Bei der Anastomosenstenose ist die Entleerung des Pouches über einen Katheter, ähnlich wie bei der Kock'schen Tasche oder die Dilatation der Stenose möglich. In seltenen Fällen ist eine Pouch-Entfernung erforderlich.

Pouchitis

Klinische Symptome der Pouchitis sind allgemeines Krankheitsgefühl, Fieber, kolikartige Schmerzen, blutig-schleimige Stühle, Inkontinenz, Meteorismus und gelegentlich extraintestinale Beschwerden wie Arthralgien oder Arthritiden. Endoskopisch zeigt sich die Pouch-Mukosa entzündlich gerötet mit Gefäßinjektion. Gelegentlich treten Kontaktblutungen, Erosionen oder Ulzerationen auf. Histologisch ist die Entzündung eher unspezifisch.

Die Ätiologie der Pouchitis ist bislang nicht geklärt. Wahrscheinlich spielen in der Pathogenese mehrere Faktoren eine Rolle: eine intestinale Stase mit bakterieller Überbesiedlung bei Retention oder inkompletter Pouch-Entleerung, sekundäre Infektion eines Hämatoms in der Sakralhöhle, dekonjugierte Gallensäuren und niedrige intestinale Konzentrationen kurzkettiger Fettsäuren. Bisweilen liegt auch ein M. Crohn vor, insbesondere bei Beteiligung der zuführenden Schlinge (*"pre-pouch ileitis"*).

Das kumulative Risiko einer Pouchitis nach ileoanaler Pouch-Anlage beträgt bis zu 50 %. Meist tritt sie 6-12 Monate nach der Operation erstmals auf. Bei 3-20 % der Patienten, die frühpostoperativ eine Pouchitis erleiden, kommt es zur Chronifizierung mit rezidivierenden Schüben der Pouchitis. Im Rahmen einer chronischen Pouchitis können sich schwere Epitheldysplasien entwickeln; wie aus jüngsten Berichten hervorgeht, können auch Karzinome auf der Basis einer chronischen Pouchitis entstehen.

Die Therapie der Wahl bei chronischer Pouchitis ist konservativ mit der Verabreichung von Metronidazol oder Ciprofloxacin, gegebenenfalls in Kombination mit Glukokortikoiden. Auch Steroidklysmen, Einläufe mit 5-Aminosalicylsäure und orale Gaben von Sulfasalazin haben sich bewährt. Im Falle therapierefraktärer Verläufe ist die Anlage eines protektiven Ileostomas oder eine Pouch-Exstirpation oft nicht zu vermeiden, falls auch Probiotika und Therapie mit Biologicaversagen.

6.5.8. Neue Techniken der laparoskopisch assistierten Chirurgie bei C. ulcerosa

Eine Weiterentwicklung der klassischen laparoskopischen Zugangswege ist die Single-Port-Laparoskopie (SPLS) über einen Port mit mehreren Arbeitskanälen. Die Vorteile dieser Technik liegen in einer weiteren Verkürzung des postoperativen Krankenhausaufenthaltes und geringeren postoperativen Schmerzen. Dass eine grundsätzliche Anwendung im Rahmen von Interventionen bei CED-Patienten möglich ist, wurde in mehreren Studien gezeigt.

Die Roboter-assistierte Laparoskopie ist eine hochtechnisierte Weiterentwicklung der konventionellen Laparoskopie. Die bisherige Datenlage konnte allerdings keinen wesentlichen Vorteil gegenüber der konventionellen Laparoskopie bei erheblich gesteigerten Kosten zeigen, sodass eine Anwendung der Technik außerhalb von Studien derzeit nicht gerechtfertigt erscheint. Die Anwendung der NOTES Technik *(Natural Orifice Translumenal Endoscopic Surgery)* mit transvaginaler oder transanaler Bergung der Resektate blieb bisher auf Einzelberichte beschränkt.

Zusammenfassend haben sich laparoskopische Zugangswege im Rahmen der chirurgischen Behandlung von Patienten mit CED als sicher und vorteilhaft erwiesen, so dass eine routinemäßige Anwendung als Standard in erfahrenen Zentren zu fordern ist.

6.6. Literatur

Adamina M, Bonovas S, Raine T, et al. ECCO Guidelines on Therapeutics in Crohn's Disease: Surgical Treatment. J Crohns Colitis 2020;14:155-168.

Aberra FN, Lewis JD, Hass D et al. Corticosteroids and immunomodulators: Postoperative infectious complication risk in inflammatory bowel disease patients. Gastroenterology 2003;125:320.

Andersson P, Olaison G, Hallbook O, Sjodahl R. Segmental resection or subtotal colectomy in Crohn's colitis? Dis Colon Rectum 2002;45:47.

Bauer JJ, Harris MT, Grumbach NM, Gorfine SR. Laparoscopic-assisted intestinal resection for Crohn's disease. Dis Colon Rectum 1995;38:712.

Bemelman WA, Warusavitarne J, Sampietro GM et al. ECCO-ESCP consensus on surgery for Crohn´s disease. JCC 2018;12(1):1-16.

Bernell O, Lapidus A, Hellers G. Risk factors for surgery and postoperative recurrence in Crohn's disease. Ann Surg. 2000;231:38-45.

Bernell O, Lapidus A, Hellers G. Recurrence after colectomy in Crohn's colitis. Dis Colon Rectum 2001; 44:647.

Borjesson L, Willen R, Haboubi N et al. The risk of dysplasia and cancer in the ileal pouch mucosa after restorative proctocolectomy for ulcerative proctocolitis is low: a long-term term follow-up study. Colorectal Dis 2004; 6:494.

Browning SM, Nivatvongs S. Intraoperative abandonment of ileal pouch to anal anastomosis - the Mayo Clinic experience. J Am Coll Surg 1998;186:441.

Burke D, van Laarhoven CJ, Herbst F, Nicholls RJ. Transvaginal repair of pouch-vaginal fistula. Br J Surg 2001; 8:241.

Castillo E, Thomassie LM, Whitlow CB et al. Continent ileostomy: current experience. Dis Colon Rectum 2005; 48:1263-1268.

Champagne BJ, Lee EC, Leblanc F et al. Single-incision vs straight laparoscopic segmental colectomy: a case-controlled study. Dis Colon Rectum 2011;54:183-186.

Coffey CJ et al. Inclusion of the mesentery in ileocolic resection for Crohn's Disease is associated with reduced surgical recurrence. Journal of Crohn's & Colitis 2018; 12:1139-1150.

Cohen JL, Strong SA, Hyman NH et al. Practice parameters for the surgical treatment of ulcerative colitis. Dis Colon Rectum 2005;48:1997.

Colombel JF, Loftus EV Jr, Tremaine WJ et al. Early postoperative complications are not increased in patients with Crohn's disease treated perioperatively with infliximab or immunosuppressive therapy. Am J Gastroenterol 2004;99:878.

Cornish JA,Tan E, Teare J et al. The effect of restorative proctocolectomy on sexual function, urinary function, fertility, pregnancy and delivery: a systematic review. Dis Colon Rectum 2007;50:1128.

Dayton MT. Preoperative and postoperative care of patients with inflammatory bowel disease. Problems in General Surgery 1999;16:40.

De Cruz P, Kamm MA, Prideaux L, Allen PB, Desmond PV. Postoperative recurrent luminal Crohn's disease: a systemic review. Inflamm Bowel Dis 2012;18:758-777

Delaney CP, Kiran RP, Senagore AJ, O'Brien-Ermlich B. Quality of life improves within 30 days of surgery for Crohn's disease. J Am Coll Surg 2003;196:714.

Deputy M et al. Long-term outcome and quality of life after continent ileostomy for ulcerative colitis: A systematic review 2021. Colorectal disease; 23: 2286—2299.

Dietz DW, Laureti S, Strong SA et al. Safety and longterm efficacy of strictureplasty in 314 patients with obstructing small bowel Crohn's disease. J Am Coll Surg 2001; 192:330.

Fazio VW, Marchetti F, Church M et al. Effect of resection margins on the recurrence of Crohn's disease in the small bowel. A randomized controlled trial. Ann Surg 1996;224:563.

Fazio VW, O'Riordain MG, Lavery IC et al. Long-term functional outcome and quality of life after stapled restorative proctocolectomy. Ann Surg 1999;230:575.

Fichera A, Michelassi F. Surgical treatment of Crohn's disease. J Gastrointest Surg 2007;11:791.

Foley EF, Schoetz DJ Jr, Roberts PL et al. Rediversion after ileal pouch-anal anastomosis. Causes of failures and predictors of subsequent pouch salvage. Dis Colon Rectum 1995;38:793.

Gaertner WB, Decanini A, Mellgren A, et al. Does infliximab infusion impact results of operative treatment for Crohn's perianal fistulas? Dis Colon Rectum 2007;50: 1754.

Galandiuk S, Scott NA, Dozois RR et al. Ileal pouch-anal anastomosis. Reoperation for pouch-related complications. Ann Surg 1990;212:446.

Gash, K. J., Goede, A. C., Kaldowski, B.et a. Single incision laparoscopic (SILS) restorative proctocolectomy with ileal pouch-anal anastomosis. Surg Endosc 2011; 25, 3877-3880.

Gionchetti P, Dignass A, Danese S et al. 3rd European evidence-based consensus on the diagnosis and management of Crohn´s disease 2016: part 2: surgical management and special situations. JCC 2017;11(2):135-149.

Goldman H. Pouch dysplasia: A new challenge. Inflamm Bowel Dis 1998;4:259.

Goligher JC. The long-terms results of excisional surgery for primary and recurrent Crohn's disease of the large intestine. Dis Colon Rectum 1985;28:51.

Goudet P, Dozois RR, Kelly KA et al. Changing referral patterns for surgical treatment of ulcerative colitis. Mayo Clin Proc 1996;71:743.

Goudet P, Dozois RR, Kell KA et al. Characteristics and evolution of extraintestinal manifestations associated with ulcerative colitis after proctocolectomy. Dig Surg 2001;18:51.

Hahnloser D, Pemberton JH, Wolff BG et al. Results at up to 20 years after ileal pouch-anal anastomosis for chronic ulcerative colitis. Br J Surg 2007;94:333.

Heuschen UA, Hinz U, Allemeyer EH et al. Risk factors for ileoanal J pouch-related septic complications in ulcerative colitis and familial adenomatous polyposis. Ann Surg 2002;235:207-216.

Hueting WE, Buskens E, van der Tweel I et al. Results and complications after ileal pouch anal anastomosis: a meta-analysis of 43 observational studies comprising 9,317 patients. Dig Surg 2005;22:69.

Hulten L. Proctocolectomy and ileostomy to pouch surgery for ulcerative colitis. World J Surg 1998;22:335.

Indar AA, Efron JE, Young-Fadok TM. Laparoscopic ileal pouch-anal anastomosis reduces abdominal and pelvic adhesions. Surg Endosc 2009;23:174-177.

Irving P, Pasi K, Rampton D. Thrombosis and inflammatory bowel disease. Clin Gastroenterol Hepatol 2005; 3:617.

Johnson, PM, O'Connor, BI, Cohen, Z, McLeod, RS. Pouch-vaginal fistula after ileal pouch-anal anastomosis: treatment and outcomes. Dis Colon Rectum 2005;48: 1249.

Karoui, M, Cohen, R, Nicholls, J. Results of surgical removal of the pouch after failed restorative proctocolectomy. Dis Colon Rectum 2004; 7:869.

Lacy AM, Adelsdorfer C, Delgado S et al. Minilaparoscopy-assisted transrectal low anterior resection (LAR): a preliminary study. Surg Endosc 2013;27:339-346.

Laine L, Hanauer SB. Considerations in the management of steroid-dependent Crohn's disease. Gastroenterology 2003;125:906.

Lamadé W, Schymik K, Rieber F et al. Snake charmer NOTES-proctocolectomy in a male patient. Chirurg 2011;82:719-722.

Larson DW, Dozois EJ, Piotrowicz K et al. Laparoscopic-assisted vs. open ileal pouch-anal anastomosis: functional outcome in a case-matched series. Dis Colon Rectum 2005;48:1845.

Leicester RJ, Ritchie JK, Wadsworth J et al. Sexual function and perineal wound healing after intersphincteric excision of the rectum for inflammatory bowel disease. Dis Colon Rectum 1984;27:244.

Lepisto A, Luukkonen P, Jarvinen HJ. Cumulative failure rate of ileal pouch-anal anastomosis and quality of life after failure. Dis Colon Rectum 2002;45:1289.

Lewis JD, Schoenfeld P, Lichtenstein GR. An evidence-based approach to studies of the natural history of gastrointestinal diseases: recurrence of symptomatic Crohn's disease after surgery. Clin Gastroenterol Hepatol 2003;1:229.

Lowney JK, Dietz DW, Birnbaum EH et al. Is there any difference in recurrence rates in laparoscopic ileocolic resection for Crohn's disease compared with conventional surgery? A long-term, follow-up study. Dis Colon Rectum 2006;49:58.

LuglioG,Kono T.Surgical Techniques and Risk of Postoperative Recurrence in CD: A Game Changer? Inflammatory Intestinal Diseases 2022;7:21-27.

Maartense S, Dunker MS, Slors JF et al. Hand-assisted laparoscopic versus open restorative proctocolectomy with ileal pouch anal anastomosis: a randomized trial. Ann Surg 2004;240:984-91; discussion 991-2.

Mahadevan U, Loftus EV Jr, Tremaine WJ et al. Azathioprine or 6-mercaptopurine before colectomy for ulcerative colitis is not associated with increased postoperative complications. Inflamm Bowel Dis 2002;8:311.

Marceau C, Alves A, Ouaissi M et al. Laparoscopic subtotal colectomy for acute or severe colitis complicating inflammatory bowel disease: a case-matched study in 88 patients. Surgery 2007;141:640.

Marchal L, D'Haens G, Van Assche G et al. The risk of post-operative complications associated with infliximab therapy for Crohn's disease: a controlled cohort study. Aliment Pharmacol Ther2004;19:749.

Matsuhashi N, Nakajima A, Suzuki A et al. Long-term outcome of non-surgical strictureplasty using metallic stents for intestinal strictures in Crohn's disease. Gastrointest Endosc2000;51:343.

Michelassi F, Balestracci T, Chappell R, et al. Primary and recurrent Crohn's disease. Experience with 1379 patients. Ann Surg. 1991; 214:230-8;

Michelassi F, Lee J, Rubin M et al. Long-term functional results after ileal pouch anal restorative proctocolectomy for ulcerative colitis: a prospective observational study. Ann Surg 2003;38:433.

Michelassi F, Upadhyay GA. Side-to-side isoperistaltic strictureplasty in the treatment of extensive Crohn's disease. J Surg Res 2004;17:71.

Miller AT, Berian JR, Rubin M et al. Robotic-assisted proctectomy for inflammatory bowel disease: a case-matched comparison of laparoscopic and robotic technique. J Gastrointest Surg 2012;16:587-594.

Moosvi Z, Duong J, Bechtold M et al. Systematic review and meta-analysis: risks of postoperative complications with preoperative use of anti-tumor necrosis factor-alpha biologics in inflammatory bowel disease patients. Eur J Gastroenterol Hepatol 2020.

Øresland T, Bemelman WA, Sampietro GM et al. European evidence based consensus on surgery for ulcerative colitis. J Crohns Colitis 2015;9(1):4-25.

Parragi L et al.Colectomy Rates in Ulcerative Colitis are Low and Decreasing: 10-year Follow-up Data from the Swiss IBD Cohort Study.Journal of Crohn's & colitis 2018;12:811-818.

Post S, Herfarth C, Böhm E et al. The impact of disease pattern, surgical management, and individual surgeons on the risk for relaparotomy for recurrent Crohn's disease. Ann Surg 1996;223(3):253-60.

Poon JT, Cheung CW, Fan JK, Lo OS, Law WL. Single-incision versus conventional laparoscopic colectomy for colonic neoplasm: a randomized, controlled trial. Surg Endosc 2012;26:2729-2734.

Prabhakar LP, Laramee C, Nelson H, Dozois RR. Avoiding a stoma: Role for segmental or abdominal colectomy in Crohn's colitis. Dis Colon Rectum 1997;0:71.

Prudhomme M, Dehni N, Dozois RR et al. Causes and outcomes of pouch excision after restorative proctocolectomy. Br J Surg 2006;93:82.

RahmanA et al. Declining hospitalisation and surgical intervention rates in patients with Crohn's disease: a population-based cohort. Alimentary Pharmacology & Therapeutics 2019;50:1086-1093.

Reese GE, Lovegrove RE, Tilney HS et al. The effect of Crohn's disease on outcomes after restorative proctocolectomy. Dis Colon Rectum 2007;50:239.

Remzi FH, Fazio VW, Gorgun E et al. The outcome after restorative proctocolectomy with or without defunctioning ileostomy. Dis Colon Rectum 2006;49:470.

Rosman AS, Melis M, Fichera A. Metaanalysis of trials comparing laparoscopic and open surgery for Crohn's disease. Surg Endosc 2005;19(12):1549-55.

Rutgeerts P, Hiele M, Geboes K et al. Controlled trial of metronidazole treatment for prevention of Crohn's recurrence after ileal resection. Gastroenterology 1995; 108:1617.

Sampietro GM, Cristaldi M, Maconi G et al. A prospective, longitudinal study of nonconventional strictureplasty in Crohn's disease. J Am Coll Surg 2004;199:8.

Scarpa M, van Koperen PJ, Ubbink DT et al. Systematic review of dysplasia after restorative proctocolectomy for ulcerative colitis. Br J Surg 2007;94:534.

Schluender SJ, Ippoliti A, Dubinsky M et al. Does infliximab influence surgical morbidity of ileal pouch-anal anastomosis in patients with ulcerative colitis? Dis Colon Rectum 2007;50:1747.

Schwartz DA, Loftus EV Jr, Tremaine WJ et al. The natural history of fistulizing Crohn's disease in Olmsted County, Minnesota. Gastroenterology 2002;122:875-880.

Scott NA, Sue-Ling HM, Hughes LE. Anastomotic configuration does not affect recurrence of Crohn's disease after ileocolonic resection [published erratum appears in Int J Colorectal Dis 1995;10(4):250.

Selvasekar CR, Cima RR, Larson DW et al. Effect of Infliximab on short-term complications in patients undergoing operation for chronic ulcerative colitis. J Am Coll Surg 2007;204:956.

Shen B, Fazio VW, Remzi FH, Lashner BA. Clinical approach to diseases of ileal pouch-anal anastomosis. Am J Gastroenterol 2005;100:2796.

Simillis C, Purkayastha S, Yamamoto T et al. A meta-analysis comparing conventional end-to-end anastomosis vs. other anastomotic configurations after resection in Crohn's disease. Dis Colon Rectum 2007;50:1674.

Spencer MP, Nelson H, Wolff BG, Dozois RR. Strictureplasty for obstructive Crohn's disease: The Mayo experience. Mayo Clin Proc 1994;69:33.

Stark ME, Tremaine WJ. Medical care of the inflammatory bowel disease patients. In: The Gastrointestinal Surgical Patient: Preoperative and Post Operative Care, Quigley, EM, Sorrell, MR (Eds), Williams & Williams, Baltimore 1994. S.411.

Subramanian V, Pollok RC, Kang JY, Kumar D. Systematic review of postoperative complications in patients with inflammatory bowel disease treated with immunomodulators. Br J Surg 2006;93:793.

Tan JJ, Tjandra JJ. Laparoscopic surgery for Crohn's disease: a meta-analysis. Dis Colon Rectum 2007;50(5): 576-85.

Tay GS, Binion DG, Eastwood D, Otterson MF. Multivariate analysis suggests improved perioperative outcome in Crohn's disease patients receiving immunomodulator therapy after segmental resection and/or strictureplasty. Surgery 2003;134:565.

Tekkis PP, Heriot AG, Smith O et al. Long-term outcomes of restorative proctocolectomy for Crohn's disease and indeterminate colitis. Colorectal Dis 2005;7: 218.

Tekkis PP, Purkayastha S, Lanitis S et al. A comparison of segmental vs subtotal/total colectomy for colonic Crohn's disease: a meta-analysis. Colorectal Dis 2006;8: 82.

Thompson-Fawcett MW, Marcus V, Redston M et al. Risk of dysplasia in long-term ileal pouches and pouches with chronic pouchitis. Gastroenterology 2001;121:275.

Thompson-Fawcett MW, Mortensen NJ, Warren BF. "Cuffitis" and inflammatory changes in the columnar cuff, anal transitional zone, and ileal reservoir after stapled pouch-anal anastomosis. Dis Colon Rectum 1999; 42:348.

Tilney HS, Constantinides VA, Heriot AG et al. Comparison of laparoscopic and open ileocecal resection for Crohn's disease: a metaanalysis. Surg Endosc 2006;20: 1036-44.

Wexner SD, Johansen OB, Nogueras JJ, Jagelman DG. Laparoscopic total abdominal colectomy. A prospective trial. Dis Colon Rectum 1992;35:651.

Whelan G, Farmer RG, Fazio VW et al. Recurrence after surgery in Crohn's disease. Gastroenterology 1985;86: 1826.

Index

A

B

C

D

E

F

O

P

R

S

T

U

V

W

Y

Z

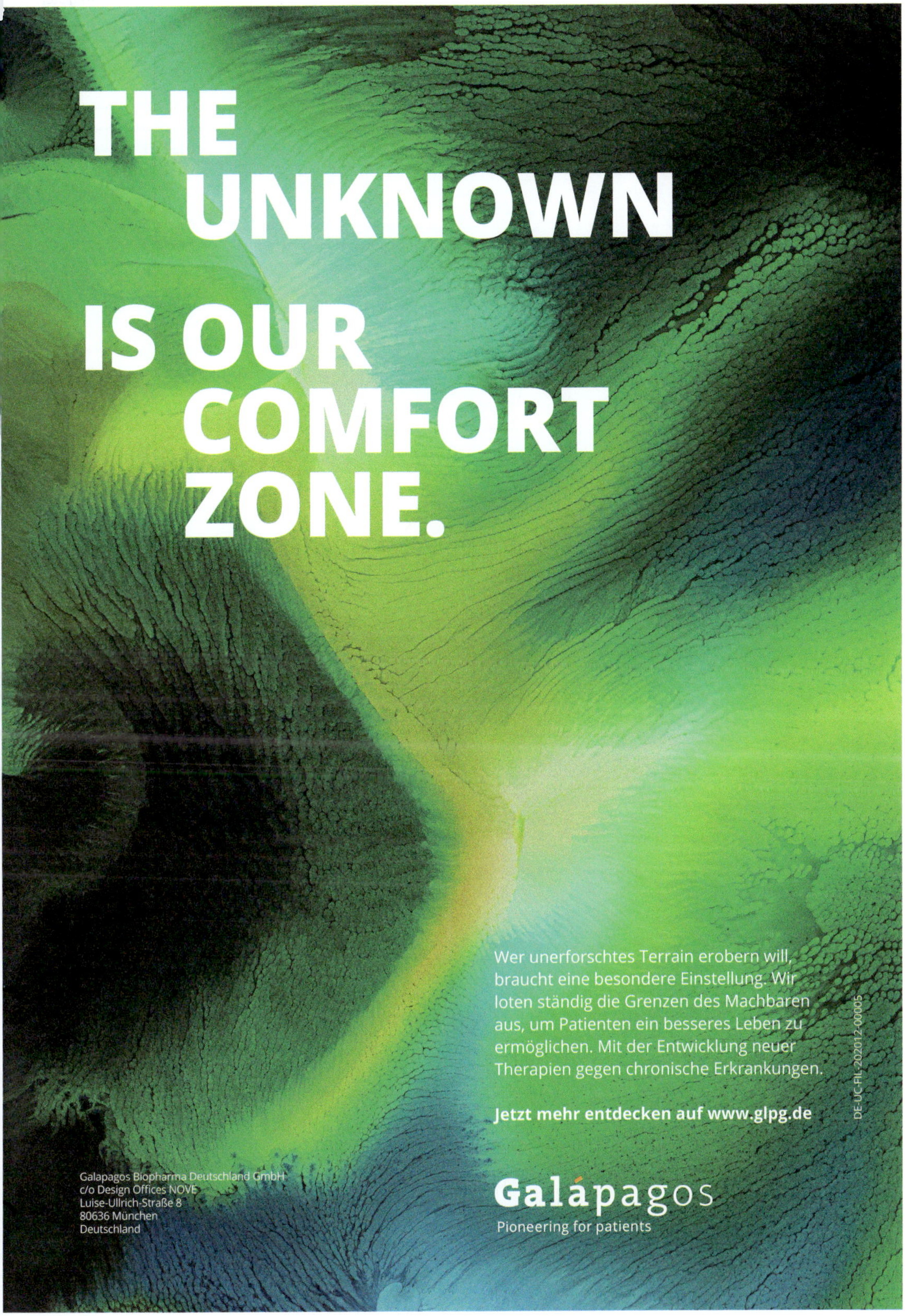
THE
UNKNOWN
IS OUR
COMFORT
ZONE.
Wer unerforschtes Terrain erobern will, braucht eine besondere Einstellung. Wir loten ständig die Grenzen des Machbaren aus, um Patienten ein besseres Leben zu ermöglichen. Mit der Entwicklung neuer Therapien gegen chronische Erkrankungen.
Jetzt mehr entdecken auf www.glpg.de
DE-UC-FIL-202012-00005
Galapagos Biopharma Deutschland GmbH
c/o Design Offices NOVE
Luise-Ullrich-Straße 8
80636 München
Deutschland
Galápagos
Pioneering for patients

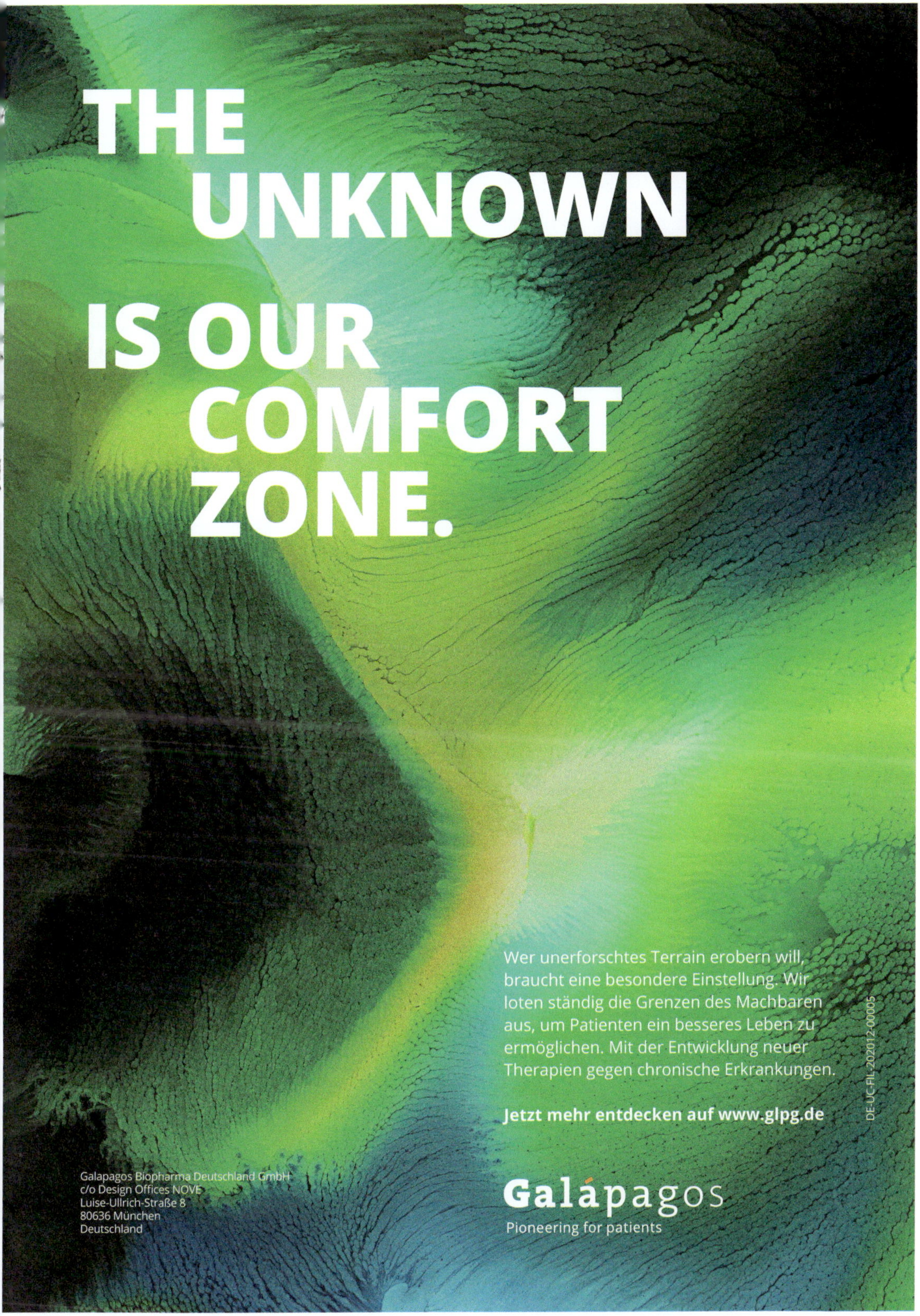
THE
UNKNOWN
IS OUR
COMFORT
ZONE.
Wer unerforschtes Terrain erobern will, braucht eine besondere Einstellung. Wir loten ständig die Grenzen des Machbaren aus, um Patienten ein besseres Leben zu ermöglichen. Mit der Entwicklung neuer Therapien gegen chronische Erkrankungen.
Jetzt mehr entdecken auf www.glpg.de
DE-UC-FIL-202012-00005
Galapagos Biopharma Deutschland GmbH
c/o Design Offices NOVE
Luise-Ullrich-Straße 8
80636 München
Deutschland
Galápagos
Pioneering for patients